U0259761

Unified Protocols for Transdiagnostic Treatment of Emotional
Disorders in Children and Adolescents: Therapist Guide

儿童和青少年
情绪障碍　　治疗师指南
跨诊断治疗的统一方案

吉尔·埃伦赖希-梅（Jill Ehrenreich-May）
萨拉·M. 肯尼迪（Sarah M. Kennedy）
杰米·A. 舍曼（Jamie A. Sherman）
[美]　埃米莉·L. 比莱克（Emily L. Bilek）　　　著
布莱恩·A. 巴泽拉（Brian A. Buzzella）
香农·M. 贝尼特（Shannon M. Bennett）
戴维·H. 巴洛（David H. Barlow）

王建平　李荔波　熊珂伟　李　铄　等　译

中国轻工业出版社

图书在版编目（CIP）数据

儿童和青少年情绪障碍跨诊断治疗的统一方案：
治疗师指南／（美）吉尔·埃伦赖希-梅（Jill Ehrenreich-
May）等著；王建平等译. —北京：中国轻工业出版社，
2022.11（2025.2重印）

ISBN 978-7-5184-4044-3

Ⅰ. ①儿…　Ⅱ. ①吉…②王…　Ⅲ. ①青少年–情绪
障碍–诊疗–指南　Ⅳ. ①R749.4-62

中国版本图书馆CIP数据核字（2022）第110020号

版权声明

Copyright © Oxford University Press 2018
All rights reserved.
Unified Protocols for Transdiagnostic Treatment of Emotional Disorders in Children and Adolescents: Therapist Guide was originally published in English in 2018. This translation is published by arrangement with Oxford University Press. China Light Industry Press Ltd. / Beijing Multi-Million New Era Culture & Media Co. Ltd. is solely responsible for this translation from the original work and Oxford University Press shall have no liability for any errors, omissions or inaccuracies or ambiguities in such translation or for any losses caused by reliance thereon.

保留所有权利。非经中国轻工业出版社"万千心理"书面授权，任何人不得以任何方式（包括但不限于电子、机械、手工或其他尚未被发明或应用的技术手段）复印、拍照、扫描、录音、朗读、存储、发表本书中任何部分或本书全部内容，以及其他附带的所有资料（包括但不限于光盘、音频、视频等）。中国轻工业出版社"万千心理"未授权任何机构提供源自本书内容的电子文件阅览、收听或下载服务。如有此类非法行为，查实必究。

责任编辑：孙蔚雯　　　责任终审：张乃东
策划编辑：孙蔚雯　　　责任校对：刘志颖　　　责任监印：吴维斌

出版发行：中国轻工业出版社（北京鲁谷东街5号，邮编：100040）
印　　刷：三河市鑫金马印装有限公司
经　　销：各地新华书店
版　　次：2025年2月第1版第3次印刷
开　　本：850×1092　1/16　印张：28.5
字　　数：283千字
书　　号：ISBN 978-7-5184-4044-3　定价：118.00元
读者热线：010-65181109
发行电话：010-85119832　　010-85119912
网　　址：http://www.chlip.com.cn　http://www.wqedu.com
电子信箱：1012305542@qq.com
版权所有　侵权必究
如发现图书残缺请拨打读者热线联系调换
250007Y2C103ZYW

Unified Protocols for Transdiagnostic Treatment of Emotional Disorders in Children and Adolescents: Therapist Guide

儿童和青少年
情绪障碍 治疗师指南
跨诊断治疗的统一方案

[美]

吉尔·埃伦赖希-梅（Jill Ehrenreich-May）
萨拉·M. 肯尼迪（Sarah M. Kennedy）
杰米·A. 舍曼（Jamie A. Sherman）
埃米莉·L. 比莱克（Emily L. Bilek） 著
布莱恩·A. 巴泽拉（Brian A. Buzzella）
香农·M. 贝尼特（Shannon M. Bennett）
戴维·H. 巴洛（David H. Barlow）

丁宇宁　王子弋　王建平　王　瑾　王　薇　申新兰
刘晓妍　李荔波　李　铄　余　萌　迪丽热巴·地力夏提　译
黄　慧　梁芃伟　谢　童　熊珂伟

（按笔画排序）

中国轻工业出版社

译者序

自《情绪障碍跨诊断治疗的统一方案——治疗师指南》（*Unified Protocol for Transdiagnostic Treatment of Emotional Disorders: Therapist Guide*）和《情绪障碍跨诊断治疗的统一方案——自助手册》（*Unified Protocol for Transdiagnostic Treatment of Emotional Disorders: Workbook*）中文版的翻译出版已经过去 8 年了。这套书已经成为我国认知行为治疗师学习的必读书籍，对我国认知行为治疗的发展起了重要的推动作用。这些年来，经过不断研究，该疗法也有了很大的发展：效果证据不断累积；干预方式得到改进；适用人群得到拓宽。统一方案[1]已经在认知行为治疗的大伞下站稳了脚跟，是认知行为治疗大家族中非常重要的一分子。不同情绪障碍进行统一治疗的方式以及结构化的特点使其操作性强、效率高，因此受到了从业者的欢迎。

如今这套儿童和青少年版的情绪障碍跨诊断治疗的统一方案是统一方案最新研究和实践成果的体现，其中包括《儿童和青少年情绪障碍跨诊断治疗的统一方案——治疗师指南》（*Unified Protocols for Transdiagnostic Treatment of Emotional Disorders in Children and Adolescents: Therapist Guide*）、《儿童情绪障碍跨诊断治疗的统一方案——自助手册》（*Unified Protocol for Transdiagnostic Treatment of Emotional Disorders in Children: Workbook*）和《青少年情绪障碍跨诊断治疗的统一方案——自助手册》（*Unified Protocol for Transdiagnostic Treatment of Emotional Disorders in Adolescents: Workbook*）。对儿童和青少年的心理治疗一直是业界关注的焦点，这套书籍的出版将使认知行为治疗师有

---

[1] 情绪障碍跨诊断治疗的统一方案的简称。相应地，儿童和青少年情绪障碍跨诊断治疗的统一方案简称为儿童统一方案、青少年统一方案或儿童和青少年统一方案。——译者注

机会学习一种与儿童和青少年工作的新思路，并可以按照这套书的结构进行灵活应用。我很高兴，也很荣幸为大家推荐这套书籍。

儿童和青少年统一方案包括如下特点。

1. 实用性强，对儿童和青少年的父母的指导和帮助尤其细致。这套书详细介绍了治疗理念和技术、整体治疗结构和步骤，并附有相应的表格和系统的练习指导。读者按照书中的内容和步骤即可开展治疗。书中还有专门给儿童和青少年及其父母的心理教育材料及各种工作表，可以直接用于治疗。

2. 专门针对有情绪障碍的儿童和青少年，包括各类焦虑和抑郁障碍，比如伴随或不伴随场所恐惧的惊恐障碍、社交焦虑、广泛性焦虑障碍、创伤后应激障碍、强迫障碍和重性抑郁障碍。统一方案也适用于与情绪障碍密切相关的疾病，如疑病症以及其他由过多关注健康而引发的焦虑问题和解离体验（现实感缺失）。

3. 体现儿童和青少年的发展特点。比如依据儿童和青少年的认知水平、情绪觉察能力和动机水平进行针对性干预。使用符合儿童和青少年发展水平的语言和材料，引入父母总结表和父母模块，将对儿童和青少年的治疗效果最大化。

4. 内容和形式可灵活调整。在内容上，模块化的结构让治疗师可以根据实际需要只选择其中某一个或某几个模块；还可以根据来访者的个人情况随时调整治疗进度的快慢。在形式上，青少年统一方案以个体治疗为基础开发而成，但可以经过改编而适用于团体治疗情境。儿童统一方案则以团体形式开发而成，但未来也有运用在个体咨询上的可能性，不过需要更多的研究。

《儿童和青少年情绪障碍跨诊断治疗的统一方案——治疗师指南》共有23章：第1—9章为青少年统一方案，第10—22章为儿童统一方案，第23章为统一方案的"变式与改编"。《儿童情绪障碍跨诊断治疗的统一方案——自助手册》共17章，《青少年情绪障碍跨诊断治疗的统一方案——自助手册》共8章。三本书的翻译全部由我和我的硕士生和博士生完成。我们专门成立了翻译的项目协作组，译者在翻译的过程中可以将疑问及时上报，项目组有专人进行确认和校对，然后再反馈给译者。在这个过程中，我们充分利用了移动互联网的便捷性，当一个术语的译法被确定后，所有译者可以通过共享马上知晓，以此保证了全书术语的统一。遇到一些难以确定的词语，我们会进行更大范围的讨论和更仔细的斟酌。在翻译本书时，一个很大的挑战是语言表达的本土化。原书采用了一些缩写，如 CLUES[1] 技术，西方来访者很容易理解这个单词是"线索"的意思，提示来访者要像侦探一样寻找线索，从而记住每个字母对应的技术。但如果进行直译，并不能帮助中国的来访者记住对应的技术。因此，我们采用了谐音法，根据 CLUES 技术中的关键词，将其翻译为"感想真轻松"技术。

每个译者都为本书的翻译定稿付出了很多心血。我的博士生李荔波（宁波大学科学技术学院）和我一起制订了这套书的翻译计划，监督翻译进程，确定关键译法，进行多轮校对统稿。

在本书的翻译中，目前正在个人执业的硕士毕业生熊珂伟负责青少年统一方案篇的初步统稿和翻译质量把控；另一位也在个人执业的硕士毕业生李铄负责儿童统一方案篇和变式与改编篇的初步统稿和翻译质量把控。各章具体的翻译执笔分工如下：导言，李荔波；第 1 章，熊珂伟；第 2 章和第 3 章，刘晓妍；第 4 章和第 5 章，余萌；第 6 章和第 7 章，谢童；第 8 章和第 9 章，迪丽热巴·地

力夏提；第 10 章和第 11 章，李铄；第 12 章和第 13 章，梁芃伟；第 14 章和第 15 章，王瑾；第 16 章，王子弋；第 17 章，申新兰；第 18 章和第 19 章，王薇；第 20 章和第 21 章，黄慧；第 22 章和第 23 章，丁宇宁。

为了使治疗师指南和两本自助手册的术语保持一致，确保翻译可靠、可读，在初稿完成后，我们又一起做了大量的校对、统稿工作。在此，我对译者们负责的态度和辛勤的工作表达深深的谢意。

特别感谢本书作者吉尔·埃伦赖希 – 梅（Jill Ehrenreich-May）博士和戴维·H. 巴洛（David H. Barlow）博士为中文版专门作序。巴洛博士是统一方案的创始人，目前已经退休，但仍然在思考如何进一步发展统一方案以帮助更多的来访者。埃伦赖希 – 梅博士在儿童和青少年群体中对统一方案的实践和探索为全世界患有情绪障碍的儿童和青少年带来了更多的希望。

最后还要感谢"万千心理"和孙蔚雯编辑为本书的出版所做的努力。

尽管我们尽力做到最好，但由于能力和水平有限，译作中难免有不当之处，敬请各位专家和读者批评指正。另外，由于文化不同，本书在我国进行实践运用时，会

---

[1] CLUES 是 consider how I feel（观察我的感受）、look at my thoughts（看看我的想法）、use detective thinking & problem solving（使用侦探思维和问题解决）、experience my emotions（体验我的情绪）、stay healthy and happy（保持放松快乐）的缩写。——译者注

遇到一些问题，需要使用者根据具体情况 进行调整。希望您能将对本书的意见和使 用心得反馈给我们，我的邮箱是：wjphh@ bnu.edu.cn。在此，先向您致以真诚的

感谢！

王建平

2021 年 12 月

中文版序

流行病学研究表明，心境障碍、焦虑障碍以及相关的情绪障碍是世界上最普遍的心理健康问题（Barlow, Durand, & Hofmann, 2018；Kessler, Berglund, Demler, Jin, & Walters, 2005；Kessler, Chiu, Demler, & Walters, 2005）。为了治疗这些常见的、花费巨大的、使人衰弱的疾病，心理干预研究主要集中在循证疗法的有效性上，包括认知行为治疗和其他短程干预，如人际心理治疗（interpersonal psychotherapy, IPT）。第五版《精神障碍诊断与统计手册》（*The Diagnostic and Statistical Manual of Mental Disorders*, DSM；American Psychiatric Association, 2013）和第十一版《国际疾病分类》（*International Classification of Diseases*, ICD；World Health Organization, 2019）定义了心理障碍的概念和类别。在此基础上，许多具有针对性的治疗手册被开发出来，以应对不同的焦虑、抑郁和其他相关症状。因此，对于每一种障碍，治疗师通常都要用到与之对应的治疗师指南、自助手册和治疗方案。这不仅花费了大量的精力和金钱，而且导致对治疗师的很大一部分训练集中在熟悉每种治疗方案上。此外，治疗手册操作起来比较复杂是对于向更多临床工作者推广造成阻碍的一个原因（e.g. Barlow, Levitt, & Bufka, 1999；McHugh & Barlow, 2012）。在临床上，青少年出现共病以及面对多个环境压力源已成为一种常态，而不是例外（Beesdo et al., 2009；Costello et al., 2003；Ghandour et al., 2019；Lavigne et al., 2015），高达75%的青少年存在共病（Storch et al., 2016）。在为青少年匹配循证疗法时，横向共病（例如，同时患有一种以上的疾病）和与发育顺序相关的纵向共病（例如，按照可预测的发展顺序，在出现一种疾病之前存在另一种疾病）也可能是需要考虑的相关因素（Hankin et al., 2016）。除非这些疗法对使用者来说更加友好，具有成本效益并适用于临床环境中青少年的典型表现，否则大多数临床工作者不太可能充分理解或接触到这些循证技术。

心境障碍和焦虑障碍治疗的最新进展之一是，一种原本适用于某一种障碍的干预方法被开发为适用于整个障碍类别（如情绪障碍）的方法。其中一种"跨诊断"治疗，即情绪障碍跨诊断治疗的统一方案（Unified Protocol for Transdiagnostic Treatment of Emotional Disorders，简称UP；Barlow, Farchione et al., 2018；Barlow, Sauer-Zavala, et al., 2018；Barlow, Farchione et al., 2013），是基于认知和情绪科学发展成果研发的（e.g., Barlow, 2002；Bouton, Mineka, & Barlow, 2001；Gross, 2014；Hofmann, Ellard, & Siegle, 2012）。该方案还为儿童和青少年进行了调整和修改，由此形成了儿童和青少年情绪障碍跨诊断治疗的统一方案（Ehrenreich-May et al., 2018）。该方案是基于多个研究领域的实证证据制定的。这些证据表明，情绪障碍（如焦虑障碍、心境障碍和其他相关障碍）可能具有共同的潜在维度，而且它们比现有的诊断标准更重要（Bullis, Boettcher, Sauer-Zavala, Farchione, & Barlow, 2019）。这些共同的维度体现为情绪障碍的高度共病。尽管所采用的疗法仅针对一种障碍进行治疗，共病也会得到改善。而且，焦虑障碍和抑郁障碍患者存在相似的大脑结构和功能异常（Etkin & Wager, 2007；

Holmes et al., 2012；Marchette & Weisz, 2017）。

其他的研究结果支持存在一种更高等级的气质因素，通常被称为神经质（neuroticism），它可能在所有的情绪障碍中都存在。神经质的特征是频繁地经历强烈的情感或情绪，并伴有强烈的生理感觉和认知，它们被认为是不可忍受的，而且在功能上与情感体验有紧密的关联（Barlow, Sauer-Zavala, Carl, Bullis, & Ellard, 2014）。高度神经质的儿童、青少年和成人常常出现更强烈的负性情感（Tonarely et al., 2020；Sauer-Zavala & Barlow, 2021），因此他们会比其他人更频繁地体验到强烈的情绪，如害怕、焦虑、伤心和/或愤怒。在对这些强烈的情绪做出反应时，高度神经质的人会变得痛苦、焦虑和不安。虽然孩子不一定能表达出这种痛苦，但他的行为或表情可能表明，这样的情绪体验对他来说是非常难以忍受的。为了减轻这种痛苦，个体通常会抑制行动、回避、逃离、分散注意力，或以其他方式控制这些不舒服的感觉。随着时间的推移，这些行为会被负强化，因为当个体回避或逃离强烈的情绪以及引发它们的情境时，这些不舒服的感觉就会消失。高度神经质的儿童或青少年可能在其所处环境的不同诱发因素下和不同情绪状态下表现出这种行为模式，导致他们有可能患上各种情绪障碍中的任何一种。因此，统一方案的重点是治疗神经质本身。除了治疗青少年的神经质外，青少年统一方案和儿童统一方案还指导家长在面对孩子的苦恼时，觉察自己的情绪性行为，并强化孩子有益而非回避的行为。

青少年统一方案是与成人统一方案一起开发的，早于儿童统一方案。青少年统一方案聚焦在与成人统一方案类似的核心原则上，但以一种对青少年友好的形式使用这些原则。虽然没有明确的实证指南告诉我们，对于年龄较大的青少年和刚进入成年期的年轻人，到底该使用青少年统一方案还是成人统一方案，但是治疗师在决定使用哪种干预方案时，应该考虑患者的认知水平、发展水平、生活状况（例如，患者是否与父母或其他照料者住在一起），以及父母的养育方式对患者症状的影响程度。开放试验、多基线和随机对照试验的研究均表明，青少年统一方案对改善焦虑和抑郁症状是有效的（Ehrenreich-May et al.，2017；Ehrenreich, Goldstein, Wright, & Barlow, 2009；Trosper, Buzzella, Bennett, & Ehrenreich, 2009）。青少年统一方案最初使用多基线设计进行验证，纳入了3名主要是焦虑障碍或抑郁障碍的青少年（12—17岁）。这些青少年在接受治疗后，情绪障碍症状显著减少，且疗效在6个月后随访时仍然保持（Ehrenreich et al.，2009）。这些发现初步证明了青少年统一方案对改善情绪障碍

症状的有效性（Ehrenreich et al.，2009）。在一项与等待组比较的随机对照试验中，51名主要患有焦虑或抑郁障碍的青少年（12—17岁）被随机分配到青少年统一方案组或等待控制组。与等待控制组相比，接受青少年统一方案干预的青少年在第8周时和完成治疗后，症状的严重程度显著更低，且整体改善显著更大（Ehrenreich-May et al.，2017）。在这项试验中，青少年和家长评定的结果也有改善，不过其程度低于临床工作者评定的结果（Ehrenreich-May et al.，2017）。埃伦赖希－梅等人（Ehrenreich-May et al.，2017）也评估了治疗期间和治疗后的变化率，发现青少年统一方案组的患者在治疗期间和治疗后的效果指标均有显著改善，尽管治疗后的改善速度低于治疗期间的。与这些发现相似，奎茵、巴洛和埃伦赖希－梅（Queen, Barlow, & Ehrenreich-May, 2014）也发现，在开放试验和随机对照试验中纳入的青少年，都在治疗后出现了焦虑和抑郁症状持续改善的模式。

先前的研究发现，儿童统一方案对改善7—12岁儿童的焦虑和抑郁症状是有效的。儿童统一方案最初是作为青少年焦虑和抑郁的跨诊断团体预防项目（transdiagnostic group prevention program）而研发的（Ehrenreich-May & Bilek, 2011）。这个项目最初在一个趣味夏令营的背景下探究了情绪侦探预防项

目（Emotion Detectives Prevention Program, EDPP）的效用。情绪侦探预防项目由 15 次会谈构成，是对统一方案的深入拓展，也是统一方案的预防工作框架。该预防项目从现有的趣味运动营招募了 40 名儿童（7—10 岁）。完成该项目的参与者报告焦虑症状显著减少了，参与者的满意度在中等到很高之间（Ehrenreich-May & Bilek, 2011）。情绪侦探预防项目随后被改编为适用于情绪障碍儿童的团体干预方案，以专门贴合临床群体，并且让家长最大程度地参与其中，这在情绪侦探预防项目中是比较少见的（Ehrenreich-May & Bilek, 2012）。一项对儿童统一方案的初步开放试验纳入了 22 名主要被诊断为焦虑障碍的 7—12 岁儿童（共病或者不共病抑郁症状 / 障碍），他们完成了儿童统一方案的 15 次治疗。研究者发现，从治疗前到治疗后，治疗师评定患儿的焦虑和抑郁症状有显著改善，而且效应值很大（Ehrenreich-May & Bilek, 2012）。肯尼迪、比莱克和埃伦赖希－梅（Kennedy, Bilek, & Ehrenreich-May, 2019）对 47 名患有各种情绪障碍（包括焦虑障碍、抑郁障碍和强迫相关障碍）的儿童进行了儿童统一方案的随机对照试点试验。这些儿童被随机分配，要么接受儿童统一方案治疗，要么接受以焦虑为中心的团体认知行为干预［酷孩子项目（Cool Kids）；

Lyneham, Abbott, Wignall, & Rapee, 2003］。这些儿童在治疗开始前、治疗 8 周后（治疗中期）和治疗 16 周后（治疗后）接受了评估。两组儿童在儿童自评和父母评定的焦虑症状上都有显著减少；然而，接受儿童统一方案治疗的儿童在父母评定的儿童抑郁症状方面呈现出了更线性的改善轨迹；在父母评定的儿童悲伤失调和认知重评方面，从治疗前到治疗后也有更大的改善（Kennedy et al., 2019）。这些研究结果表明，儿童统一方案在缓解焦虑症状方面的疗效与已成熟的针对焦虑的团体治疗的疗效一样，而且儿童统一方案在解决抑郁症状和情绪调节方面具有额外的益处，这优于针对焦虑的治疗。肯尼迪等人（Kennedy, Tonarely, Sherman, & Ehrenreich-May, 2018）在验证儿童统一方案是否可以治疗一系列情绪障碍时发现，社交焦虑障碍诊断是儿童统一方案治疗效果欠佳的唯一显著预测因素，这与其他许多认知行为疗法（Cognitive-Behavioral Therapy, CBT）手册的情况一致。这一发现指明了儿童统一方案潜在的修订方向，即对于存在社交焦虑的患者，要在治疗早期处理社交焦虑，包括在治疗早期更多地聚焦在暴露上，将社交技能工作整合到干预中，创造更多的同伴暴露的机会，以及考虑延长治疗过程等。在美国和澳大利亚，正在进行或最近完成的研究评估了青少年统一方案在社区精神健康诊所的有效性。在西班牙，一项将青少年统一方案改编成通用的、基于课堂的预防干预方案正在进行干预组和等待组的随机对照研究（García-Escalera et al.，2017；Jensen-Doss et al.，2018）。

儿童统一方案和青少年统一方案包括了基于循证的治疗策略，有助于帮助儿童和青少年来访者更好地生活。治疗师指南的内容涵盖了如何让父母参与治疗和如何指导家长，从而使这些治疗技术被青少年长期吸收。这种治疗是独特的，因为它采取了一种跨诊断的方法来治疗情绪障碍。青少年统一方案或儿童统一方案可能针对的一些障碍包括但不限于焦虑障碍（例如，广泛性焦虑障碍、社交焦虑障碍、分离焦虑障碍、特定恐惧症、惊恐障碍、疾病焦虑障碍和场所恐惧症）和抑郁障碍（例如，持续性抑郁障碍和重性抑郁障碍）。这种治疗方法也足够灵活，适用于一些创伤和应激相关障碍（包括适应障碍）、躯体症状障碍、抽动障碍和强迫障碍。事实上，在这些治疗中，循证干预技术的跨诊断表征可能对出现一系列其他问题类型的儿童和青少年特别有用，而治疗神经质对这些问题类型可能也有帮助［见埃伦赖希－梅和肯尼迪（Ehrenreich-May & Kennedy，2021）关于儿童统一方案和青少年统一方案改编

的综述］。研发这种跨诊断疗法的重要前提是，在与儿童和青少年患者工作时，选择循证疗法更容易，因为儿童和青少年患者通常会出现一系列情绪和行为问题，而不是DSM分类系统中的单一障碍。那些掌握了统一方案核心的跨诊断要素的治疗师的经验告诉我们，要应对多种不同的问题，学会这些就足够了。

王建平博士在2006—2007年是美国焦虑及其相关障碍中心（Center for Anxiety and Related Disorder，CARD）的访问教授，她曾和统一方案的研发者戴维·H.巴洛博士以及儿童和青少年统一方案的研发者吉尔·埃伦赖希－梅博士一起工作。尤其值得一提的是，在与巴洛博士一起工作时，王建平博士系统地掌握了统一方案。她将所学到的知识带回了中国大陆，并推广了这种疗法。此外，她还与一群专业人士一起进行认知行为治疗的培训和书籍翻译。2008年以来，王教授的团队已经翻译了《变态心理学》《焦虑障碍与治疗》以及牛津大学出版社"有效的疗法"系列丛书中的17本（包括成人版的《情绪障碍跨诊断治疗的统一方案——治疗师指南》和《情绪障碍跨诊断治疗的统一方案——自助手册》）。我们希望中国其他的临床工作者也能感受儿童和青少年统一方案带来的效果，希望本套书中叙述的许多不同的应用能为临床

工作者的日常实践提供有用的范例。

吉尔·埃伦赖希 – 梅（Jill Ehrenreich-May）博士

美国佛罗里达州迈阿密大学

戴维·H. 巴洛（David H. Barlow）博士

美国马萨诸塞州波士顿大学

2021 年 10 月

参考文献

American Psychiatric Association. (2013). *Diagnostic and statistical manual of mental disorders* (5th ed.). https://doi.org/10.1176/appi.books.9780890425596

Barlow, D. H. (2002). *Anxiety and its disorders: The nature and treatment of anxiety and panic* (2nd ed.). New York: Guilford Press.

Barlow, D. H., Durand, V. M., & Hofmann, S. G. (2018). *Abnormal psychology: An integrative approach* (8th ed.). Belmont, CA: Wadsworth, Cengage Learning.

Barlow, D. H., Farchione, T. J., Bullis, J. R., Gallagher, M. W., Murray-Latin, H., Sauer-Zavala, S..., & Cassiello-Robbins, C. (2017). The unified protocol for transdiagnostic treatment of emotional disorders compared with diagnosis-specific protocols for anxiety disorder: A randomized clinical trial. *JAMA Psychiatry, 74,* 878-84, doi: 10.1001/jamapsychiatry.2017.2164..

Barlow, D. H., Farchione, T. J., Ellard, K. K., & Allen, L. B.(2013). 情绪障碍跨诊断治疗的统一方案：治疗师指南（王辰怡，尉玮，闫煜蕾，谢秋媛译）. 北京：中国轻工业出版社.

Barlow, D. H., Farchione, T. J., Sauer-Zavala, S., Latin, H., Ellard, K. K., Bullis, J. R.... & Cassiello-Robins, C. (2018). *Unified Protocol for Transdiagnostic Treatment of Emotional Disorders: Therapist guide.* (2nd ed.). New York, NY: Oxford University Press.

Barlow, D. H., Levitt, J. T., & Bufka, L. F. (1999). The dissemination of empirically supported treatments: A view to the future. *Behaviour Research and Therapy, 37,* S147-S162.

Barlow, D.H., Sauer-Zavala, S., Carl, J.R., Bullis, J.R., & Ellard, K.K. (2014). The nature, diagnosis, and treatment of neuroticism: Back to the future. *Clinical Psychological Science, 2*(3), 344-365.

Barlow, D. H., Sauer-Zavala, S., Farchione, T. J., Latin, H., Ellard, K. K., Bullis, J. R. . . . & Cassiello-Robins, C. (2018). *Unified Protocol for Transdiagnostic Treatment of Emotional Disorders: Patient workbook.* (2nd ed.). New

York, NY: Oxford University Press.

Beesdo, K., Knappe, S., & Pine, D. S. (2009). Anxiety and anxiety disorders in children and adolescents: developmental issues and implications for DSM-V. *The Psychiatric clinics of North America*, *32*(3), 483-524. https://doi.org/10.1016/j.psc.2009.06.002

Bilek, E. L., & Ehrenreich-May, J. (2012). An open trial investigation of a transdiagnostic group treatment for children with anxiety and depressive symptoms. *Behavior Therapy*, *43*(4), 887-897. https://doi.org/10.1016/j.beth.2012.04.007.

Bouton, M. E., Mineka, S., & Barlow, D. H. (2001). A modern learning-theory perspective on the etiology of panic disorder. *Psychological Review, 108*, 4-32.

Bullis, J., Boettcher, H., Sauer-Zavala, S., Farchione, T. J., & Barlow, D. H. (2019). What is an emotional disorder?: A transdiagnostic mechanistic definition with implications for assessment, treatment, and prevention. *Clinical Psychology Science and Practice*. Doi:10.1111/cpsp.12278

Costello, E. J., Compton, S. N., Keeler, G., & Angold, A. (2003). Relationships Between Poverty and Psychopathology: A Natural Experiment. *JAMA: Journal of the American Medical Association*, *290*(15), 2023-2029. https://doi.org/10.1001/jama.290.15.2023

Ehrenreich-May, Jill & Bilek, Emily. (2011). Universal Prevention of Anxiety and Depression in a Recreational Camp Setting: An Initial Open Trial. *Child & youth care forum*. *40*. 435-455. 10.1007/s10566-011-9148-4.

Ehrenreich, J. T., Goldstein, C. M., Wright, L. R., & Barlow, D. H. (2009). Development of a Unified Protocol for the Treatment of Emotional Disorders in Youth. *Child & family behavior therapy*, *31*(1), 20-37. https://doi.org/10.1080/07317100802701228

Ehrenreich-May, J., & Kennedy, M. S. (2021). *Applications of the unified protocols for transdiagnostic treatment of emotional disorders in children and adolescents*. Oxford University Press.

Ehrenreich, J. T., Queen, A. H., Bilek, E. L., Remmes, C. S., & Marciel, K. K. (2013). Unified protocols of the treatment of emotional disorders in children and adolescents. In J. Ehrenreich-May, & B. C. Chu (Eds.), *Transdiagnostic treatments for children and adolescents: Principles and practice* (pp. 267-292). New York: Guilford Publications.

Ehrenreich-May, J., Rosenfield, D., Queen, A.H., Kennedy, S.M., Remmes, C.S., & Barlow, D.H. (2017). An initial waitlist-controlled trial of the unified protocol for the treatment of emotional disorders in adolescents. *Journal of anxiety disorders*, *46*, 46-55.

Erickson, D. H. (2003). Group cognitive behavioural therapy for heterogeneous anxiety disorders. *CognitiveBehaviour Therapy, 32,* 179-186.

Erickson, D. H., Janeck, A., Tallman, K. (2007). Group cognitive-behavioral group for patients with various anxiety disorders. *Psychiatric Services, 58,* 1205-1211.

Etkin, A., & Wager, T. D. (2007). Functional neuroimaging of anxiety: a meta-analysis of emotional processing in PTSD, social anxiety disorder, and specific phobia. *American Journal of Psychiatry, 164,* 1476-1488.

García-Escalera, J., Valiente, R. M., Chorot, P., Ehrenreich-May, J., Kennedy, S. M., & Sandín, B. (2017). The Spanish Version of the Unified Protocol for Transdiagnostic Treatment of Emotional Disorders in Adolescents (UP-A) Adapted as a School-Based Anxiety and Depression Prevention Program: Study Protocol for a Cluster Randomized Controlled Trial. *JMIR research protocols*, *6*(8), e149. https://doi.org/10.2196/resprot.7934

Garcia, M. S. (2004). Effectiveness of cognitive behavioural group therapy in patients with anxiety disorders. *Psychology in Spain, 8,* 89-97.

Ghandour, R. M., Sherman, L. J., Vladutiu, C. J., Ali, M. M., Lynch, S. E., Bitsko, R. H., & Blumberg, S. J. (2019). Prevalence and Treatment of Depression, Anxiety, and Conduct Problems in US Children. *The Journal of pediatrics*, *206*, 256-267.e3. https://doi.org/10.1016/j.jpeds.2018.09.021

Gross, J. J. (2014). Emotion regulation: Conceptual and empirical foundations. In J. J. Gross (Ed.), *Handbook of emotion regulation* (pp. 3-20). New York, NY, US: Guilford Press.

Hankin, B. L., Snyder, H. R., Gulley, L. D., Schweizer, T. H., Bijttebier, P., Nelis, S., Toh, G., & Vasey, M. W. (2016). Understanding comorbidity among internalizing problems: Integrating latent structural models of psychopathology and risk mechanisms. *Development and psychopathology*, *28*(4pt1), 987-1012. https://doi.org/10.1017/

S0954579416000663

Hofmann, S. G., Ellard, K. K., & Siegle, G. J. (2012). Neurobiological correlates of cognitions in fear and anxiety: A cognitive-neurobiological information processing model. *Cognition and Emotion, 26,* 282-299. doi: 10.1080/02699931.2011.579414

Holmes, A. J, Lee, P. H., Hollinshead, M. O., Bakst, L., Roffman, J. L., Smoller, J. W., & Buckner R. L. (2012). Individual differences in amygdala-medial prefontal anatomy link negative affect, impaired social functioning, and polygenic depression risk. *Journal of Neuroscience, 32,* 18087-18100.

Ito, M., Horikoshi, M., Kato, N., Oe, Y., Fujisato, H., Nakajima, S.... & Ono, Y. (2016). Transdiagnostic and transcultural: Pilot study of Unified Protocol for depressive and anxiety disorders in Japan. *Behavior Therapy, 47* (3), 416-430.

Jensen-Doss, A., Ehrenreich-May, J., Nanda, M. M., Maxwell, C. A., LoCurto, J., Shaw, A. M., Souer, H., Rosenfield, D., & Ginsburg, G. S. (2018). Community Study of Outcome Monitoring for Emotional Disorders in Teens (COMET): A comparative effectiveness trial of a transdiagnostic treatment and a measurement feedback system. *Contemporary clinical trials*, *74*, 18-24. https://doi.org/10.1016/j.cct.2018.09.011

Jensen-Doss, A., Haimes, E., Smith, A. M., Lyon, A. R., Lewis, C. C., Stanick, C. F., & Hawley, K. M. (2018). Monitoring Treatment Progress and Providing Feedback is Viewed Favorably but Rarely Used in Practice. *Administration and* policy in mental health, *45*(1), 48-61. https://doi.org/10.1007/s10488-016-0763-0

Kennedy, S. M., Bilek, E. L., & Ehrenreich-May, J. (2019). A Randomized Controlled Pilot Trial of the Unified Protocol for Transdiagnostic Treatment of Emotional Disorders in Children. *Behavior modification*, *43*(3), 330-360. https://doi.org/10.1177/0145445517753940

Kennedy, S. M., Tonarely, N. A., Sherman, J. A., & Ehrenreich-May, J. (2018). Predictors of treatment outcome for the unified protocol for transdiagnostic treatment of emotional disorders in children (UP-C). *Journal of anxiety disorders*, *57*, 66-75. https://doi.org/10.1016/j.janxdis.2018.05.004

Kessler, R. C., Berglund, P., Demler, O., Jin, R., & Walters, E. (2005). Lifetime prevalence and age-of-onset distributions of DSM-IV disorders in the National Comorbidity Survey Replication. *Archives of General Psychiatry, 62,* 593-602.

Kessler, R. C., Chiu, W. T., Demler, O., & Walters, E. (2005). Prevalence, severity, and comorbidity of 12-month DSM-IV disorders in the National Comorbidity Survey Replication. *Archives of General Psychiatry, 62*, 617-627.

Lavigne, J. V., Hopkins, J., Gouze, K. R., & Bryant, F. B. (2015). Bidirectional influences of anxiety and depression in young children. *Journal of abnormal child psychology*, *43*(1), 163-176. https://doi.org/10.1007/s10802-014-9884-7

Marchette, L. K., & Weisz, J. R. (2017). Practitioner Review: Empirical evolution of youth psychotherapy toward transdiagnostic approaches. *Journal of child psychology and psychiatry, and allied disciplines*, *58*(9), 970-984. https://doi.org/10.1111/jcpp.12747

McEvoy, P. M., & Nathan, P. (2007). Effectiveness of cognitive behavior therapy for diagnostically heterogeneous groups: A benchmarking study. *Journal of Consulting and Clinical Psychology, 75,* 344-350.

McHugh, R. K., & Barlow, D. H. (2012). Dissemination and implementation of evidence-based psychological interventions: Current status and future directions. In R. K. McHugh & D. H. Barlow (Eds.), *Dissemination and implementation of evidence-based psychological interventions* (pp. 247-263). Oxford University Press.

Norton, P. J., & Hope, D. A. (2005). Preliminary evaluation of a broad-spectrum cognitive-behavioral group therapy for anxiety. *Journal of Behavior Therapy and Experimental Psychiatry, 36,* 79-97.

Queen, A. H., Barlow, D. H., & Ehrenreich-May, J. (2014). The trajectories of adolescent anxiety and depressive symptoms over the course of a transdiagnostic treatment. *Journal of anxiety disorders*, *28*(6), 511-521. https://doi.org/10.1016/j.janxdis.2014.05.007

Rapee RM, Lyneham HJ, Schniering CA, Wuthrich V, Abbott MJ, Hudson JL, Wignall A (2006). *The Cool Kids® Child and Adolescent Anxiety Program Therapist Manual.* Sydney: Centre for Emotional Health, Macquarie University. http://www.psy.mq.edu.au/CEH/index.html

Sauer-Zavala, S., & Barlow, D. H. (2021). *Neuroticism: A new framework for emotional disorders and their treatment*. The Guilford Press.

Sauer-Zavala, S., Wilner, J. G., & Barlow, D. H. (2017). Addressing neuroticism in psychological treatment. *Personality Disorders: Theory, Research, and Treatment*, 8(3), 191.

Storch, E. A., Wilhelm, S., Sprich, S., Henin, A., Micco, J., Small, B. J., McGuire, J., Mutch, P. J., Lewin, A. B., Murphy, T. K., & Geller, D. A. (2016). Efficacy of Augmentation of Cognitive Behavior Therapy With Weight-Adjusted d-Cycloserine vs Placebo in Pediatric Obsessive-Compulsive Disorder: A Randomized Clinical Trial. *JAMA psychiatry*, *73*(8), 779-788. https://doi.org/10.1001/jamapsychiatry.2016.1128

Tonarely, N. A., Sherman, J. A., Grossman, R. A., Shaw, A. M., & Ehrenreich-May, J. (2020). Neuroticism as an underlying construct in youth emotional disorders. *Bulletin of the Menninger Clinic*, *84*(3), 214-236. https://doi.org/10.1521/bumc.2020.84.3.214

Trosper, S.E., Buzzella, B.A., Bennett, S.M. et al. Emotion Regulation in Youth with Emotional Disorders: Implications for a Unified Treatment Approach. *Clin Child Fam Psychol Rev 12*, 234-254 (2009). https://doi.org/10.1007/s10567-009-0043-6

World Health Organization (2019). *International Statistical Classification of Diseases and Related Health Problems* (11th ed.). https://icd.who.int/

致　谢

儿童和青少年情绪障碍跨诊断治疗的统一方案是多方合作的结晶。本方案最初是在美国波士顿大学焦虑及相关障碍治疗中心的戴维·H. 巴洛博士及其同事的支持下诞生的，尤其是因美国国家精神卫生研究所为吉尔·埃伦赖希－梅设立的一项初始研究基金（K23 MH073946）而获得指导，为青少年情绪障碍跨诊断治疗的统一方案的早期开发和评估创造了条件。随着时间的推移，波士顿大学以及迈阿密大学儿童与青少年心境与焦虑治疗项目的许多研究生和教研人员都为此提供了支持、创意和投入，进一步形成并确立了儿童统一方案和青少年统一方案。斯蒂芬尼亚·平托（Stefania Pinto）为本书做出了特殊贡献，制作了整个儿童统一方案和青少年统一方案的所有插图和许多表单、工作表及讲义。莫妮卡·南达（Monica Nanda）博士为青少年统一方案核心模块 6 的撰写做出了特殊贡献。医学博士朱莉·莱塞（Julie Lesser）也为"双重情绪前中后三阶段追踪表"框架的概念化做出了贡献，该框架已经过修改，运用于针对儿童或青少年的父母的治疗工作中。

值得一提的是，使儿童统一方案和青少年统一方案最终形成的许多理念和想法是由心理治疗领域里年轻热忱的学生所创造的，也是从类似或相关领域工作数年的同事所做的了不起的工作中观察所得的，我们还听取了他们对疗法提出的批判性意见。总的来说，我们的学生和同事对本书贡献巨大，具体人员的名单因太长而不一一列举。衷心感谢每一位学生和同事的贡献。

目　录

青少年统一方案篇

儿童统一方案篇

变式与改编篇

导　言

对儿童统一方案和青少年统一方案的整体介绍

这套治疗手册可能与你之前使用的关于儿童和青少年的焦虑、强迫、抑郁或应激相关障碍的治疗手册有所不同，但它与其他治疗手册和临床培训资料之间仍有相似点。

- 儿童统一方案和青少年统一方案**都**包含了循证疗法的策略来帮助儿童和青少年来访者更好地生活。
- 儿童统一方案和青少年统一方案**都**包含了疗法实施的具体指南。
- 儿童统一方案和青少年统一方案**都**包含了如何让父母参与治疗的内容，并且介绍了怎样运用针对父母的策略促进针对儿童和青少年的治疗技术得到长期使用。

类似于针对成人的情绪障碍跨诊断治疗的统一方案，本书的独特之处在于，作为治疗师，你可以将指南所呈现的循证治疗技术运用在有不同情绪障碍的儿童和青少年身上。事实上，本套治疗手册**并不聚焦于某一特定的情绪障碍**，而是尽可能地以聚焦于一般情绪的方式来呈现循证干预策略，并用恐惧、担心、伤心和愤怒的体验作为例子进行说明。换句话说，本书采用跨诊断的方式来治疗情绪障碍。儿童统一方案和青少年统一方案的目标障碍包括但不限于焦虑障碍（如广泛性焦虑障碍、社交焦虑障碍、分离焦虑障碍、特定恐怖症、惊恐障碍、疾病焦虑障碍和场所恐怖症）和抑郁障碍（如持续性抑郁障碍和重性抑郁障碍）。这种疗法也很灵活，可以用于一些创伤和应激相关障碍（包括适应障碍）、躯体症状障碍、抽动障碍以及强迫障碍。在这种疗法中，循证干预技术的跨诊断特点对于那些有多种情绪障碍或具有不同障碍（亚临床）症状的儿童和青少年尤其有效。总之，这套治疗手册适用于任何由你或者家庭所识别的主要问题领域为情绪障碍的儿童与青少年。对他们来说，减少造成问题的情绪性行为的频率和强度是首要的治疗目标。

统一方案的应用

我们研究了统一方案在成人、青少年和儿童中的应用，发现以跨诊断的方式治疗情绪障碍也可能对受其他类型精神障碍困扰的来访者有用，特别是当其他障碍产生的情绪特别频繁和强烈或者难以调节时。这些情况包括进食障碍症状、非自杀性自伤、边缘性人格障碍形成过程中常见的情绪调节困难、双相特征以及一些破坏性的行为问题（如对立违抗障碍）。当它们和情绪障碍同时出现时，统一方案也是有用的。但是，最好在你对统一方案比较熟悉或者你已经使用过统一方案之后再尝试将其应用在这些领域，因为它在这些领域的使用尚处在研究中，可能需要将儿童统一方案和青少年统一方案的技术和其他循证疗法结合起来。因此，这类应用不在本书中进行详细讨论。不过，对统一方案的进一步应用有兴趣的读者可以阅读一篇文献，该文献综述了成人统一方案在多个临床群体中的应用情况（Farchione & Barlow，2017）。

导言中包含的材料

在导言的剩余部分，你会看到关于儿童统一方案和青少年统一方案使用原理的概述，以及对统一方案的现有证据的总结。在对导言进行总结时，我们提供了一个青少年统一方案概览以及使用这个方案的简略指南。关于儿童统一方案的具体介绍和指南可以在本书的第 10 章找到。本书的第 1—9 章详细介绍了青少年统一方案的具体应用。在青少年统一方案的每章最后都有父母模块，它总结了该章的内容，有助于青少年来访者和他们的父母就会谈内容进行沟通交流。第 11—22 章以逐次会谈的方式详细介绍了儿童统一方案的应用。第 23 章，即本书最后一章，介绍了如何以不同的方式运用这些疗法，以及如何将其应用于有不同情绪障碍症状的儿童和青少年。这些情绪障碍症状包括与强迫、抽动和创伤 / 应激相关的问题。我们希望这些材料能够帮助你灵活地考虑如何向具有不同症状表现的儿童和青少年提供这些治疗。

儿童统一方案和青少年统一方案的原理

统一方案提供了一种针对情绪障碍共同点的干预方式

之所以在儿童和青少年来访者身上使用统一的或跨诊断的治疗方式，是因为这种干预方式的技术与情绪障碍背后核心的功能失调相对应（Marchette & Weisz，2017）。特别是焦虑和抑郁障碍，它们具有共同的遗传、神经生物学和环境风险因素（Boomsma，Van Beijsterveldt，& Hudziak，2005；Eley et al.，2003；Middledorp，Cath，Van Dyck，& Boomsma，2005；Wilamowska et al.，2010）。焦虑和抑郁等情绪障碍有很高的比例一起出现，同时发生或相继发生都有可能。这意味着，表现出一种情绪障碍的儿童更有可能经历一种或多种其他的情绪障碍（Angold，Costello，& Erkanli，1999；Leyfer，Gallo，Cooper-Vince，& Pincus，2013）。早期出现焦虑症状的儿童未来患焦虑障碍和其他相关情绪障碍（如抑郁症）的风险相对较高（Brady & Kendall，1992；Cummings，Caporino，& Kendall，2014；Keenan & Hipwell，2005）。

Barlow 及其同事（2014b）认为，情绪障碍之间的高共病率源于这些障碍有共同的功能失调，叫作*神经质*。神经质是人的一种气质风格或者一种相对固定的与世界互动的模式，这种模式在人的早期阶段就已经存在（Barlow，Ellard，Sauer-Zavala，Bullis，& Carl，2014；Barlow & Kennedy，2016）。神经质较高的儿童、青少年和成人经常表现出高水平的负性情感，他们比其他人更加频繁地体验到了诸如恐惧、焦虑、伤心和愤怒等强烈的情绪。在应对这些强烈的情绪时，高度神经质的个体会变得痛苦、焦虑和不安。虽然儿童不一定能表达出这种痛苦，但他们的行为或情绪表达会传递信息——他们难以忍受这种情绪体验。为了缓解痛苦，个体通常会采取行动来压制、回避、逃离、转移或控制这些不舒服的感受。随着时间的推移，这些行为被负强化，因为当个体回避或逃离强烈的情绪和引发它们的情境时，不适就会消失！然而，遗憾的是，长期来看，使用这些回避策略缓解痛苦令个体无法学会用更有利或更有效的方式应对强烈情绪。高神经质的儿童或青少年可能会在环境和一系列情绪状态下被触发，进而表现出这种模式，结果将自己置于各种情绪障碍的风险之中。

在考虑你的儿童或青少年来访者是否适合统一方案时，请注意，这里的总体目标不是消除强烈或激烈的情绪！这不仅是一个不可能实现的目标，而且误解了我们在统一方案中的目的。实际上，儿童统一方案和青少年统一方案的目标是让他们以较少的痛苦来体验强烈或激烈的情绪，并更好地使用更有利的和更少回避的行动来管理这些体验。

统一方案涉及与多种情绪障碍有关的养育实践及行为

除了年轻人特有的情绪障碍的风险因素和易感因素之外，情绪障碍患者的父母也可能会陷入一种行为模式或反应模式，并且随着时间的推移，不经意地强化青少年的强烈情绪体验和无效的应对策略（Ginsburg，Siqueland，Masia-Warner，& Hedtke，2004；Drake & Ginsburg，2012）。特别是有各种情绪障碍症状的儿童和青少年的父母，他们可能很难有效地管理孩子的情绪痛苦。在儿童或青少年遇到强烈的情绪问题时，他们的父母可能变得不耐烦或者过于挑剔，甚至在孩子面前采取不利或无效的方法处理自己的痛苦。父母核心的情绪性养育行为（如批评、过度控制／过度保护、对回避的示范以及不一致性）通常会维持或加重儿童和青少年的情绪障碍症状。因此，这些情绪性养育行为也是儿童统一方案和青少年统一方案针对的目标。但值得注意的是，这些疗法主要聚焦在儿童和青少年身上。如果父母的心理病理影响了儿童或青少年的治疗目标，就有必要讨论让父母接受治疗了。

统一方案将循证的改变原则集中在一个单一的疗法中

因为情绪性问题和障碍有如此多的共同点，与统一方案相似的干预策略可能对它们都有效。实际上，许多现有的针对儿童和青少年情绪障碍的认知行为治疗手册在疗法成分上就与其有共同之处，包括情绪教育、认知重建技术和行为改变策略。不过，这些手册和统一方案的区别是：大多数现有的认知行为治疗手册描述了如何将这些技术应用于特定的问题领域，比如抑郁、焦虑或者强迫障碍，而不是更普遍地应用于各种情绪障碍。统一方案以一种灵活的方式应用认知行为疗法和其他循证的治疗技术（如正念技术），允许治疗师个性化地定制治疗策略，确保其能够适应儿童和青少年的任何情绪类型以及他们正在经历的任何问题类型。事实上，儿童和青少年统一方案的每个模块或每次会谈都是明确地针对上述情绪障碍的维持机制（如降低痛苦或对强烈情绪的回避反应）而设计的。对于成人统一方案和青少年统一方案来说，另一个独特之处（后面会详细介绍）是模块式的呈现结构，这样你就可以选择是实施完整的治疗，还是在模块间进行合理的调整，从而使干预更加个性化。

情绪障碍跨诊断治疗的统一方案的实证依据

成人统一方案的实证证据

成人统一方案（Barlow et al., 2011）是为焦虑和并发情绪障碍的成人准备的疗法。通过许多随机对照试验和一些辅助研究，我们可以看到统一方案的疗效。在对统一方案的一项早期随机临床试验中，研究者发现，在治疗后，原发性和共发性情绪障碍的严重程度都有很大程度的降低（Farchione et al., 2012）。除了治疗后立即报告的改善外，接受治疗的成人在 6 个月后的随访中总体保持了治疗效果（Bullis et al., 2014）。一项由美国联邦政府资助的统一方案临床试验表明：与针对单一情绪障碍的循证疗法的结果相比，这种方法可能同样有效；而且与针对单一情绪障碍的手册干预相比，这种方法可能会减少治疗病例的脱落或流失（Barlow et al., 2017）。统一方案的研究人员正在研究情绪障碍背后共通的神经质及其广泛的、跨诊断的特征。从理论上讲，这些特征就是情绪障碍的基础。迄今为止的研究证据表明，包括适应不良情绪的调节策略、负性情感、对负性情绪的害怕和对焦虑的敏感度等深层因素与情绪障碍的发生存在着理论上的关联；在治疗中，这些因素的改变与情绪障碍症状的改变密切相关（Conklin et al.，2015；Farchione et al.，2012；Sauer-Zavala et al.，2012）。一项研究显示，在对具有多种情绪障碍症状的成人的治疗中，实施统一方案的某些核心治疗要素之后，情绪障碍理论上的跨诊断特征（正念和重评）有所改变，焦虑和抑郁的症状得以缓解（实施情绪觉察技术之后，正念发生变化；实施认知灵活性/重评技术之后，重评发生变化）（Boswell，Anderson，& Barlow，2014）。对于那些有各种各样的核心情绪问题的人（包括边缘性人格障碍或双相障碍患者），统一方案的潜在功效正在显现（Ammerman et al.，2012；Ellard，Deckersbach，Sylvia，Nierenberg，& Barlow，2012；Lopez et al.，2015）。统一方案也被认为可以辅助治疗有各种情绪问题的想自杀的住院患者，其效果是令人满意且可被接受的（Bentley，2017；Bentley et al.，2017）。初步研究还表明，无论是在更典型的个体治疗形式中还是在团体治疗形式中，统一方案都是有效的（Bullis et al.，2015）。

青少年统一方案的实证证据

在多个多基线、开放试验和随机对照试验研究中，青少年统一方案也被证明对患有焦虑和抑郁等情绪障碍的青少年是有帮助的（Ehrenreich，Goldstein，Wright，& Barlow，2009；Ehrenreich-May et al.，2017；Queen，Barlow，& Ehrenreich-May，2014）。在对青少年统一方案的初步研究中，我们采用了多基线和开放试验的方式。结果发现，从治疗前到治疗后，有焦虑或抑郁障碍的青少年发生了显著的改善（Ehrenreich et al.，2009；Trosper，Buzzella，Bennett，& Ehrenreich，2009）。一个以等待组为对照的随机对照试验（Ehrenreich-May et al.，2017）发现，青少年统一方案对表现出一系列情绪障碍的青少年是有效的，治疗后与治疗前相比，青少年的焦虑和抑郁症状以及总体严重程度都有显著降低。在从治疗结束到6个月后的随访期间，效果仍然在提升，尽管速度放慢了（Ehrenreich-May et al.，2017；Queen，Barlow，&

Ehrenreich-May，2014）。除了正在进行的疗效试验研究，目前有一些非研究机构，如社区精神卫生中心和儿童医院，也在进行一些对青少年统一方案的检验。一些国家正在研究青少年统一方案的应用，考虑将其作为一种普遍的情绪障碍预防方案和干预措施。

儿童统一方案的实证证据

儿童统一方案最初是作为一项针对年幼儿童焦虑和抑郁的泛用预防项目而开发的（Ehrenreich-May & Bilek，2011）。在它作为一种团体预防方式显示出潜在效果之后，埃伦赖希－梅和比莱克（Ehrenreich-May & Bilek，2012）将该项目改编为有吸引力的且符合儿童发展的团体治疗，针对患有情绪障碍的儿童及其父母。他们在开放试验中以 7—12 岁的一小组儿童为对象，研究了儿童统一方案的初步效果。结果再次证明了它对缓解焦虑、抑郁及其他相关障碍的症状的有效性（Ehrenreich-May & Bilek，2012）。肯尼迪、比莱克和埃伦赖希－梅（Kennedy，Bilek，& Ehrenreich-May 评审中）完成了一项随机对照试验。在试验中，他们将儿童统一方案和已有的针对焦虑问题的儿童团体认知行为疗法做了比较。参加试验的 47 名儿童的年龄为 7—12 岁，都有不同的情绪障碍，包括焦虑障碍、抑郁障碍和强迫障碍。结果发现，儿童统一方案和传统的聚焦于焦虑的认知行为疗法在焦虑症状的缓解上没有差别。从儿童报告和父母报告来看，两种治疗都带来了焦虑症状的显著下降，大多数主要诊断在治疗结束时都得到了缓解。有趣的是，相比传统认知行为疗法组，统一方案组儿童的父母报告，在治疗后孩子的抑郁症状也显著降低，这也许说明了儿童统一方案的价值。随着治疗的进行，儿童统一方案（和聚焦于焦虑的认知行为疗法项目相比）让儿童在伤心的失调和认知重评上有显著的改善（Kennedy，Bilek，& Ehrenreich-May，评审中）。研究人员认为，这两种方式在治疗焦虑上的等价很重要，给了使用者信心，即使用儿童统一方案，也并不意味着舍弃传统认知行为疗法对儿童焦虑障碍的良好治疗效果，同时还能减少其他情绪障碍的症状。

青少年统一方案的结构化与实用性概述

对青少年统一方案的简介

　　青少年统一方案是治疗青少年（13—18 岁）情绪障碍的跨诊断方式。根据发育水平，略微超出这个年龄范围的个体可能也适合这种治疗。当然，对于略低于或略高于这个年龄范围或认知能力的个体，也可以考虑使用儿童统一方案（包含在本书内）或者成人统一方案。本书中呈现的青少年统一方案在经过调整后，可以用于团体治疗情境，本书第 23 章对此做了具体介绍。不过，总体而言，青少年统一方案是一个用来治疗情绪障碍的**模块化的个体治疗方式**。以下总结了这个疗法的总体内容、模块结构以及治疗师向青少年及其家庭提供这种疗法时要注意的重要方面。

治疗师备忘录

　　如果你此时希望使用儿童统一方案，请参考第 10 章关于儿童统一方案的结构化与实用性概述。

青少年统一方案的核心治疗模块

　　青少年统一方案的独特之处在于它采用了灵活和模块化的方式。这个疗法中有 8 个长度不一的**核心**或主要模块以及一个附加的父母模块，表 I.1 列出了这些模块。我们为大多数模块推荐了具体的会谈次数。这只是建议。如果采纳这个建议，需要进行 12 ~ 21 次会谈（我们之前进行的研究试验中的平均会谈次数为 16 次）。**你最好按顺序使用所有的核心模块（例如，依次使用核心模块 1—8），并在需要时使用父母模块。**你也可以采用完全模块化的方式（例如，以任意顺序选择任意模块）进行治疗。不过在此之前，你最好先至少体验一次在一个案例中按顺序完整地应用核心模块，因为按照时间顺序组织材料的背后是逻辑流和逻辑构建。考虑到这个疗法具有很高的灵活性，治疗师在开始接待首位青少年来访者之前必须精通其基本结构和灵活性的要点。

表 I.1 青少年统一方案概览

核心模块	模块名称	推荐会谈次数	模块内容
1	建立并维持治疗动机（见本书第1章）	1~2次	• 和青少年来访者建立良好的关系 • 讨论关键问题并设定目标 • 确定促使青少年改变的要素
2	了解情绪和行为（见本书第2章）	2~3次	• 提供关于不同情绪的心理教育 • 讨论情绪的目的 • 介绍情绪的三个部分 • 介绍回避和其他情绪性行为造成的循环
3	情绪聚焦的行为实验（见本书第3章）	1~2次	• 介绍相反的行为和情绪聚焦的行为实验 • 教青少年学会如何追踪情绪和活动水平 • 让青少年参与关于伤心（也可以是其他情绪）的情绪聚焦的行为实验
4	觉察身体感觉（见本书第4章）	1~2次	• 总结身体感觉和强烈情绪之间的联系 • 发展青少年对其身体感觉的觉察 • 进行身体感觉的暴露练习，旨在帮助青少年学会忍受不舒服的身体感觉
5	让你的思维灵活起来（见本书第5章）	2~3次	• 发展青少年对情绪性情境进行灵活思考的能力 • 介绍常见的"思维陷阱"（认知偏差） • 通过教授侦探思维和问题解决技术，将想法和行动连接起来
6	觉察情绪体验（见本书第6章）	1~2次	• 介绍并练习觉察当下 • 介绍并练习非评判觉察 • 进行广泛情绪暴露，要求青少年在面对广泛的情绪诱因时练习觉察技术
7	情境性情绪暴露（见本书第7章）	2次以上[1]	• 总结青少年在治疗中学到的技术 • 讨论情境性情绪暴露的原理，向青少年介绍另一种类型的行为实验 • 在会谈中进行情境性情绪暴露，并布置额外的暴露任务回家练习
8	回顾成果、展望未来（见本书第8章）	1次	• 总结技术和进展 • 建立预防复发的计划
父母	养育情绪化的青少年（见本书第9章）	1~3次	• 帮助父母有意识地应对青少年的情绪痛苦 • 介绍父母常见的四种情绪性行为及其相反的行为（相反的养育行为）

从青少年来访者那里收集到的信息（如认知水平、情绪觉察能力和动机）、来访者每周对其主要问题的评分数据（在下文和第 1 章会具体论述）以及其他的每周症状监测和家庭练习[1]的数据都可以帮助你决定某一模块的会谈次数。在每个模块中，您将看到一些专栏，它们指出并描述了你可以布置的家庭练习。对于一些需要进行若干次会谈的模块，你可以将这些专栏的所在位置作为会谈自然的停顿点。总体来说，即使有时需要调整模块，我们还是希望你从核心模块 1 开始，在每一次会谈结束时布置家庭练习。

父母在治疗中的参与

父母模块——"养育情绪化的青少年"——的会谈可以是单独面对父母的会谈，也可以是在与青少年的会谈中抽出一部分时间单独与父母会谈。也就是说，它可以在需要时融入任何一次会谈。**单独留给父母的谈话时间或者整次会谈可能对所有父母都有帮助**。不过，有时明显是父母的行为或态度导致了青少年的症状，或者是父母让青少年不能完全投入治疗或不能在家里实施治疗策略，在这些情况下，与父母会谈尤其重要。这些情况可能包括：父母对情绪障碍症状的顺应，父母的过度控制或过度保护行为限制了青少年的自主性，父母对青少年的适当行为较少进行正强化，父母难以对青少年的行为进行管理，父母轻视青少年的感受和进展，以及父母缺乏对治疗目标的理解。根据我们运用青少年统一方案的经验，至少与父母单独进行一次会谈或至少在一次会谈中抽出较多时间单独与父母交流，有利于他们支持治疗计划，执行情绪聚焦的行为实验以及进行情境性的情绪暴露，特别在需要父母参与安排或父母曾经助长了孩子的情绪性行为时。此外，你也可以在每次会谈结束时邀请父母参与内容回顾（如果他们可以参与）。在核心模块 1 的一开始，你应该和青少年讨论让父母介入治疗的最佳方案。

---

[1] 原文为 Home Learning Assignment，即认知行为疗法中的家庭作业，为了方便心理教育，让儿童和青少年更易接受，以及和学校的家庭作业做区分，本书翻译为家庭练习。——译者注

青少年统一方案会谈的结构

从与青少年进行第 1 次会谈（正如核心模块 1 所描述的）开始，大多数会谈应该遵循同样的总体结构。

1. **获得每周首要问题评分**。每周首要问题评分可以在每次会谈开始时简单快速地从青少年那里获得，并且将其填到**每周首要问题追踪表**上（更多内容见第 1 章）。你也可以在会谈开始前、会谈最后父母回到咨询室时或者任何与父母交谈的适当时机，从父母那里获得首要问题评分。只要在每次会谈时都能完成对首要问题的收集，你的这项工作就算是顺利的。

2. **简要询问青少年这一周发生了哪些与他们有关的活动或者事件等，以此与青少年建立融洽的关系**。注意不要花太多时间讨论相关性不大的、一时性的家庭或个人压力源及事件（例如，和某一个朋友产生分歧，和父母或恋爱对象起冲突）。通常，对这些青少年常见事件的讨论可以很快地用青少年统一方案中某次会谈的目标来框定。在这种情况下，可以先记录青少年遇到的危机或者当下的问题，并且告诉青少年或其父母，你之后会再次回到这个话题。之后，在你教一个概念或者技术的时候，这个事件就可以成为例子。对于症状变化模式、新的行为或情绪困难，都可以这么做。对来访者提出的困难进行小结，然后建议用之后要讲到的技术来应对这个困难。当然，有时候，一个新的危机或紧急事件需要成为某次会谈的焦点，但是如果这种情况经常发生或者它使青少年统一方案的手册无法实施，你就要考虑这到底是因为来访者的问题不再适合青少年统一方案，还是因为你很难将青少年或其父母重新聚焦到统一方案的技术上。无论原因是什么，你都应该试着与青少年及其父母迅速直接地解决这个问题。

3. **回顾青少年完成的家庭练习，看到并强化青少年做出的努力**。如果青少年没能独立完成家庭练习，可以从一周里面找到引发情绪的事件（如果青少年没有提供必要的信息，可以将其父母作为信息源），用这些事件帮助青少年在当次会谈中完成家庭练习。你也可以引导青少年使用问题解决技术（核心模块 5）来识别和解决阻碍完成家庭练习的障碍。在会谈中花太多时间解决家庭练习问题或者补做家庭练习不是最理想的方式，但是你应该协助青少年在会谈中至少完成一部分家庭练习，这样就不会强化其回避练习或者不依从的行为。核心模块 1 介绍了在完成家庭练习出现问题时你可以采取的措施。当你回顾家庭练习时，可以使用**情绪前中后三阶段追踪表**（见核心模块 2），协助青少年理解情绪、反应和结果之间的关系。如果你发现青少年理解并应用了这些治疗概念，务必具体地肯定他们，并鼓励他们在咨询室外也做出相关的行为。

4. **介绍新技术**。不同的模块花在介绍或回顾一项技术上的时间是不同的。例如，核心模块 2 包含了较多的关于情绪和行为的心理教育材料，因此可能要求更强的讲解性，而后面的模块更多的是侧重于对技术的实际操练。

5. **在会谈中使用中性的或假想的例子来练习新技术，这些例子并不直接牵涉青少年的情绪和行为。**讨论自己的情绪体验往往比讨论别人的情绪体验更加困难。在青少年统一方案中，建议尽可能用一项活动或者一个好玩的例子来介绍新技术，以此吸引青少年的注意，促进他们对技术或概念的理解。对于那些情绪觉察能力更弱、人际交往更敏感或者认知困难更严重的青少年，在教新技术的时候可以先用笼统的背景信息来描述一个概念（"有些年轻人有很强的愤怒情绪，他们或许可以使用问题解决的方法来找到一些解决方案，我来说一个例子吧"），之后再聚焦于更加敏感或者更个人化的例子上进行练习。

6. **在会谈中练习新技术，并将其应用到青少年自己的情绪体验上。**如果很恰当地介绍了技术，青少年就更容易将它们应用到自己的体验上。强烈建议尽可能多地使用与青少年个人相关的例子和活动来强化技术的学习，这包括在会谈中唤起情绪。要注意的是，在有些模块中，个人化的技术练习和技术的介绍可能不在同一次会谈中。

7. **布置家庭练习**。家庭练习应该尽可能地与会谈内容相关。在家里练习技术可以让青少年将它们应用于治疗情境以外的现实生活，这有助于技术的迁移。我们期待青少年会在自己的生活中应用在治疗中学到的技术。此外，一些监测用的表单[1]（比如，情绪前中后三阶段追踪表和每周首要问题追踪表）可以作为家庭练习发给来访者，这样可以让他们在整个治疗过程中始终聚焦在情绪体验和接近行为上。

会谈需要的材料

在每个模块的会谈中需要准备多少材料会根据模块的内容和会谈中计划进行的情绪暴露练习而有所不同。但是你应该在每次会谈时都有工具来讲解教学材料（比如，视觉呈现材料——诸如白板、纸、记号笔或钢笔——以及青少年统一方案配套的自助手册）。一般来说，在某些模块中，如果有一台联网的计算机，将有助于生成情绪暴露的计划或者有助于在会谈中练习情绪暴露。如果没有计算机或者网络，电视机、平板电脑或其他的可以回放的电子设备也可以。在进行室外的情绪聚焦的行为实验或情境性暴露之前，你需要仔细地考虑你的能力以及当地可能有助于暴露的资源（如学校、火车站、商场或书店），考虑它们是否适用于来访者以及是否可供使用（见核心模块 3 和核心模块 7）。

《青少年情绪障碍跨诊断治疗的统一方案——自助手册》可以加强青少年对本疗法中概念的理解。这本自助手册包括了对技术的讲解和例子、核心模块的工作表、家庭练习的表单和工作表。准备使用治疗师指南的治疗师也要提前阅读自助手册中的材料，这样可以优化对特定表单、工作表和其他材料的使用。你可以将配套的自助手册给你的青少年来访者，并让他们独立查阅，但最好在每次会谈时和来访者一起一点一点地阅读自助手册，并且当面仔细检查家庭练习，这样可以确保来访者理解得准确，也能减轻其负担。青少年统一方案的模块总结表也可供父母使用，你可以在本书的每个模块的末尾处看到这些总结表。应该在进行每个核心模块时将这些材料分发给父母，以促进父母的共情和对技术的觉察。

---

[1] 在本书中，将可供填写的表格"form"统一翻译为表单，以与呈现细目采用的表格"table（表）"以及用于治疗和记录的"worksheet（工作表）"相区别。——译者注

家庭练习的重要性

本疗法中的家庭练习不同寻常，它与模块化设计密不可分。由于各模块中的会谈次数和所包含的目标数量不尽相同，所以不管某一目标是在哪一次会谈时完成的，只要这个目标完成了，就可以在其后布置相关的家庭练习。因此，本书在与每个目标有关的治疗材料之后都列出了推荐的家庭练习。在布置这些家庭练习时要注意青少年的负担，特别是那些在一周内完成了大量目标的青少年。在需要时，可以修改或者合并家庭练习。不过，情绪前中后三阶段追踪表是一个例外，从核心模块 2 结束开始，在每一次会谈后都要布置这个表，用于帮助来访者监测整个治疗过程中的情绪觉察和做出相反的行为。此外，对于那些持续参与情绪聚焦行为实验的来访者，可以从核心模块 3 开始，在每次会谈时都将每周活动计划表分发给他们。总之，在每一周，要根据青少年来访者的动机、准备程度和特定的情绪障碍，仔细思考哪些家庭练习对他们来说是最适宜的。

使用青少年统一方案时的一般注意事项

因为这个疗法的跨诊断特点，你对治疗师指南中的一些术语可能并不熟悉，或者这些术语和你之前在其他循证疗法中见到的并不相同。因此，我们在下面提供了一些补充说明，解释了如何界定某些概念以及准备使用该疗法时要注意的术语。

1. 在一般情况下，你要尽量少使用"消极的"这个术语来描述青少年的情绪或情绪状态，尽管这通常很难。有时，出于描述的目的，我们在治疗师指南中也用了这个术语。但是你会注意到，我们在全书中一般鼓励使用"强烈的""剧烈的"或者"不舒服的"这样的词来描述情绪或情绪状态。关键点是，你要尽量避免污名化青少年的情绪，不要给其贴上过于消极或者过于积极的标签。相反，我们鼓励以情绪体验的强度和舒适水平作为参照，而不考虑情绪的类型。

2. 同样地，当说到某个情绪的生理成分时，我们鼓励使用诸如"身体的感受""身体线索"或者"身体感觉"，因为"感受（feelings）"这个词的概念很容易被混淆为更宽泛的情绪。

3. 在治疗师指南中，我们使用了"父母"这个词来描述参与治疗的照料者。但我们完全认可养育者的多样性（如祖父母、外祖父母、继父母、监护人、其他亲戚或年长的兄弟姐妹），这些养育者可能是青少年主要的生活照料者，也可能是其他家庭成员，包括多个主要照料者，这些情况都可能在实践中遇到。我们用"父母"这个词，仅仅是为了简洁地泛指和青少年一起参与治疗的主要照料者。

4. 这套治疗手册用到了数量众多的表单、工作表和图。总体来说，"表单"指的是希望青少年来访者在治疗中多次填写的材料。"工作表"是要来访者在单次会谈或单个家庭练习中完整完成的材料。"图"是指图片、示意图或自助手册中用来描述具体概念或技术的表单和工作表的示例。有时候，当你在会谈中介绍一些概念或技术时，让青少年翻看相关的图会很有帮助。

较好地结束青少年统一方案

对于这样一个灵活的、模块化的疗法来说，决定在什么时候结束治疗是一个挑战。这个困难表现在治疗的很多方面，但是青少年统一方案的每个模块的灵活性，尤其是核心模块 7，会让选择在哪个时机来结束治疗变得更加复杂。是否准备好结束可以用很多方式来评估，这里提供了几个建议帮助你做出决策。首要问题中每个问题的评分降到低至中等程度（如 0—3 分）可能标志着原有的问题不再显著地干扰来访者或对他造成痛苦，此时建议可以准备结束治疗。当青少年完成了情绪性行为表上所有的或主要的项目，而且所有项目或多数项目上的评分显著下降时，更加可以准备结束治疗。注意，并不是说情绪性行为表上的所有项目都必须在结束前完成，核心模块 8 中的一些材料可以帮助你和青少年计划进行暴露练习和其他技术的练习，青少年可以在治疗结束之后在家里完成这些练习。

至少，我们建议在准备结束之前，应在流程上将青少年统一方案中的每个模块过一遍，并遵循本导言中表 I.1 列出的每个模块的推荐会谈次数。当然，出于生活压力、经济压力或对其他因素的考虑，有些家庭会决定提前结束治疗。在这种情况下，我们推荐使用问题解决策略（核心模块 5）来应对任何阻碍治疗的潜在障碍，也可以使用动机强化策略（核心模块1）来重振治疗动机。如果青少年或家庭仍然想要结束治疗，我们强烈建议，无论当前进行到治疗的哪个阶段，都要安排一次结束会谈来讨论核心模块8中的材料。

是时候开始了

感谢你花时间学习儿童统一方案和青少年统一方案。学习任何一种新的疗法都可能压力巨大。我们真诚地希望这些治疗方法能给你提供一系列灵活的、可以广泛应用的工具，以帮助受困于情绪障碍的儿童和青少年来访者。我们知道这些材料及其应用的灵活性是有益的，但我们也意识到青少年统一方案的每个模块和儿童统一方案的每次会谈所呈现的关于改变的核心原则是需要花时间适应的，而将这些技术用于你要帮助的特定来访者及家庭也需要一个过程。为此，在青少年统一方案每章的开头，你会了解到该模块要用到的材料和目标，同时，本书会帮助你理解该模块在理论上的目的及其对一系列情绪障碍的适用性。通过了解每个模块的主要目的并对它们了然于心，你将很快学会既灵活又忠实地使用统一方案，为广大儿童和青少年来访者带来良好的治疗效果。

注　释

[1] 并没有严格、正式的对最多会谈次数的要求。可以在需要时使用核心模块7（只要不超过所允许的会谈总次数）。

青少年统一方案篇

第 1 章　核心模块 1：建立并维持治疗动机

所需材料

- 《青少年情绪障碍跨诊断治疗的统一方案——自助手册》中的材料

  1. 定义主要问题（工作表 1.1）

  2. 权衡我的选择（工作表 1.2）
- 定义主要问题（父母版）（见本章末尾处的附录 1.2）
- 每周首要问题追踪表（见本章末尾处的附录 1.3）
- 本章末尾处提供了一份父母总结表，它可以帮助你和来访者的父母一起回顾本模块中的材料。你也可以使用第 9 章（父母模块）中的材料帮助你和来访者的父母进行讨论。

核心模块 1 的总体目标

在核心模块 1 中，你需要阐明本疗法的目的和结构，并和青少年及其父母一起决定父母在治疗中的参与程度。通过使用《青少年自助手册》[1] 中的"工作表 1.1：定义主要问题"和本章末尾处的"附录 1.2：定义主要问题（父母版）"这两个工具，你需

---

[1] 为了让译文保持简洁清晰，此处及后文会将《青少年情绪障碍跨诊断治疗的统一方案——自助手册》简写为《青少年自助手册》。——译者注

要让青少年及其父母确定三个首要问题，并且让他们按照这些问题的严重程度评分排序。这三个首要问题指的是青少年及其父母想要通过治疗解决的问题，同时你也需要根据这些首要问题评估并建立青少年来访者对于改变的动机。本模块中所介绍的动机强化策略是治疗师用来帮助青少年及其父母建立改变的动机的主要方法，但治疗师仍需要根据青少年目前已经为改变做的准备的基线水平，以及整个家庭将在治疗中的投入程度，决定自己在会谈中是更多还是更少地使用这些动机强化策略。你也可以在治疗全程的其他部分使用本模块呈现的观念和概念（见本章"附录 1.1：动机强化的其他主题"）来增强他们的动机，并且**可以根据治疗的需要随时再次回到这些观念和概念上来**。实际上，这些观念和概念通常在治疗师与青少年最初建立良好的治疗关系时最为有用，例如在青少年难以保持投入状态时，或在青少年纠结于是否在治疗中继续前进时。除了介绍本疗法的基本结构、讨论保密性和讨论结构层面和实践层面的程序之外，本模块的目标还包括以下几点。

- **目标 1**：引导青少年和家庭熟悉并适应治疗的概念和结构（包括父母的参与程度）。
- **目标 2**：从青少年处获得三个首要问题并对这些问题的严重程度进行评分和排序。确定与这些首要问题有关的 SMART[1] 目标。
- **目标 3（可选）**：通过确定实现 SMART 目标的初始步骤、使用动机强化技术和使用决策练习这三种方式来强化青少年对于改变的动机。确保青少年做出投入治疗的承诺。（这个目标是可选项：在时间允许的情况下，或者在青少年的改变动机很低的情况下，需要实现这个目标。）
- **目标 4**：讨论父母对于治疗的动机；获得父母对青少年首要问题严重程度的评分排序，探讨任何可能对定期且持续参与治疗产生阻碍的因素；通过使用在本模块中讲述的动机强化技术来强化父母的改变动机（在需要时使用动机强化元素）；确保父母做出投入治疗的承诺。

---

[1] SMART 是 specific（具体的）、measurable（可测量的）、attainable（可实现的）、relevant（相关的）和 time-bound（有时限的）的缩写，详见后文。——译者注

治疗师备忘录——统一方案的理论

在每个青少年统一方案模块的起始部分，都会有一份*治疗师备忘录*来简要地提示你：每个模块的内容是如何与整个统一方案的理论以及统一方案中的个案概念化模型结合起来的。在核心模块 1 中需要完成一些任务，因为正如"导言"所述，将统一方案的理论和个案概念化记在脑中极其重要。第一，在最开始与青少年来访者建立良好的治疗关系并提升其动机时，你需要和他们讨论强烈情绪在其生活中的**功能**。也就是说，他们做了什么样的事情去回应自己的强烈情绪？做这些事情起到了什么作用？没起到什么作用？第二，在本模块中与青少年及其父母确定了首要问题和 SMART 目标后，重要的是，你需要考虑如何将这些问题和目标拟合进统一方案的框架里。比如，在你的预期中，这种统一方案的干预能够改变这个问题吗？如果能，那么这种干预又将如何改变这个问题？你能够通过使用不同的语言、调整问题或调整目标的方式让其更好地适配这种干预方法内的主要理论或个案概念化模型吗？如果可以，就这么做吧。

强化青少年的动机——一项基础工作[1]

在我们讲述具体的模块内容之前，你需要先对我们将会在青少年统一方案中所使用的动机强化技术有一个基础的了解，它能够为我们提供一个有用的框架，帮助我们理解如何在本模块内和治疗全程建立和维持治疗动机。本模块中的多种动机强化技术都能够帮助我们提升青少年及其父母对于改变的动机，并且增强他们对于参与治疗过程的承诺。动机强化是这样一种治疗技术：它能够减少青少年对于改变适应不良行为或问题行为的矛盾心理和阻抗。需要强调的是，动机强化技术本身并不是一种需要教给来访者的技术（尽管我们会经常使用青少年统一方案中用于促进目标设定和投入治疗承诺的工作表）。整体而言，动机强化技术是一种交谈风格，我们不仅会在最初的模块中使用它，而且会在治疗的全程、在任何来访者出现矛盾心理的时刻使用它。在本疗法中，我们主要阐述的是**动机式访谈**这种动机强化策略，它能够让治疗师既为青少年提供选择，又在不强迫或评判青少年的情况下评估他们的选择。动机式访谈还能帮助治疗师通过增大青少年在目前行为和期待目标间的落差来解决他们的矛盾心理，而这同时也能将阻抗减到最少。我们还会讲述更具体的针对情绪性回避和对家庭练习的依从性的技术。你也可以在后续的模块中，在维持青少年对于治疗的参与性时重点参考并使用这些技术。

　　动机强化在青少年统一方案中十分重要，因为青少年经常对自己是否想要改变感到矛盾，或对是否参与治疗感到犹豫。从发展性的角度来看，这是可以理解的，因为青少年通常不会从长远的角度考虑他们的行为，这些行为包括我们在青少年统一方案中重点针对的各类回避行为和强烈情绪。另一个很常见的情况是：青少年通常不会主动前来治疗。许多青少年来访者是被其他人（例如，父母和老师）说服后才参与到治疗中来的。另外，这种治疗还对来访者及其家庭提出了很多要求，但许多青少年或其父母可能在最开始时并没有做好在治疗中改变自身行为的准备。

　　情绪障碍的症状通常伴随着对治疗的矛盾心理，特别是对于处在抑郁症状中的青少年而言：他们可能对许多活动都缺乏动机，其中就包括了参与治疗。此外，情绪性回避及相继发生的回避行为经常伴随焦虑和抑郁障碍。当青少年存在这些行为时，他们会认为这些行为在短期内对自己是必要的或有帮助的，所以这些行为也可能导致他们对于治疗的矛盾心理。至关重要的一点是，你需要将青少年的想法放在心上，了解对青少年来说什么是重要的，并且重要到足以激发青少年继续参与治疗。治疗师不要使用会增强阻抗的技术，这一点很重要，我们会在本模块的最后讲述这类技术，它们不但会令青少年对治疗过程更加抵触，还会减少发生治疗性改变的潜在可能。

　　青少年要在动机上发生改变是需要时间的，但这并不意味着你需要在此时就在本模块上花超过一两次会谈的时间。实际上，你只需要在未来的会谈中密切关注这一议题就足够了。青少年的动机会随着他们在治疗全程中所花费时间的不同而起伏波动。当治疗师与青少年进行情绪聚焦的行为实验（对于具有严重抑郁的青少年而言尤为如此）、情境性情绪暴露模块以及所有模块中的家庭练习（对于所有青少年而言都是如此）时，会经常发现他们的矛盾心理。任何治疗材料都有可能激发一些阻抗，或者更可能的是，治疗之外的生活应激源或家庭问题会时不时地增加他们在治疗中的阻抗。

　　矛盾心理可以是明显的，比如某个来访者长期在会谈中迟到、与治疗师争论或拒绝在会谈中尝试一种新技术。矛盾心理也可以是不易察觉的，比如以转换话题的方式来回避讨论会导致痛苦的话题，或者打断治疗师。如果出现矛盾心理的情况，那么你要在各模块之内或之间使用基于数据的监测工具和首要问题评分，帮助你更有效地将治疗重新聚焦在现有的问题上，并帮助你更好地理解延误治疗进程的因素。觉察你是否对青少年来访者感到沮丧或何时开始有这种感受也很重要，因为在来访者对治疗产生矛盾心理时，这是治疗师常常会有的一种反应。如果你开始感到没有办法帮助青少年在治疗中前进了，或开始感到好像只有你在费力推进，你就可能根据这些感受给来访者贴上"缺乏动机"或"阻抗"的标签，但这会严重影响你们之间的关系。下文即将讲述的技术不但能够帮助你减少青少年的矛盾心理，而且能帮助你减少自己的无能感和受挫感。

动机式访谈的核心要素

1. **表达共情**：表达共情是动机强化的基石，并且与来访者表达的所有体验都有关。表达共情需要治疗师以一种**接纳**的态度努力地理解来访者的感受和视角，同时不评判、批评或责备。我们并不以心理病理学的视角看待矛盾心理，相反，我们将其视为一种正常的人类体验和治疗过程的正常组成部分。

2. **增大落差**：青少年是否能够觉察自己行为的后果非常重要，因为他们目前的行为和未来目标间的落差是能够激励其做出改变的。治疗师以一种非评判的态度指出了这两者间的落差，能够引导青少年自发地表达想要改变的意愿。治疗师可以使用本模块的目标 3（见下文）中的决策练习来显著地增大落差。

3. **避免争论**：人们很容易陷入争论，但争论对于改变是具有破坏性的。当你竭力捍卫自己的立场时，也会引起来访者的防御心理。

4. **化解阻抗**：治疗师需要鼓励来访者采纳一种新的视角，但是治疗师不能强加这种视角。如果青少年对新的视角存有疑虑，治疗师就不要强行让他们接受。

5. **维持自我效能感**：来访者相信改变会发生是一项很重要的激励因素，因为来访者本人对做出选择和实现个人的改变是负有责任的。

共情

研究证明，治疗师高质量的共情在不同种类的心理治疗中都与积极的治疗效果有关。作为一名治疗师，你需要熟悉共情和体恤，以及如何向来访者传达它们。下面是一些提示，帮助你了解怎样在会谈中表达共情。

■ 以一种支持性的、反映性的方式倾听，表达你对青少年来访者的顾虑和感受的理解。

■ 密切关注来访者表达的每一条新陈述。

■ 持续地使用反映性倾听——通过一系列言语（如"我明白"）和非言语（如点头）的行为主动倾听，同时去澄清来访者所说的内容，以确保治疗师与来访者之间是互相理解的。

■ 传达对来访者及其感受的尊重和接纳。为来访者营造一个安全的环境，在这样的环境中，你所做的只是倾听而不是表达。

本模块末尾处的附录 1.1 提供了其他的动机强化技术，其中包括：

■ 对阻抗的定义和减少阻抗的技术

■ 面对阻抗时的有效应对策略

■ 在青少年统一方案中，回避是一种特殊的阻抗来源

■ 处理在家庭练习 / 技术实践中遇到的困难的方法

核心模块 1 的内容（按目标划分）

◎ 目标 1

引导青少年和家庭熟悉并适应治疗的概念和结构（包括父母的参与程度）。

介绍青少年统一方案的结构和目的

你需要欢迎青少年及其父母来到青少年统一方案的第 1 次会谈。在最初引导青少年及其父母熟悉并适应青少年统一方案的结构和目的时，需要强调几个要点。你可以在开始时概括地介绍青少年统一方案。

"青少年统一方案包含了许多建立在研究基础上的策略，这些策略能够帮助青少年更有效地应对他们强烈的情绪，以及经常会让他们产生强烈情绪的情境。"

然后，你可以讲述这种治疗的目的并不是消除强烈的情绪，实际上，它是为了帮助青少年学习新的管理情绪的方法，这样一来，这些强烈的情绪就不会再把他们的生活搞得一团糟了。你既可以在父母还在治疗室里时简要地了解这些强烈的情绪对青少年生活的影响有多深，也可以等到父母离开治疗室后再去讨论这个话题。因为青少年自己才是其情绪体验的专家，所以需要强调的是，你担任的是一种类似于教练的角色，而他们自己才是需要去练习那些所学策略的人。你可以告诉青少年，你会和他们一起讨论许多不同的情绪，但你们更经常讨论的是其所有的情绪体验中最常见和最强烈的情绪。还需要说明的是，你们稍后会在本次会谈中回到这个话题上，继续讨论强烈的情绪和相关的情绪性行为，并会在随后的其他会谈中进一步谈论这个话题。

会谈之外的实践的作用

参加会谈和学习这些概念只是为改变创造了条件，只有在"真实生活"中实践这些概念才能带来显著且持续的改变。每周，治疗师都会为青少年来访者布置《青少年自助手册》中的家庭练习，旨在帮助他们在实践过程中练习在会谈中学到的技术。青少年来访者需要在家完成《青少年自助手册》中的这些材料，并将其带到下次会谈中，以提醒他们在上周完成了哪些工作，同时也能提醒他们在完成这些工作的过程中遇到了哪些问题、挫折或阻碍。

治疗过程

虽然我们没有办法事先明确地规定青少年统一方案的会谈用时，但是从平均情况看，治疗大概会持续 16 周。一般而言，会谈每周进行一次，但是在需要通过会谈确保青少年安全的时候，也可能会每周进行不止一次（这需要根据你的治疗设置来决定）。

使用《青少年自助手册》中的材料

每次会谈都会涉及相当数量的材料。我们会使用《青少年自助手册》来对治疗师指南中的材料进行补充和支持，确保来访者在会谈之内和之外都能学习和实践所有内容。

讨论父母在治疗中的参与程度并与来访者建立良好的治疗关系

在这个环节，可以让父母先离开会谈。当父母在治疗室外等待你与青少年来访者继续进行第 1 次会谈的剩余部分时，你可以让父母完成核心模块 1 的父母总结表：建立并维持治疗动机以及定义主要问题（父母版）（见附录 1.2）。你可以在本章末尾处找到这些给父母准备的材料。等父母再次回到会谈中时，你需要和父母讨论他们在材料上填写的问题，并和他们确定与父母相关的三个首要问题。或者，你也可以在第 1 次会谈结束前，让父母和青少年在同一时间分别填写定义主要问题的工作表，这样可以增强青少年与父母之间在需要每周评分的问题上的合作性与一致性。

再次强调，你需要提醒青少年：只有在所有参与治疗的成员都能够了解治疗中所教授的技术和概念的情况下，这种疗法才可能获得最大成功。你需要让青少年知道，你以后会定期与其父母沟通，并且可能会单独和父母进行几次会谈，不过最好能以一种让青少年感到舒服的方式和他们说这些。至于与父母用哪一种方式进行沟通最令他们舒服，你需要和青少年讨论后才能找到。由于我们使用的这种疗法是需要治疗师与父母进行沟通的，因此青少年并没有拒绝治疗师与父母沟通的选项[2]。下文提供了一些关于治疗师与父母沟通的建议。

- 治疗师可以在治疗结束前与父母进行 5 ~ 10 分钟的沟通，青少年可以在治疗室内。
- 治疗师可以在治疗结束前与父母进行 5 ~ 10 分钟的沟通，而青少年在治疗室外。
- 与父母进行最多 3 次完整时段或非完整时段的会谈，帮助父母更好地支持青少年（父母模块会谈），再在这个基础上加上上述 5 ~ 10 分钟的沟通形式。

你需要与青少年讨论采用哪一种与父母进行沟通的方式是最令他们舒服的，然后根据讨论的结果安排你与其父母的沟通。在某些情况下（例如，青少年不希望你进行父母模块会谈，但你认为后期进行一次或多次这种会谈是有益的），你可以告诉青少年，你们会在以后的治疗中再讨论这个话题。

接下来，你可以花一些时间温和地询问青少年的兴趣和生活（如家庭、朋友和学校），以便了解他们，尤其是他们是否会对治疗有不情愿或犹豫不决的感觉。你需要将动机强化技术融合进对话中，以评估和强化青少年对于治疗的动机。记住：如果在本模块中花费多于一次的会谈时间有助于确保青少年对治疗产生足够的动机，那么治疗师在本模块中多进行几次会谈也没有问题。当然，如果你准备接下来就立刻开始处理首要问题，也是可以的。

◎ 目标 2

从青少年处获得三个首要问题和对这些问题严重程度的评分排序。确定与这些首要问题有关的 SMART 目标。

> ### 治疗师备忘录
>
> 一些青少年可能会很自然地先确定目标，再确定首要问题。在这种情况下，治疗师也可以改变讨论的顺序。

确定首要问题

为了引出首要问题（Weisz et al., 2011），治疗师可以和青少年简短地讨论一下他们为什么认为自己需要治疗，以及他们认为自己目前的主要问题是什么（至少确定三个主要问题，并在附录 1.3 中提供的每周首要问题追踪表上记录）。

首先，治疗师需要参考"工作表 1.1：定义主要问题"来引导谈话。治疗师需要允许青少年陈述他们脑中想到的任何问题。如果青少年想出的问题明显在干预范围之外，那么治疗师应当先充分理解青少年正在描述的问题，让青少年有机会纠正任何误解（比如，治疗师反映他所听到的内容）。其次，治疗师还要与青少年一起回顾他们在治疗开始前填写的评估材料，帮助他们确定哪些问题造成的损害更大。这么做很有帮助，可以借此提醒青少年：此种疗法的目的是帮助他们学习管理强烈情绪的新技术，从而使情绪不再能阻碍他们做其希望做的事。在本模块中，治疗师可以通过这样的方式询问青少年，来引出与青少年统一方案模型相一致的首要问题。

"一般有哪些情境会令你感到最难以承受或痛苦？你发现自己目前会回避哪些情境？你有没有注意到自己在哪些情境中会通过做别的事情，比如分心，来让自己感觉好些？你会因为情绪太强烈或事情太烦人而采取回避、分散注意或做其他事情的方法来让自己感觉好些吗？"

治疗师备忘录

青少年经常会将自己在社交或恋爱关系中的困难作为首要问题，我们可以根据青少年统一方案来处理这些问题。比如，如果青少年说"我想拥有更多的朋友"，那么我们需要评估的是，青少年认为是什么原因导致了他们无法拥有更多的朋友。如果他们因为会在有陌生人的情境中感到不舒适而经常回避这些情境，那么我们可以为他们提供希望，告诉他们青少年统一方案是可以处理这类问题的。

如果青少年说是父母强迫他们接受这个治疗的，那么你可以让他们说出父母认为他们的主要问题是什么。如果青少年对此感到不确定或不愿意告诉你具体的例子，你可以引用来访者在初始评估（如果进行了）中讨论过的一些材料，或者你需要鼓励父母和青少年就父母现在带他来治疗的原因进行讨论。

治疗师备忘录

如果青少年觉得自己是被强行拉来治疗的，那么治疗师直接和他们讨论首要问题可能会感到棘手。在这种情况下，你需要尽力站在青少年的角度上与之共情。你也可以通过先聚焦 SMART 目标而不是首要问题的方式和青少年开始讨论，这可能有助于让比较谨慎的青少年参与治疗。

下面这些问题可能有助于开始你们的对话。

"是谁想让你来这儿的？"

"你觉得你来治疗的原因是什么？"

"是什么让_____认为你需要来治疗？"

"你觉得什么理由可以让_____确信其实你没有必要来治疗？"

"_____认为你有（某行为）的原因是什么？"

"是什么让_____认为你需要改变你的行为？"

"你对你生活中近来发生的事情感到满意吗？"

"你的生活中有你想要改变的事情吗？"

首要问题是用来监测来访者在青少年统一方案中的进展程度的核心工具，因此青少年每周都需要在每周首要问题追踪表（见附录 1.3）上给自己的首要问题打分。治疗师每周也要向青少年及其父母反馈三个首要问题（青少年及其父母的三个首要问题可能是相同的，也可能是不同的）的进展，因为随着时间的推移，这些数据可能对维持治疗动机很有用。

确定 SMART 目标

"工作表 1.1：定义主要问题"的后半部分包含了设定目标。让来访者设定目标的主要目的是增强青少年的自我效能感。有时，青少年在治疗开始时会感到不堪重负：让他们不堪重负的因素包括现在的痛苦、病情得到实质性缓解的可能性，以及实现这一目标所需要的一切！讨论这一事实并使之正常化是很重要的。在某种程度上，如果在治疗最开始时先关注的是首要问题而不是目标，那么这可能让人感到十分消极。因此，我们需要使用目标设定练习，从来访者的首要问题中创造一系列可控的目标，以帮助来访者应对这种不堪重负的状态，并帮助他们对未来产生充满希望的愿景。我们会以这种方式介绍目标设定练习：我们会向青少年解释，预测治疗成功与否的因素之一就是能否在治疗早期设置可控的、具体的目标（Weisz et al., 2011）。

我们将这些目标称作 SMART 目标——具体的（specific）、可测量的（measurable）、可实现的（attainable）、相关的（relevant）和有时限的（time-bound）的目标。

■ 具体的目标指的是定义清晰的、在行为改变层面的、与青少年来访者最相关的目标（如"提高我在学校的成绩"而不是"在学校表现得更好"）。

■ 可测量的目标指的是可随着时间的变化而被观察和追踪到的目标（如"交 3 个新朋友"而不是"交朋友"）。

■ 可实现的目标指的是能在治疗过程中被实现的目标。

■ 相关的目标指的是对于青少年的首要问题和青少年统一方案治疗模型来说最重要的目标。

■ 有时限的目标指的是有具体时间框架的目标，治疗师会在这样的时间框架里测量那些可测量的改变（如"在接下来的 1 个月里，每天都按时起床"）。

实际上，在青少年统一方案中，目标可以是短期的、长期的或持续的。比如，有些目标可以在几小时内实现（例如，"今天去健身房"），有些目标则可能需要青少年持续努力才能实现（例如，"与同辈交流时感到更自在"）。虽然我们鼓励来访者谈论他们所有的目标（无论什么类型），但重要的是，在时间允许或与动机强化过程有关的情况下，治疗师需要与来访者通过 SMART 框架将更宏大、更抽象的目标变为尽可能实在和具体的目标。作为一个治疗师，你可以问自己这样一个问题：在我们的治疗中，青少年来访者能够在青少年统一方案所建议分配的治疗时间里实现自己的 SMART 目标吗？如果答案是肯定的，你就真的可能实现一系列目标，在接下来的治疗过程中，你可以通过这些已被实现的目标强化来访者的动机。

目标 3（可选）

通过确定实现 SMART 目标的初始步骤、使用动机强化技术和使用决策练习这三种方式来强化青少年对于改变的动机。确保青少年做出投入治疗的承诺。（这个目标是可选项：在时间允许的情况下，或者在青少年对于改变的动机很低的情况下，需要实现这个目标。）

确定实现 SMART 目标的步骤

对于需要更多动机强化技术干预的青少年而言，采纳"工作表 1.1：定义主要问题"中确定的三个 SMART 目标，以及找出有助于目标实现的可操作的"婴儿般的一小步"，可以让他们获益。这些练习的目的是鼓励青少年：（1）理解改变是可能的；（2）为自己的问题找到接近导向（而不是回避导向）的解决方案，从而提升自我效能感。在探索这些接近导向的步骤时，治疗师需要意识到，青少年此时可能还没有准备好为这些目标做出太大的改变、迈出太大的步子，而那些更小的、接近导向的步骤更可能成功。

促进来访者改变的对话策略

如果青少年自己有想要改变的理由，而不是被别人要求改变，他们通常更愿意做出改变。治疗师在治疗青少年时需要认真考虑这一点，因为这个年龄段的青少年往往有着强烈的对于自主性的需要，这是他们的发展性需要。在青少年完成了三个首要问题和 SMART 目标的清单后，你可以根据下文所示的策略鼓励来访者讨论改变的重要性（例如，激发"改变语句"）。

1. 询问具有引发性和开放性的问题。

  "你是怎么看那件事的？"

  "你能多说点吗？"

  "你觉得你会怎么做？"

2. 探讨改变的优势和劣势，首先询问继续保持现状的好处，然后询问如果继续保持现状可能存在的风险。

  "目前情况的哪些方面让你喜欢？"

  "在现状中有哪些事情困扰你？"

  "再多说说这件事吧。"

3. 当改变语句出现时，询问更多的细节。

  "你觉得改变会如何发生？"

  "你能说说为什么那是一个问题吗？"

4. 当改变语句出现时，询问具体的例子，目的是强化改变语句。

  "那件事上一次是什么时候发生的？"

  "给我举个例子吧。"

  "还有别的吗？"

5. 了解来访者在当前行为尚未成为问题前的过往经历，旨在帮助青少年做出关于未来的决定。

  "你说你过去的生活很好。是什么改变了你过去的生活？"

  "在你开始（某个具体的行为）之前，生活是什么样的？"

6. 通过展望未来的方式，帮助青少年思考：他们当前的行为是否有助于他们获得在生活中想要得到的东西。

  "如果你百分之百成功地实现了你想要的改变，你的生活会有什么不同呢？"

  "你希望你的生活在 5 年后是什么样的？"

  "如果你不尝试做出改变，会发生什么？"

开展决策练习并确保来访者做出回到治疗的承诺

如果青少年依然为治疗动机和治疗承诺感到犹豫不决,那么治疗师可以向青少年指出他们目前的行为与他们所期待的未来成果之间的落差,并让他们意识到治疗可以帮助他们实现未来的成果。治疗师还需要帮助青少年清楚地认识到,来访者所认为的、现在就通过治疗改变自己的行为所需付出的代价都有哪些。治疗师可以通过《青少年自助手册》中的"工作表 1.2: 权衡我的选择"来强化这些理念。在理想的情况下,治疗师需要确保来访者至少在接下来的几次会谈中能回到治疗中,从而让他们有机会体会到这样做的益处比需要付出的代价多。你也可以简单地这么问来访者。

"如果你不做出改变,那么你觉得可能发生的最坏的情况是什么?"
"如果你做出改变,那么你觉得可能发生的最好的情况是什么?"

目标 4

讨论父母对于治疗的动机;获得父母对青少年首要问题严重程度的评分排序,探讨任何可能对定期且持续参与治疗产生阻碍的因素;通过使用在本模块中讲述的动机强化技术来强化父母对于改变的动机(在需要时使用动机强化元素);确保父母做出投入治疗的承诺。

获得父母对青少年首要问题严重程度的评分排序

在第 1 次会谈结束前,治疗师需要确保自己有足够的时间让父母重新回到治疗室,来继续剩余的部分。至于青少年是否需要在场,可以根据青少年的意愿和你的临床判断共同决定。你需要考虑的是,青少年与父母共同在场是否具有积极意义。当父母再次回到咨询室时,治疗师需要查看并评估父母填写的首要问题清单是否合适,检查父母对首要问题严重程度的评分排序,并在必要的时候评估父母对于参与青少年治疗的动机,以及可能干扰父母充分参与治疗过程的阻碍因素。再强调一遍,在理想情况下，治疗师需要让青少年和父母合作列出每周要评分的三个问题，并达成一致。如果此时青少年和父母在这三个问题上难以达成一致，你就需要分别和他们在各自的问题上进行工作。青少年可能因为父母确定的问题不是自己的问题而感到心烦或生气，这时，治疗师需要正常化这个问题，并再次强调所有观点在治疗中都是有价值的。

讨论并建立父母的动机

当你和父母在本模块和后续模块中互动时，我们强烈鼓励你使用动机强化技术。有时候，只要父母中的一方缺乏治疗动机，就可能强烈地影响治疗过程。你需要在初始的几次会谈中评估父母的动机，并在治疗全程监测他们的动机是否出现了问题（比如，出席上的问题、父母在帮助年龄较小的青少年强化技术时遇到的问题）。在初始的会谈中，治疗师对父母使用动机强化策略有着双重目的。

1. 建立父母参与治疗的动机，即持续地带领来访者前来治疗、在治疗师要求时加入会谈、为青少年的家庭练习提供帮助，以及创造一个能够支撑青少年改变的环境。
2. 识别妨碍青少年和父母充分参与治疗的潜在阻碍，并尽力克服这些阻碍。阻碍包括但肯定不限于以下几种：在支付治疗费用上的困难、往返时的交通困难、妨碍出席治疗的工作或家庭事务、从家 / 工作地点驾车前往咨询室的距离、青少年的强烈阻抗、疲劳或难以在繁忙的日程表中挤出治疗时间。

治疗师在治疗早期与父母讨论动机和潜在阻碍是十分重要的。参与和出席治疗上的问题可能源于父母和 / 或青少年对于改变的动机很低，或者在治疗进程中出现了重大障碍，或两者兼而有之。当你发现父母的动机很低时，你需要用动机强化策略来建立父母对于改变的动机。另一方面，当治疗中出现了重大的阻碍时，你也可以使用核心模块 5（见第 5 章）中的问题解决技术来为那些可预测的障碍制订解决方案。

处理在完成家庭练习上的问题

治疗师备忘录

虽然我们在核心模块 1 中并没有明确的家庭练习，但你可以借此机会强调家庭练习对本疗法的重要性、讨论接下来会有的家庭练习，以及怎样克服完成家庭练习时可预见的阻碍，下文会具体论述这些阻碍。在后续的治疗过程中，如果出现了在完成家庭练习上的不依从问题，你也可以回到核心模块 1 的这一节。

来访者能够完成家庭练习是疗法的一个关键组成部分，完成家庭练习有助于来访者提高对于治疗概念的理解、使用学习到的技术、将学习到的适应性行为广泛应用于不同的情境，以及提高在不舒适的情绪和 / 或感觉中的舒适度。总之，完成家庭练习对获得治疗效果的最大化来说是十分必要的。

许多不同的原因都会导致来访者在完成家庭练习方面感到阻抗。对你来说，重要的是强调完成家庭练习的重要性，并在每次会谈中强化来访者完成家庭练习的行为，直到来访者在完成家庭练习的过程中获益，使完成家庭练习成为他们自发的行为。

不依从家庭练习的功能

当青少年持续性地不在两次治疗间练习相关的技术时，你的第一个任务是查清楚原因。了解来访者没有完成家庭练习的原因，不但能够帮助你们解决这个问题，而且可以为整个治疗提供线索。下文所示的是人们通常没能完成家庭练习的原因，以及相应的处理策略。

1. "我觉得家庭练习没用。"这可能是一条表明来访者不相信治疗原理的线索，因此，治疗师要能够将家庭练习与来访者所陈述的目标连接起来，这一点非常重要。只有在青少年表达了对某次家庭练习的理解和同意之后，治疗师才能布置相关的家庭练习。如若不然，这么做只会导致青少年有更多的阻抗和更少的对于改变的开放性。

2. "我不知道怎么完成这份家庭练习。"这可能仅仅意味着家庭练习太模糊了。治疗师需要解释与完成家庭练习有关的开始时间、地点、人物、持续时间和所需材料。有的时候，来访者会因为自己的完美主义而认为必须"完美"地完成家庭练习。治疗师需要在会谈中处理来访者的这种非黑即白的思维，并让来访者明白没有所谓的"正确的"或"错误的"完成家庭练习的方式。

3. "我忘了。"在这种情况下，给予适当的提示是必要的，尤其是对于那些生活在混乱环境中的来访者或每天有太多安排的来访者而言。治疗师需要帮助来访者制作触手可及的提示信息，让他们在家里或学校里能随时获取。如果有时间，你也可以在两次治疗之间打电话给来访者，提醒他们完成家庭练习。

4. "家庭练习太难了。"这可能暗示了来访者对不能完成家庭练习有着更深层次的恐惧，或者是害怕家庭练习会诱发情绪异常，又或者可能仅仅说明练习真的太难了。在应对方面，家庭练习最好从来访者已经时不时在做的行为上开始，治疗师要提前预估可能出现的困难并为此做好备选计划。让来访者先在会谈内练习需要做的家庭练习，并确保来访者在治疗内获得完成家庭练习的成功体验。

5. "这个练习看上去不重要。"你需要用清楚的语言强调家庭练习的重要性。此外，你还需要不间断地在每次会谈开始时检查上周的家庭练习。如果来访者在会谈开始时想要说一个重要的议题，那么你可以明确地告诉他，你们会在检查完家庭练习后再开始讨论这个议题。如果青少年当初参与了对家庭练习的选择，这一点就不太会是问题。所以，你需要在每次会谈中都努力让青少年参与对家庭练习的选择。

核心模块 1 的父母总结表：建立并维持治疗动机

核心模块 1 的功能是帮助你和孩子为治疗确定问题并建立动机。你和孩子都需要为治疗确定各自的目标、想要实现这些目标的理由、能够实现这些目标的步骤、可能会阻碍目标实现的潜在障碍，以及哪些迹象能让你感觉到孩子正在实现目标。你和孩子还需要确定各自想在治疗中处理的三个**首要**问题或议题，而且你们在每次会谈中都要给它们评分排序，以确保目前的治疗正聚焦在你和孩子都想要处理的问题上并在竭力缓解它们。

除了识别孩子由于强烈情绪而导致的"问题"外，你还需要思考孩子想要实现的目标，这能帮助你处理这些"问题"。在本疗法中，我们会要求你确认这样一类目标：它们能让你和孩子都对治疗建立动机，并通过解决孩子的首要问题看到其生活得以改善。我们用首字母缩写的形式称这些目标为 SMART 目标。SMART 目标如下所示。

- **具体的**（specific）。具体的目标是清晰的、实在的、定义明确的。一个不具体的目标的例子是："在学校表现得更好"；一个更好的、更具体的目标是这样的："将孩子的数学成绩由 70 分提高到 80 分"。
- **可测量的**（measurable）。可测量的目标指的是可随着时间变化而被观察和追踪的目标，这样你就可以了解到孩子已经取得了多少进步。一个不可测量的目标的例子是："交朋友"，因为这很难让人确定孩子在这个目标上是否取得了进步。比如，对于孩子而言，究竟是交到了一个新朋友就算是实现了目标，还是需要交到更多朋友才算实现了这个目标？一个更好的、更可测量的目标是这样的："交 3 个新朋友"。
- **可实现的**（attainable）。可实现的目标指的是孩子可以实现的或在他的能力范围内的目标。某些目标是不可实现的，因为它们不太可能发生，或只有很少的人才能实现（比如，"成为英国的女王"）。还有一些目标之所以不可实现，是因为人们需要花很长的时间才能实现它们，所需要的时间远远超出了孩子的治疗时间（比如，"考上一所好大学"，而孩子才 14 岁）。一个更好的、更可实现的目标是这样的："孩子在本学期的学习成绩比上学期提高＿＿＿分"。
- **相关的**（relevant）。相关的目标指的是对孩子有意义的、与他们打算在本次治疗中关注的情绪有关的目标，比如，恐惧、伤心或愤怒。一个不太可能与孩子的治疗相关的目标是："当临时保姆赚钱，并存足够的钱买一辆车"或"每天都打扫自己的房间"。尽管对孩子而言，上面提到的这两个目标也可能成为很棒的目标，但是它们通常与我们在这种疗法中聚焦的情绪无关。一个更好的目标是这样的："不管我有多紧张，我都要在每堂课上举手"。

■ **有时限的**（time-bound）。有时限的目标指的是对于某件事而言在发生时间以及发生频率上有非常具体的目标。一个没有时限的目标是这样的："在早上起床"。而一个更好的、更有时限的目标是这样的："在下个月的每一天，只要闹钟一响就起床"。

父母和孩子的目标及首要问题可能是不同的，不过这没关系！孩子的治疗师会和你在会谈中共同合作，以确定你的首要问题，并在每周都帮助你和孩子给这些问题评分排序。

识别潜在的阻碍

与孩子的治疗师谈论任何潜在的阻碍也是非常重要的，因为这些阻碍可能会限制你或孩子实现那些目标的能力。这些阻碍包括了在支付治疗费用上的困难、往返时的交通困难、妨碍出席治疗的工作或家庭事务、从家/工作地点驾车前往咨询室的距离、青少年的强烈阻抗、耗竭或难以在繁忙的日程表中挤出治疗时间。能在治疗的早期就识别出这些阻碍对你而言很重要，因为如此一来，你、孩子和治疗师就可以用相互合作的方式找到潜在的解决方案。

在建立和维持治疗动机方面，我可以为我的孩子做些什么？

✔ 和孩子一起出席每次会谈。

✔ 发现治疗的价值和益处。

✔ 倾听孩子的问题（如果有任何问题），并去了解孩子寻求治疗的目标、目的和动机。

✔ 帮助孩子克服治疗中出现的任何阻碍。

✔ 对孩子实现治疗目标的能力有信心！

维持治疗动机

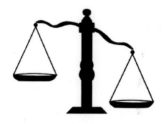

　　维持来访者的治疗动机的一个方法就是查看参加治疗后的利和弊，以及运用在治疗中所学的技术带来的行为改变。如果改变的益处远比付出的代价多，孩子就更有可能继续积极地参与治疗！

附录 1.1：动机强化的其他主题

如何理解阻抗？

改变对于任何人而言都是不容易的。每位阅读这套治疗手册的治疗师肯定都有过设置了目标（如每周多去几次健身房、吃得更健康）但又没有执行的经历。而要改变源自焦虑和抑郁症状的行为，其难度只会有过之而无不及。治疗师需要理解的是，阻抗并非一定反映了青少年来访者"真实"的性格。阻抗肯定是一种对治疗的反应，但阻抗在本质上不一定是对立的。相反，阻抗或许反映了治疗师与来访者在治疗节奏上出现了错位，这可能与不同的治疗目标、缺乏对于改变的准备和来访者对治疗师角色的看法有关。作为治疗师，你会直接影响来访者阻抗的程度，因此你需要觉察来访者的阻抗是如何产生的。如果想让改变发生，处理阻抗是十分必要的。通常，治疗师明白不说什么与明白妥说什么同样重要。下文所示的是可能会让你与来访者陷入"困境"的例子。在这些例子中，来访者的阻抗提高了，动机减少了，而治疗过程也停滞了。

提问 / 回答困境

在这类"困境"中，治疗师与来访者会陷入一种反复提问 / 回答的模式。虽然这种模式看上去是良性的，而且通常也是必要的，因为治疗师需要从青少年来访者那里获得越发深入的信息，但是这种模式往往只会引起来访者被动的反应，阻止了治疗师与来访者进行更深入的对话。结果，青少年来访者也就不愿意更深入地思考自己的议题了，而且这种模式可能减少来访者探索改变的动机和思考改变原因的机会。最佳的对话模式是治疗师连续地提出开放性问题，并以反映性倾听作为对来访者的主要回应方式。

治疗师：你来治疗是因为你在学校感到焦虑吗？

来访者：是的。

治疗师：你害怕考试吗？

来访者：害怕。

治疗师：你害怕你的同学吗？

来访者：害怕。

治疗师：你有多少个朋友？

对比

治疗师：所以，你来治疗的原因是什么？

来访者：我不知道。

治疗师：你不确定你为什么来治疗。

来访者：是的。

治疗师：你家里的情况怎么样？

来访者：不怎么样。

治疗师：不怎么样，嗯……可以说说具体情况。

面质 / 否认困境

大多数治疗师都遇到过这样的青少年来访者：他们还未做好改变的准备；而当治疗师阐述为什么需要改变时，他们会有理有据地反驳治疗师的每一句话。这时，治疗师与来访者就会陷入来来回回的争论，而在争论中，来访者会用保持不变才更好的论据反驳治疗师关于改变才更好的每一条论据。治疗师为自己的观点辩护得越多，来访者就会为自己的观点辩护得越多，结果就是，来访者可能比参与治疗之前更加确信自己保持不变才是更好的选择。如果你让来访者除了与你争论之外别无选择，你最终就会得到这样的结果。

治疗师：你的父母和我说，你抑郁了，并且不愿意离开自己的房间。

来访者：我没有抑郁。

治疗师：好吧，可是你达到诊断标准了。

来访者：但是我的很多同学都和我一样不开心。

治疗师：不开心和抑郁是不同的。

来访者：我没有抑郁，我感觉挺好的。

对比

治疗师：所以，你的父母带你来治疗，是因为他们说你抑郁了。是这样吗？

来访者：不是。

治疗师：所以你感觉还挺好的？

来访者：嗯，有时候是这样。有时候我感觉挺好的，但最近我感到越来越差了。

治疗师：那是什么样的感觉？

来访者：很糟糕，我以前总是会和朋友待在一起。

治疗师：听起来，你的生活变艰难了。

专家困境

　　治疗师有时会在还没有帮助青少年来访者决定自己的目标、方向和计划的情况下，就开始指导来访者。这种方式的问题在于，来访者可能会经常被动地接受治疗师的建议，并且可能只会心不在焉地参与到与改变有关的艰难工作中。使用动机式访谈的治疗师是非指导性的，他们只在来访者动机高涨时、在对各种各样的改变途径进行初步探索后，或在应青少年来访者的要求下，才会提供关于改变的建议。

来访者：我不确定这种觉察练习对我来说有没有用。		来访者：我不确定这些觉察练习对我来说有没有用。
治疗师：好吧，研究证明，觉察练习是有用的，你应该试试。		治疗师：没有用吗？你觉得在哪些方面没有用？
来访者：但是我试过了，而且它的确没用。	对比	来访者：我没办法将注意力集中在呼吸上那么久，这太蠢了！
治疗师：你需要再花多点时间去尝试才行。如果你继续尝试，它最终是会起作用的。		治疗师：我们可以一起看看有没有其他让你感觉有用的方式来做这件事？

标签困境

　　人们经常在心理学中使用标签，这种做法也会渗透到治疗中。然而，正如米勒（Miller）和罗尔尼克（Rollnick）所言，"因为这些标签在公众心目中通常有着污名化的含义，难怪人们会因为自尊而对它们感到阻抗"（2002，p. 68）。治疗师对来访者的障碍进行心理教育或许是有益的，但这个过程的重点应该放在来访者改变自己行为的能力上，而不是放在对于来访者的症状而言具有污名化含义的标签上。

来访者：很多人说我抑郁了，但我讨厌这个词。

治疗师：但是你的确符合抑郁的诊断标准。

来访者：所以你是说我抑郁了？

治疗师：这只是一个词而已，我不会让你总是纠结这个词的。

对比

来访者：很多人说我"抑郁"，但是我讨厌这个词。

治疗师：你不喜欢被人说抑郁？

来访者：不喜欢，因为这是一个愚蠢的标签。只要人们因为自己有一天没过好而感到难过，都会说自己抑郁了。

治疗师：而实际上，你的感受比他们所说的严重？

来访者：是的。

过早关注困境

尽管动机式访谈的前提并不意味着治疗师只是简单地遵从来访者的引导——这是在罗杰斯式的或以来访者为中心的疗法中的做法——但是你需要注意的是，不能太快地聚焦于一个具体问题或一个问题的具体方面。当父母认为他们已经确定了孩子的问题时，情况往往会变得更为棘手。从青少年来访者的视角看待具体的问题对治疗师来说是很重要的。

治疗师：嗯，我和你的父母谈过了，感觉学校对你来说是一个大问题。

来访者：是的，同学们都很刻薄。

治疗师：你的父母还说你不交家庭作业。你不交家庭作业多久了？

对比

治疗师：嗯，你知道我早些时候见过你的父母了。我大概了解了他们是怎么想的，但是我现在想知道你是怎么想的。

来访者：我无法忍受学校里的同学。

治疗师：是吗？告诉我为什么吧。

来访者：他们对我实在是太刻薄了。

责备困境

来访者可能会因自己的问题而责备他人，治疗师也可能会忍不住想要帮助来访者学会承担责任，但这两种冲动都是无益的。责备不会带来治疗上的获益。米勒和罗尔尼克（Miller & Rollnick，2002）建议治疗师在为来访者做咨询时创建一种"无责"的氛围。

<table>
<tr><td>

来访者：我真受不了我的父母。如果他们不是总限制我外出，我就用不着总是偷偷溜出来了。

治疗师：好吧，但规则毕竟是规则，而且这也不是你第一次偷偷溜出来了。

来访者：但他们完全不明白我为什么要这么做！

治疗师：你毕竟都这么大了，你该更懂事些了。

</td><td>

对比

</td><td>

来访者：我真受不了我的父母。如果他们不是总限制我外出，我就用不着总是偷偷溜出来了。

治疗师：我知道这很令人沮丧。当你溜出来的时候，通常会发生什么呢？

来访者：一开始的时候还挺好玩的，但招惹上警察也挺吓人的。

治疗师：听上去这真的让你惹上麻烦了。

</td></tr>
</table>

有效地处理阻抗的策略

治疗师的风格既可以增加来访者对于改变的阻抗，也可以减少其阻抗。最重要的是，治疗师有机会通过使用策略预防青少年来访者的阻抗，而这些策略通常被称作化解阻抗。需要再次强调的是，我们通常不将阻抗视作来访者与治疗师的对立，而是将其视作治疗关系不同频的信号。表 1.1 中展示的技术就是用来减少这种不同频的情况的。

表 1.1　减少治疗关系不同频的技术

技术	具体描述	例子
简单反映	减少阻抗的一个方法就是直接地重复，或重述来访者所说的内容。这种做法能够向来访者表明，你听到他们所说的话了，并且能够表明你无意与他们产生争论。	来访者：但我觉得我无法加入那个社团。毕竟，我谁都不认识！ 治疗师：加入那个社团对你来说好像几乎是不可能的，因为待在家里会让你感到更安全。 来访者：是的，不过也许我能看出加入的代价。

技术	具体描述	例子
放大式反映	这个技术与简单反映是相似的，但是治疗师会在反映的过程中放大或夸张来访者所不承认或不同意的点。重要的是，治疗师不能在这个技术上做得过分，否则如果来访者感到自己被挖苦或被藐视了，他们就可能愤怒地回应治疗师。	来访者：但我觉得我无法加入那个社团。毕竟，我谁都不认识！ 治疗师：啊，我明白了。因为所有人都会取笑你，所以你真的没办法加入。 来访者：嗯，其实可能也没你说的那么惨。但是这对我来说还是很难。
双面式反映	在双面式反映中，你需要同时反映来访者现在所说的阻抗性陈述和来访者过去所说的、与之相矛盾的陈述。	来访者：但我觉得我无法加入那个社团。毕竟，我谁都不认识！ 治疗师：所以你既认为你无法加入一个新的社团，又担心你没有很多朋友。
转换焦点	另一个减少阻抗的方法是直接转移话题。治疗师经常没有很多动力来处理来访者的阻抗性陈述或有损动机的陈述。这时，治疗师不直接回应阻抗性陈述反而能更好地实现咨询目标。	来访者：但我觉得我无法加入那个社团。毕竟，我谁都不认识！ 治疗师：你说的离我们正在聚焦的点有点远。我并没有让你今天就加入那个社团，而且我觉得你不必现在就陷在这个问题里。先来看看我们正在做的——讨论治疗的优势和劣势——之后可以聚焦在你对加入一个新社团的担忧上，讨论你能做些什么。
化解阻抗或顺势而行	在面对阻抗时，我们也可以化解阻抗，而不是抵抗它。阻抗中存在着矛盾的元素，通常既能将来访者带进与治疗师相一致的观点里，也能将来访者带进相对立的观点里。而这个策略十分有助于处理有着非常对立的态度和似乎拒绝所有理念或建议的来访者的情况。	来访者：但我觉得我无法加入那个社团。毕竟，我谁都不认识！ 治疗师：当然，在我们结束治疗后，你很有可能仍觉得不与人交往和在一天的大部分时间中待在自己的房间里更有价值。但是否这么做取决于你自己。或许，不去做更多尝试也是很有价值的。
重构	重构是治疗师邀请来访者以一个新的视角或以一个重组的形式检验他们自己的认知的策略。在这种方式中，治疗师会帮助来访者为自己所说的内容赋予新的意义。	来访者：我妈一直跟我说，我需要处理我的问题，接受治疗，打扫房间。她太啰唆了！我已经厌倦她总是对我指手画脚了。 治疗师：你母亲一定对你很关心。即使知道你可能会生气，她还是要指出她认为对你来说重要的事。

续表

技术	具体描述	例子
稍做改动后同意	这是一种化解阻抗的更为妥协的方法。治疗师会在最开始时答应来访者所说的，但在答应的过程中会稍微改变一下方向。这种技术给予了治疗师一个机会，让治疗师在不打断治疗的情况下改变谈话的方向。	来访者：但我觉得我无法加入那个社团。毕竟，我谁都不认识！ 治疗师：你说得很有道理。即使你要交新朋友，我也不希望让你感到不舒服。
强调个人选择	当人们感到自己的独立性受到攻击时，往往会更加维护自己的立场。处理这种反应的一种方式是确保来访者对自己的所作所为拥有最终发言权。	来访者：但我觉得我无法加入那个社团。毕竟，我谁都不认识！ 治疗师：这只是一个建议而已。你将做什么完全取决于你自己，没有人可以强迫你走进那个社团并报名。

回避：阻抗的一种来源

　　本疗法的一大基石就是减少情绪性行为，然而这是许多青少年来访者非常阻抗的，因为这要求他们有意地体验恐惧和强烈的不适。除了上文讨论过的动机强化技术，下文还有一些其他方法，它们也可用于处理对有意体验情绪的阻抗。这些方法包括暴露或情绪聚焦的行为实验等形式。

1. 引发青少年来访者对继续情绪性反应的短期结果和长期后果的思考。
2. 大多数来访者都会问："为什么我要故意让自己感觉难受呢？"在这种情况下，治疗师需要使用认知重评和苏格拉底式提问的技术来了解他们与情绪性回避和继发的情绪性行为有关的非适应性信念（如"我无法停止哭泣"）。理解青少年来访者情绪背后的想法十分重要：他们会害怕恐惧永远不会消失吗？他们的信念会是"能够成功地面对情绪虽然能让自己感觉更好，但是会因此承担更多的责任"吗？治疗师需要帮助来访者在会谈内外都追踪改变或保持情绪驱动行为的后果，并让来访者检验他们对于可能发生的坏事的预期是否会成为现实。治疗师还要对来访者的情绪性回避、情绪性行为的表现方式与时机都保持开放性态度，因为它们是否具有适应性与这些表现方式和时机有关。比如，当来访者因为受到了欺凌而展现出了情绪时，这种情绪有可能让来访者招致更多的奚落。在这种情况下，这就是一种非适应性的情绪表达方式了。

3. 对于某些来访者而言，在治疗师让他们面对自己的情绪之前，有必要先教会他们相关的应对技术（例如，认知重评或问题解决）。为了实现这一点并实现治疗效益最大化，治疗师需要适当地调整本模块内的相关顺序。

4. 治疗师需要帮助来访者一步一步地识别和改变非适应性的情绪回避方式。对于有着极大困难的来访者而言，治疗可以先从一小步开始，逐渐帮助他们做得更好。比如，对于一个回避伤心体验的来访者而言，你可以先去阻止来访者做出微小的行为，比如偷偷流泪，或在一个令人感到痛苦的话题出现后改变话题。我们可以先从这里开始工作。

附录 1.2：定义主要问题（父母版）

在这一部分，你需要写下你们前来治疗的主要原因，包括你觉得会让孩子感到心烦的事情和 / 或其他人认定的孩子存在的问题。这些事情可以是孩子体验到的强烈的伤心、焦虑或愤怒的感受，而问题则可以是让孩子陷入麻烦的态度或行为，或孩子所做的可能对自己或他人有伤害的事情。在你确定了三个"首要问题"后，需要试着为治疗确定与每个问题或困扰有关的 SMART 目标。孩子也会填写一份与你所填写的内容非常相似的工作表，上面也会有孩子自己想要在治疗过程中处理的首要问题和 SMART 目标。

---

1. _____

我的目标是什么? _____

2. _____

我的目标是什么? _____

3. _____

我的目标是什么? _____

附录 1.3：每周首要问题追踪表

每周首要问题追踪表	
青少年：	父母：
1. 2. 3.	1. 2. 3.
完全没有问题　　　　　　　　　　　　有点问题　　　　　　　　　　问题非常严重	
0　　　1　　　2　　　3　　　4　　　5　　　6　　　7　　　8	

	青少年评分	父母评分	
第 1 周	1. ＿＿＿＿＿ 2. ＿＿＿＿＿ 3. ＿＿＿＿＿	1. ＿＿＿＿＿ 2. ＿＿＿＿＿ 3. ＿＿＿＿＿	本周有哪些进展顺利的事？
第 2 周	1. ＿＿＿＿＿ 2. ＿＿＿＿＿ 3. ＿＿＿＿＿	1. ＿＿＿＿＿ 2. ＿＿＿＿＿ 3. ＿＿＿＿＿	本周有哪些进展顺利的事？
第 3 周	1. ＿＿＿＿＿ 2. ＿＿＿＿＿ 3. ＿＿＿＿＿	1. ＿＿＿＿＿ 2. ＿＿＿＿＿ 3. ＿＿＿＿＿	本周有哪些进展顺利的事？
第 4 周	1. ＿＿＿＿＿ 2. ＿＿＿＿＿ 3. ＿＿＿＿＿	1. ＿＿＿＿＿ 2. ＿＿＿＿＿ 3. ＿＿＿＿＿	本周有哪些进展顺利的事？
第 5 周	1. ＿＿＿＿＿ 2. ＿＿＿＿＿ 3. ＿＿＿＿＿	1. ＿＿＿＿＿ 2. ＿＿＿＿＿ 3. ＿＿＿＿＿	本周有哪些进展顺利的事？
第 6 周	1. ＿＿＿＿＿ 2. ＿＿＿＿＿ 3. ＿＿＿＿＿	1. ＿＿＿＿＿ 2. ＿＿＿＿＿ 3. ＿＿＿＿＿	本周有哪些进展顺利的事？

第 7 周   1. _____   1. _____   本周有哪些进展顺利的事?

2. _____   2. _____

3. _____   3. _____

第 8 周   1. _____   1. _____   本周有哪些进展顺利的事?

2. _____   2. _____

3. _____   3. _____

第 9 周   1. _____   1. _____   本周有哪些进展顺利的事?

2. _____   2. _____

3. _____   3. _____

第 10 周   1. _____   1. _____   本周有哪些进展顺利的事?

2. _____   2. _____

3. _____   3. _____

第 11 周   1. _____   1. _____   本周有哪些进展顺利的事?

2. _____   2. _____

3. _____   3. _____

第 12 周   1. _____   1. _____   本周有哪些进展顺利的事?

2. _____   2. _____

3. _____   3. _____

第 13 周   1. _____   1. _____   本周有哪些进展顺利的事?

2. _____   2. _____

3. _____   3. _____

第 14 周   1. _____   1. _____   本周有哪些进展顺利的事?

2. _____   2. _____

3. _____   3. _____

第 15 周   1. _____   1. _____   本周有哪些进展顺利的事?

2. _____   2. _____

3. _____   3. _____

第 16 周   1. _____   1. _____   本周有哪些进展顺利的事?

2. _____   2. _____

3. _____   3. _____

注　释

[1] 本模块中阐述的动机式访谈技术并非青少年统一方案原创的，而是来自米勒和罗尔尼克（Miller & Rollnick，2002）以及 L. C. 索贝尔和 M. B. 索贝尔（Sobell & Sobell，2003）的文献。本模块最后讨论的用于处理家庭练习不依从性和情绪性回避的技术也可参见莱希（Leahy，2003）的讨论。

[2] 如果父母对治疗有强烈的消极影响（如父母的精神病理达到了干扰治疗的程度、对未成年人的虐待史或极具冲突性），那么青少年来访者的拒绝可以被视为例外情况。

第 2 章

核心模块 2：了解情绪和行为

所需材料

- 《青少年情绪障碍跨诊断治疗的统一方案——自助手册》中的材料

  1. 我的情绪（工作表 2.1）

  2. 情绪识别练习（工作表 2.2）

  3. 分解我的情绪（工作表 2.3）

  4. 情绪前中后三阶段追踪表（表单 2.1）

- "我的情绪"工作表——治疗师使用指南（见本章末尾处的附录 2.1）

- 本章末尾处提供了一份父母总结表，它可以帮助你和来访者的父母一起回顾本模块中的材料。你也可以使用第 9 章（父母模块）中的材料帮助你和来访者的父母进行讨论。

每次会谈都要进行的评估

- 父母及青少年评分：每周首要问题追踪表（见本书附录 1.3）

核心模块 2 的总体目标

本章将介绍一些有关情绪本身特点的知识，包括情绪的结构与功能。通过本章的学习，你能够了解青少年的情绪体验，并且帮助青少年了解自己情绪的产生过程，涵盖情绪发生前、情绪发生时和情绪发生后的整个过程。同时，治疗师还可以通过本章的学习，教授青少年一些能够避免沉浸在情绪中的技术，并使其熟练运用这些技术。本模块的具体目标包括以下几点。

- **目标** 1：开始学习情绪识别技术。
- **目标** 2：开展与情绪相关的心理教育，如情绪的功能和情绪对行为的影响。
- **目标** 3：介绍情绪体验的三个成分。
- **目标** 4：讨论对学习行为的强化和维持。
- **目标** 5：教青少年分解自己的情绪体验——识别情绪发生的前、中、后阶段。

治疗师备忘录——统一方案的理论

在青少年统一方案中，核心模块 2 采用多种方式为"跨诊断"和非适应性的情绪性行为这两个重点的阐述奠定了基础。首先，通过鼓励青少年了解多种情绪的结构和功能（而不仅是作为治疗师所判断的不良情绪），让青少年对相关的、强烈的情绪状态有深入的、个人的理解。此外，本模块还包括了一个焦点，即为什么在一个强烈的情绪状态下，像逃避或攻击这样的情绪性行为对青少年来说是有问题的。这也是青少年及其父母了解和判断他们是否需要纠正过往行为以及采取新行为或相反的行为的关键，这一点也会在核心模块 3 中进行详细介绍。本模块最后的情绪前中后三阶段追踪表（表单 2.1）对于帮助治疗师和青少年进行功能评估至关重要，它主要评估青少年对强烈情绪和环境中其他相关诱因的反应。特别是当青少年在治疗过程中更多地运用本统一方案中的新技术应对这些诱因时，使用这个表单进行评估尤为重要。

将材料分在多次会谈的方法

本模块的语气是有些讲解性的，但是内容包含了治疗的关键概念。因此，不要急于完成，而是要确保青少年能够理解。这套治疗手册的使用流程是：首先结合实例，用吸引人的方式讲解概念；然后将概念与青少年的个人经历相结合。此外，你也可以将例子变得生动、有趣，从而进一步吸引青少年。

核心模块 2 的内容（按目标划分）

治疗师备忘录

- 在每一次会谈前，不要忘记和青少年及其父母一起对首要问题重新进行评分。
- 不要忘记给父母提供"核心模块 2 的父母总结表"，同时协助他们更好地理解本模块中的重要材料，并在本模块的某一次会谈中花些时间与父母一起回顾这些材料。

目标 1

开始学习情绪识别技术。

情绪识别

这部分旨在评估青少年对各种情绪词语的认识与了解，并为青少年理解治疗模式奠定基础。具有较高的情绪觉察或认知能力的青少年可能会比较快地完成这部分。对于所有青少年来说，这部分都是用来评估他们体验到的各类情绪的良好时机。

情绪词语

在这部分开始时，请青少年参考"工作表 2.1：我的情绪"。此工作表包含一份常用情绪词语清单。在与青少年一起查看这个清单时，你需要询问他对所列情绪的理解和体验。例如，治疗师可以说：

"现在让我们一起思考一下大多数人都会经历的情绪。你以前可能听过这些词，也可能对它们感到陌生。首先，让我们一起把清单读一遍。"

读完情绪词语清单后，你需要评估青少年对这些情绪状态的理解。如果青少年难以理解一些情绪词语的具体含义，治疗师可以通过一系列提问帮助青少年理解（如下例）。请参阅本模块末尾处的"附录 2.1'我的情绪'工作表——治疗师使用指南"，其中给出了每种情绪的一般定义。如果青少年能够准确地描述并识别所列举的所有情绪，则可进入下一部分。反之，你需要再花些时间让青少年理解这些情绪词语。

"现在我们已经读完了这份清单，我想问你几个关于这些情绪的问题。第一个情绪是愤怒。你认为感觉到愤怒或生气是什么意思？你有过这样的感觉吗？你怎么知道你在生气？"（青少年回答。）"非常棒。让我们继续谈谈其他情绪。"

对于有困难的青少年，尽量把精力集中在帮助他识别情绪体验的三种成分（想法、身体感觉和行为）中的至少一种或两种成分上。这有助于青少年为之后的讨论做准备。

家庭练习：情绪识别

让青少年在本次会谈后至下次会谈前，在家对照《青少年自助手册》完成"工作表 2.2：情绪识别练习"。并且告知青少年在完成家庭练习时，可以参考"工作表 2.1：我的情绪"。

◎ 目标 2

开展与情绪相关的心理教育，如情绪的功能和情绪对行为的影响。

心理教育：情绪

在了解了青少年基本的情绪识别技术水平，并提供了情绪识别的指导后，你可以更广泛地为青少年提供有关情绪的信息，并且更具体地介绍强烈的情绪会导致一些行为，而这些行为会给他带来问题。如果青少年在情绪识别方面表现出了很大的困难，那么你可以慢慢地、具体地介绍下面的材料，并尽可能多地使用实例。你甚至可以通过让青少年帮助你总结材料的要点，让他们更加理解材料的内容。

在通常情况下，情绪（如恐惧、焦虑、伤心和愤怒）是我们对日常生活中发生的事件的一种反应——情绪会告诉我们周围正在发生的一些事情，以及我们可能做出的反应。当产生负性情绪时，我们会有不舒服的感觉。之所以有这种感觉，是因为情绪会促使我们采取一些行为（如回避或寻求帮助）。无论我们采取哪些行为，其目的都是让情绪不那么强烈（情绪是不可忽视的，因为情绪能告诉我们一些重要的事情）。当情绪让我们感觉良好或愉快时，同样在告诉我们一些事情——它在鼓励我们继续做激发了这种感觉的事情。当事情让人愉快的时候，我们会更想去做这些事；当事情让人不舒服时，我们则可能想逃避。

情绪性行为

简单起见，我们将任何由情绪体验所激发的行为称为**情绪性行为**或**情绪驱动行为**（你需要使用更适合青少年发展水平的术语）。不过，并非所有的情绪性行为都是坏的或有害的。但是，情绪性行为是很难抵抗（或改变）的。这很合理，因为情绪的最终目的是为了激发一些有益的、适应性的行为。有时候，情绪会促使我们在危险情境中快速采取行动，而这对我们的生存至关重要（例如，在恐惧的情况下）。所以，情绪性行为自然可能难以抵抗。

治疗师备忘录

　　当治疗师选择要关注的情绪时，请注意有些情绪（如恐惧、愤怒）在驱动当下的情绪性行为，而有些情绪（如焦虑）更多地在面向未来的情绪性行为。你可以结合青少年的认知水平和问题类型的具体情况，与他们讨论这种面向现在和面向未来的情绪性行为之间的差异。

常见情绪和情绪性行为的例子

　　告诉青少年，现在你要给他举一个例子，让他辨别这个例子中的情绪以及情绪性行为分别是什么。

恐惧

用下面的例子或类似的例子进行说明和讨论。

　　"想象一下，你正在去学校的路上。突然，一辆汽车迎面驶来，发出尖锐刺耳的声音，并且左右摇晃着朝你开过来。你立刻就感觉到了害怕，并不假思索地闪开了。"

　　请青少年分辨上述例子中的情绪是什么？情绪性行为是什么？

　　在提供对情绪的定义之前，你需要先让青少年描述他对恐惧的理解和体验。在介绍以下情绪定义时，你需要尽可能使用青少年熟悉的语言。

　　"上面的例子说明恐惧的情绪是有用的或有益的。恐惧就像大自然的警报系统——它是一种在你认为存在危险时的反应。它提示你需要立刻行动或注意。当你感到恐惧时，你可能会觉得自己需要关注任何可能产生威胁的东西或地方。恐惧也是完全正常的，对保护我们的安全而言非常有用，特别是在周围确实有真正危险的东西存在时。"

　　结合上述例子，强调情绪性行为的适应功能。很明显，是恐惧的情绪促使你快速逃离了那个情境。如果停下来思考一番，你的行为则会慢得多。

你需要让青少年明白，恐惧之所以有强大的动力，部分原因是我们会在恐惧时感到不适。想要减少这种不适感是很正常的，在大多数时候，最快速的方法就是远离那些让我们害怕的东西。这些都是本能的反应，甚至可能在我们的意识范围之外。当然还有其他方法可以消除我们的恐惧。如果回避我们害怕的事情使我们无法做原本想做的事情，那么寻找一些其他方式来消除恐惧就是非常有必要的。

伤心

用下面的例子或类似的例子进行说明和讨论。

"假设你最好的朋友搬走了，距离你上一次跟他说话已经有几周了，你开始认为他已经忘记了你，而你再也见不到他了。你可能会伤心一段时间，甚至觉得其他事情都不重要了。你有时可能会觉得自己没有精力，换句话说，你觉得不能和最好的朋友在一起就无法玩得开心，甚至觉得尝试其他活动都没有意义了。在你花了一些时间思考你所失去的东西之后，你可能会开始感觉好一些。"

请青少年分辨上述例子中的情绪是什么？情绪性行为是什么？

在提供对情绪的定义之前，你需要先让青少年描述他对伤心的理解和体验。在介绍以下情绪定义时，你需要尽可能使用青少年熟悉的语言。

"伤心是对感到失望或丧失的自然反应。它是人们对感觉到失去某一想法、目标、人、权利或事物的一种基本反应。当感到伤心时，许多人会出现退缩或减少活动量的现象。一般来说，花点时间哀悼失去的东西是有益的，这可能在很多方面影响你的生活。"

向青少年解释，情绪正在告诉我们关于所处情境的一些信息，并且在帮助我们做一些有用的事情。伤心的情绪让我们知道，那些曾经珍视的东西已不再是我们生活的一部分了。我们通常会在朋友和家人的帮助下，重新评估已经改变了的情况，进而接受这种丧失。

焦虑

用下面的例子或类似的例子进行说明和讨论。

"想象一下，你正在准备参加几天后的一场大考。不过今天你不准备学习，而是计划看看电视放松一下。当你最喜欢的节目播放到一半的时候，你开始觉得自己复习得不够充分，担心会考不好。你发现自己的肩膀变得越来越紧。过了一会儿，你变得更担心了，而且开始感到胃疼。最后，你决定关掉电视，把今晚需要复习的内容都列出来。"

请青少年分辨上述例子中的情绪是什么？情绪性行为是什么？

在提供对情绪的定义之前，你需要先让青少年描述他对焦虑的理解和体验。在介绍以下情绪定义时，你需要尽可能使用青少年熟悉的语言。

"焦虑是一种聚焦未来可能性的情绪，有时也被称为担忧。当我们感到焦虑或担忧时，通常会减少活动，调整注意，把心思集中在未来的威胁或潜在危险的来源（如即将到来的考试、疾病；或者像环境问题之类的全球性威胁）上。在理想情况下，这种对潜在威胁或危险的关注会帮助我们想出解决方法。但是，如果我们无法找到解决方法，则可能被困住，感觉无法将注意从威胁中转移开。在这种时候，我们需要付出更多努力，想办法解决眼前的问题。或者，如果问题实在无法解决，就换一种思考方式，这样就能减少问题对我们的困扰。"

向青少年说明，情绪告诉了我们关于所处情境的一些信息，并试图帮助我们做一些事情来减少不舒服的情绪。在这种情况下，感到焦虑很可能是因为对即将到来的考试准备不足。列出复习任务就是一种尝试，可以减轻相关的烦恼和担忧。

愤怒

用下面的例子或类似的例子进行说明和讨论。

"想象一下，有人告诉你，一个你觉得是你好朋友的人一直在说你的坏话。第二天，到学校后，你觉得你必须针对这件事做点什么。你决定将那个好朋友令人尴尬的秘密告诉别人，并且准备在看到那个朋友时，给他一个白眼，然后走开。"

治疗师备忘录

对于某些青少年来说，身体侵害的例子可能比关系侵害的例子（如上面的例子）更合适。

请青少年分辨上述例子中的情绪是什么？情绪性行为是什么？

在提供对情绪的定义之前，你需要先让青少年描述他对愤怒的理解和体验。在介绍以下情绪定义时，你需要尽可能使用青少年熟悉的语言。

"愤怒是对自己受到伤害、虐待或欺辱的自然反应。如果你认为你所关心的东西（包括想法、事物、梦想或价值）和人受到伤害、虐待或鄙视，那么愤怒是正常的。愤怒通常指向那些我们认为会威胁到自己关心的人、事、物的事情，并促使我们采取行动来保护自己或我们在意的事物。"

向青少年说明，情绪告诉了我们关于所处情境的一些信息，并激励我们采取一些可能会减少不适感的行动，尽管有时这并不能解决问题本身。在这个例子中，给朋友一个白眼然后走开也许可以解决问题，也许解决不了问题，但这是减少愤怒或至少是发泄愤怒的一种方式。

> ## 治疗师备忘录
>
> 　　上面的材料集中在强烈的负性情绪上。对于患有抑郁症或其他问题（包括正性情绪水平较低或快感缺乏）的青少年来说，在本节讨论一下正性情绪（如快乐或幸福）的定义和功能会特别重要。你可以在讨论之后再继续下面的内容。

> ## 家庭练习：情绪的意义
>
> 　　请青少年翻阅《青少年自助手册》第 2 章中"情绪的意义"这个部分。告知青少年，在本次会谈和下一次会谈之间，他们需要在家里学习这些材料。

目标 3

介绍情绪体验的三个成分。

情绪体验的三成分模型

情绪龙卷风

　　为了解释情绪体验三成分的概念，以及这些成分如何混合在一起导致了强烈的、不舒服的情绪体验，首先要了解情绪龙卷风的概念（Albano，Clarke，Heimberg，& Kendall，1998）。参考《青少年自助手册》中"情绪的三成分"部分中的图 2.1，青少年来访者会看到"我的想法""我的行为"和"我的身体感觉"是如何互相影响并共同作用的。你需要让青少年知道，这三部分就是情绪体验的三个核心成分。情绪的产生非常迅速并且可能变得非常强烈，以致情绪的这些成分可能会糅合在一起。记住并且识别这些独立的成分，有利于我们弄清楚哪些技术可以减弱和应对情绪龙卷风。

　　你可以鼓励青少年使用情绪龙卷风模型分享一个故事，讲述他某次或某几次经历的强烈的或压倒性的情绪体验，以及他当时的想法、身体感觉和行为都"拧在了一起"的感觉。你要鼓励他尽可能完整全面地描述一次经历，并让他知道，每一种情绪都有其**诱发因素**或者提示线索。你可以向青少年说明，尝试将情绪体验分解成几个部分是一种更好地理解情绪体验的方法。

"每一种情绪的发生都有其对应的诱发因素或使情绪体验产生的事物。它可能是某种境况、一则新闻、所看到的事物、朋友或家人的评价或与某人的互动，也可能是身体的感觉或对某些事情的思考。需要注意的是，某种情绪的具体诱发因素有时可能很难确定。"

你需要与青少年一起找出上面讨论的强烈情绪体验的潜在**诱发因素**，这样做的目的是帮助青少年找出他自己情绪体验的各个成分：所思部分（想法）、所感部分（身体感觉）和所为部分（行为）。你可以询问下列问题。

"你当时在想什么？"
"你的身体感觉如何？"
"你做了什么？"

你们需要使用"工作表 2.3：分解我的情绪"来说明三个成分的相互作用，确定每个成分是如何影响其他成分的，以及情绪体验在这个过程中是如何愈演愈烈的。如果青少年选择的第一种情绪不是让他感到不适的情绪，你需要要求他使用另一种会引起不适的情绪来重复这个练习。治疗师可以选择使用下面的示例（改编自 Albano，Clarke，Heimberg，& Kendall，1998）来介绍三个成分之间的相互作用。

"一种情绪的这三个成分，即想法、身体感觉和行为，会相互影响并相互促进。这些成分可能会缓慢出现，也可能会快速形成。请注意，每种情绪都有其诱发因素！例如，如果下周一有一篇大论文要交，那么你可能会在周末开始思考它（这可能是诱发因素）。如果你觉得自己无法完成它，因为你甚至不知道怎么写（你的想法），那么你可能会感觉到你的肌肉和胃开始绷紧（你的身体感觉）。为了让这些感觉消失，你可能决定看电视，让注意从论文上移走（情绪性行为）。这是一个例子，说明了当你知道一个事件将要发生，并且预测它会发展成什么样子时，情况会是怎样的。

和上述例子不同，有时候，情绪发生得非常快。例如，如果你去牙医那里做定期检查，他告诉你'有一颗牙齿需要拔掉，而且现在就可以拔掉'，你的情绪可能会快速发生。你的想法可能是'哦，不！这会很疼，我不想这样做'。你甚至可能会注意到，你的手已经出汗了，你的胃也开始痉挛（你的身体感觉）。你可能会想找妈妈，或者告诉牙医你现在没时间这么做，要改天再来（情绪性行为）。

在这两种情况下，情绪的三个成分都很活跃。你越关注其中任何一个成分，它就越有可能加强，并且严重影响其他两个。"

再让青少年举一个他经历过的强烈情绪的例子，帮助他找出诱发因素，并将情绪分解为想法、身体感觉和行为。如果青少年这么做有困难，那么你可以参考《青少年自助手册》中的"工作表 2.1：我的情绪"，提醒他最常经历的情绪。你可能还会发现，让青少年找出至少一种让他感到不舒服的情绪，或者先用一种他觉得愉快的情绪，再用一种很不舒服的情绪来做例子，都是有用的。

家庭练习：分解情绪练习

请青少年翻阅《青少年自助手册》第 2 章中的"工作表 2.3：分解我的情绪"。告诉他用此工作表识别本周内一次情绪体验中的想法、身体感觉和行为。（如果在此次会谈期间，青少年还要完成情绪前中后三阶段追踪表，那么这份家庭练习是可选的练习。）

⊙ 目标 4

讨论对学习行为的强化和维持。

学习行为——强化原则

> ## 治疗师备忘录
>
> 　　我们之所以会重复某些情绪性行为，是因为在面对强烈或痛苦的情绪时，一些情绪性行为，如回避和逃离等，在一段时间内得到了强化（与体验不适情绪相比，能够摆脱那些使我们感到不适情绪的东西会让我们感觉更好，所以我们会一直这样做）。有些青少年可能暂时无法理解这种说法。

回避的循环

　　你和青少年之前关于情绪体验三成分的讨论可以用来解释某些情绪性行为（特别是那些让我们回避或逃离令人不适情绪的行为）可能会维持困扰青少年的问题。其中可能涉及想法或行为。需要强调的是，青少年可能总是会选择做点什么的方式来管理自己的情绪症状，但并非所有的应对方式都会有同样的效果。虽然有些应对策略可能在短期内有效，但是治疗师需要和青少年一起探讨这些策略是否长期有效。例如，青少年的应对方式是真的有助于控制令人不适的情绪，还是会让这种情绪反复出现？

　　你需要让青少年明白，回避带来不适情绪的诱发因素虽然能让人在短期内感觉更好，但是人们不太可能回避所有带来不适情绪的诱发因素。即使有人真的能做到，那个过程也会让人精疲力竭！

治疗师备忘录

在某些情况下，青少年的回避、逃离、退缩或其他安全行为在治疗师看来并不明显。在青少年发生"情绪龙卷风"的过程中，还有很多其他以迅速减少痛苦为目标的安全行为，比如变得具有攻击性或表达愤怒的行为。在攻击性的例子中，青少年会采用一种不同的、更偏问题解决取向的行动来减少自己的痛苦。但是，从长远来看，当他再次面对类似的诱发因素（例如，在学校里遇到不喜欢的人或暴发亲子冲突）时，他的痛苦情绪又会回来，他也会回到那种带有攻击性的情绪性行为中。因为他没有其他经验，不知道还能如何应对这样的事情。如果青少年面临的是这种情况，你可以用"攻击的循环"或"愤怒的循环"代替"回避的循环"，来说明强化的概念。

你需要向青少年介绍，回避（或其他相关的情绪性行为）策略（包括外显的和内隐回避、攻击、认知回避、逃离和退缩行为等）实际上可能会长期维持一些令人不适的情绪。这是因为回避一些让人感觉不舒服的东西会立刻让人感觉舒适，而这会让我们很快学会在下次遇到相似的不适情绪时再次使用这种回避策略，因为我们上次这么做时的体验很好。这就是**回避的循环**。你可以选择用下面的例子（或类似的例子）来说明这个概念。

"想象一下你很担心去参加一个朋友的聚会。虽然有几个人和你是一个学校的，但大多数参加聚会的人都是你不认识的。从收到邀请函开始，你就有点担心，想着你不认识聚会里的大部分人。随着聚会日期的临近，你变得越来越担心，有时候甚至感觉胃疼。终于，你决定不参加聚会了。做出这个决定之后，你获得了一种巨大的解脱感。虽然你一边有点希望自己能去，但一边又告诉自己，还会有其他聚会可以去，因此错过这个聚会也不是那么糟糕。

下一次，当收到新的聚会邀请时，你又开始担心会有哪些人参加聚会。想到你可能不认识大多数人，也不知道该对他们说什么的情况时，你开始觉得参加聚会只会让自己感到难堪，于是再次决定不参加聚会。你又一次感到了解脱。

在一次又一次地使用同样的应对策略后，我们的大脑会开始自动地选择同样的让人感觉良好的方式，即使该策略只会让你在短时间内感觉更好，你依然会采用同样的策略。在使用这种策略一段时间后，你可能会认为没有其他选择再值得尝试了，而这是唯一有效的策略。从回避令你不适的事情中得到哪怕一点点缓解，都会导致一个强大的循环形成。我们把它称为'回避的循环'。"

可以从青少年自己的情绪体验中找到例子来和他讨论使用回避策略管理情绪的长期后果。你需要在讨论时强调以下内容：（1）使用回避策略使我们无法面对情绪，无法让我们意识到情绪其实并不像想象中的那样可怕或令人不安；（2）使用回避策略可能会对我们的社会功能、成绩或其他方面产生负面影响，因为这种策略会阻碍我们做其他重要的或令人愉快的事。

治疗师要确保青少年理解自己的行为（以及他对不适情绪的反应）是如何维持其障碍或当下的问题。不过，即使青少年能够回忆起来，让他们回忆标志着障碍或当下主诉问题的起源的特定经历也没有那么重要。

治疗师备忘录

即使青少年没有回避或逃离特定的情境，也要检查青少年是否随身携带了某些能让他们尝试回避或逃离并感到更好的物品（如手机），或者他是否会再三向他人寻求确认。人们经常会做这样的事情，因为他们认为如果没有这些物品或来自他人的再三确认，自己将无法处理与特定情境相关的情绪。随着治疗的推进，治疗师会要求青少年停止这些**安全行为**。但在现阶段，让青少年理解和觉察这些安全／回避行为带来的问题才是更重要的。

🎯 目标 5

教青少年分解自己的情绪体验——识别情绪发生的前、中、后阶段。

情绪的前、中、后阶段

> ### 治疗师备忘录
>
> 在成人版的情绪障碍跨诊断治疗的统一方案中（Barlow et al., 2011），治疗师和来访者可以使用"ARC"，即诱因（antecedents）、反应（responses）和结果（consequences），完成对情绪前中后三阶段追踪表的评估和家庭练习。在思考下文的材料及其在青少年统一方案中的核心意义时，你需要记住的是，我们使用情绪前中后三阶段追踪表的目的是增加青少年对ARC模型的理解，因为这个模型不仅与青少年生活中引发强烈情绪的情境有关，而且与在这些情境中维持情绪性行为的偶发因素有关。

　　正如上述信息指出的，我们针对一种情绪所做的选择，即情绪性行为，会影响或维持令人不适的情绪体验。为了改变这样的循环，首先要能够识别它们。我们把这样的循环分为情绪体验的前、中、后阶段，接下来就花一些时间学习识别它们。

　　"首先，让我们来讨论你的情绪体验，其中一些体验可能会让你感到压抑或不舒服。为了让这些体验变得更积极、更易于管理，你要做的第一步就是更好地了解它们发生的时间、地点和原因，而且在每一次情绪发生时都这样做。这需要你更仔细地观察你的体验，监测情绪出现时发生了什么，以及记录情绪出现之前和之后发生的事情。

　　接下来，我们通过一个例子来练习识别情绪体验的'前'（诱发因素或提示线索）、'中'（对诱发因素的情绪性反应）和'后'（情绪性反应的结果）。"

　　如果青少年在这里难以想出相关的经历，可以替他想一个与其自身经历相关的例子，或者，如果合适，想一个与你有关的例子。

　　"需要注意的是，引发我们情绪体验的'诱因'可以是刚刚发生的事情，也可以是过去发生的事情。它可以是引发情绪的一个情境或一件事，也可以是一个想法、一种身体感觉或对过去事件的回忆。"

要用青少年自己的经历和他对情绪体验三成分的理解来阐明他对诱发因素的各种可能的情绪性反应，并强调在这里不需要完成情绪的所有成分（想法、身体感觉和行为），只需要完成能够描述他对诱发因素反应的部分。

对于情绪体验的"后"这一部分，需要帮助青少年识别他对诱发因素产生情绪性反应后所导致的后果，这既包括直接的短期后果，也包括间接的长期后果。有些后果最初看起来是积极的（例如，做出回避或强迫行为时，青少年在一开始会感觉更好），但从长期来看，这些后果其实对他并没有帮助。而且在这期间，强烈的情绪可能会因为某些情绪性行为而增加。你们可以在《青少年自助手册》中的"表单 2.1：情绪前中后三阶段追踪表"中的"之后发生了什么？"一栏中注明这样的短期和长期后果。

你还需要试着帮助青少年描述至少一个与强烈情绪情境有关的前、中、后阶段，并提醒他已经在使用一些可以起作用的策略了。本疗法的目的是帮助青少年通过学习新的技术来管理自己的情绪。这样一来，他们就不会破坏或搞砸自己的生活了。因此，青少年在完成情绪前中后三阶段追踪表的练习中越诚实、越认真，你就越能明白该如何帮助他。

本阶段的一大动机强化工作就是帮助青少年认识到，他们可以改变无效的、无法帮他获得想要的结果的策略。

家庭练习：情绪前中后三阶段追踪表

你需要让青少年翻到《青少年自助手册》中的"表单 2.1：情绪前中后三阶段追踪表"，并告知他们需要在本次和下次会谈之间填写这份表单。你需要让来访者（在表单上）说明自己是如何应对会诱发强烈情绪的情境的，并指出他们需要在情境发生后尽可能短的时间内将这些情境记录下来，以保障尽量高的准确性。

治疗师备忘录

这个家庭练习从此次会谈开始，之后每周都要完成一次。在接下来的每一周，随着青少年在越来越具有挑战性的情境中开始应用在治疗中学习到的技术，你都要与青少年一起识别和体验越来越强烈、越来越个人化的情绪。你需要在每次治疗前多准备几份该表单，防止在治疗过程中因需要多次填写表单而不够用。

核心模块 2 的父母总结表：了解情绪和行为

为什么我们会有情绪？

情绪对于生存而言是正常的、自然的，也是必要的！孩子的情绪决定了他在不同情境中会如何表现，也会让他对所发生的事情有所反应。在很多情况下，孩子甚至不需要思考该做什么，他的情绪会自动地引导他的行为，这就是所谓的情绪性行为。一般来说，这些情绪性行为是有帮助的，但并非总是如此。

核心模块 2 旨在帮助青少年识别不同的情绪状态、了解为什么我们需要情绪，以及情绪体验可以如何被分解为想法、身体感觉和行为。这些信息对于理解为什么强烈的情绪有时很难处理是至关重要的！

当情绪影响了我们

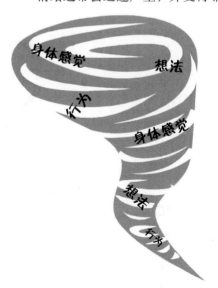

情绪通常会迅速产生，并变得非常强烈——我们把这种不堪重负的感觉称为情绪龙卷风。有时，孩子的情绪会促使他采取一些无益的行为，比如焦虑可能导致他出现回避行为、持续的担心、再三向他人寻求安慰或依赖安全信号；抑郁可能导致他的退缩行为；愤怒可能导致他做出攻击或对抗行为。这些强烈的情绪体验会促使孩子做一些事情来帮助自己避免这种情绪，从而在短期内缓解情绪。之后，孩子会重复这些情绪性行为，因为他已经学会了通过这些行为快速摆脱强烈的情绪！然而从长期看，这种回避会让他感觉更糟糕。结果强烈的负性情绪又来了，而孩子再次试图用无益的情绪性行为来摆脱这些情绪。这就是所谓的回避的循环。

情绪体验的三成分模型

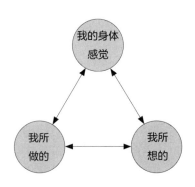

对无益的情绪性行为有更多的认识之后，孩子会开始改变他对强烈情绪的反应方式。首先，他将学会识别其情绪体验的诱发因素以及情绪的三个成分：想法、身体感觉和情绪性行为。

追踪情绪前中后三个阶段

为了帮助我的孩子理解情绪与行为之间的关系，我可以做些什么？

- ✓ 在家里使用情绪词语。如果你感到高兴，就大声说出来，并说明原因（例如："我感到高兴，因为我们正在度过一个家庭电影之夜"）。
- ✓ 我们都需要情绪！与其试图摆脱、挑战或否定孩子的强烈情绪，不如帮助他识别情绪、诱发因素和反应，以及与该诱发因素相关的想法、身体感觉和行为，帮助青少年理解并撑过情绪龙卷风！
- ✓ 当与孩子谈论情绪时，要倾听。你需要对青少年的感受表现出关心和兴趣，但注意不要过多干涉。
- ✓ 鼓励和支持孩子的非回避行为。
- ✓ 当你感到有压力、受挫折或焦虑时，做出有益的情绪性行为可以给孩子做榜样（例如："我很害怕抽血，我觉得会很疼，但我还是要去做，向自己证明我可以做，而且不会有事"）。
- ✓ 在关注孩子和给予他空间之间找到一个平衡点。

为了帮助孩子更清楚地认识到与强烈情绪有关的诱发因素、他对这些诱发因素的反应以及他所采取的行为的结果，治疗师会要求他每周都跟踪记录情绪体验的这些部分。为了让孩子改变情绪体验，在他尝试新的策略来帮助自己之前，每周对这些信息进行记录是非常重要的。

附录 2.1："我的情绪"工作表——治疗师使用指南

以下情绪都是正常的、自然的反应，而且往往能起到帮助作用。

愤怒： 由于感到自己受到伤害或虐待，或者认为自己所关心的某人或某物受到伤害或虐待，而引起的强烈不悦或疯狂感。

幸福： 以享受或满足感为特征的感受。

焦虑： 对未来的威胁或不确定性的担心（有时称为担忧）。

伤心： 由于失去目标、事物或人而感到沮丧或心烦。

喜悦： 巨大的愉悦、欣喜或幸福。

恐惧： 对危险的反应，类似于大自然的警报系统。

无聊： 当你对某件事情不再感兴趣时所产生的厌烦感。

尴尬： 对自己说过、做过、想过或目睹过其他人所做的事情感到窘迫或不知所措。

激动： 对未来的某件事情感到兴奋或期待。

绝望： 对某一情况缺乏乐观情绪，感到沮丧，认为没有解决办法，或事情没有改善的机会。

骄傲： 对自己的成就或工作感到高兴或满意，或对自己的能力有很高的评价。

羞愧： 认为自己做了一些不光彩、不恰当的事，或者是可笑的事，所以感到内疚或无用。

惊喜： 由于出乎意料的事情而感到惊讶或惊奇，或对没想到的事情感到震惊。

嫉妒： 羡慕或忌恨别人的所作所为，或渴望一些你没有而别人却有的东西。

烦躁： 感到不耐烦或者被某人或某物打扰。

第 3 章

核心模块 3：情绪聚焦的行为实验

所需材料

- 《青少年情绪障碍跨诊断治疗的统一方案——自助手册》中的材料

  1. 常见愉悦活动清单（工作表 3.1）

  2. 我喜欢的活动清单（工作表 3.2）

  3. 凯特的情绪和活动日记（图 3.1）

  4. 凯特的情绪和活动图（图 3.2）

  5. 情绪和活动日记（工作表 3.3）

  6. 情绪和活动图（工作表 3.4）

  7. 每周活动计划表（表单 3.1）

  8. 情绪前中后三阶段追踪表（表单 3.2）

- 本章末尾处提供了一份父母总结表，它可以帮助你和来访者的父母一起回顾本模块中的材料。你也可以使用第 9 章（父母模块）中的材料帮助你和来访者的父母进行讨论。

每次会谈都要进行的评估

- 父母及青少年评分：每周首要问题追踪表（见本书附录 1.3）

核心模块 3 的总体目标

　　本核心模块有两个主要目的：（1）让青少年了解这样一个概念：过去在强烈情绪的状态中，他们采取了非适应性行动，现在他们要采取与以往相反或不同的行动；（2）通过一系列行为实验的方式来强化这个概念，并以此证明这些相反的行为是可忍受的，而行为实验最初需要聚焦于针对伤心、退缩和抑郁的相反的行为。你需要和青少年来访者通过执行行为实验的方式把上述目标带入他们的生活，以此证明活动水平与情绪体验之间的关系，并帮助来访者将更多的愉快活动纳入日常生活。本模块可以起到预防性干预的作用，而这对于目前具有高活动水平的青少年和 / 或快感缺失或正性情绪水平低但没有明显问题的青少年而言，也十分有效。我们认为，任何具有情绪障碍问题的青少年都需要至少一次会谈来引入这些概念。然而，对于一些青少年来访者而言，在引入这些概念之后，他们仍需要为期数周的、连续的行为实验，因为他们通常会抑郁或有很高的抑郁风险。目标 4 仅针对需要持续进行行为实验的青少年来访者，可能并不适用于其他青少年来访者。在这种情况下，你可以选择在另一次会谈时对其他情绪（包括愤怒和内疚）进行情绪聚焦的行为实验。在青少年统一方案的其他模块（如核心模块 4、核心模块 6 和核心模块 7）中，你们也有机会进行类似的行为实验。

- **目标 1**：介绍"相反的行为"和"情绪聚焦的行为实验"的概念。
- **目标 2**：确定青少年在情绪聚焦的行为实验过程中喜欢并能参与的活动。
- **目标 3**：介绍"情绪追踪"和"活动水平"的概念，并鼓励青少年执行一次针对伤心 / 退缩的行为实验。
- **目标 4**：为未来在会谈中持续进行行为实验奠定基础。

治疗师备忘录——统一方案的理论

核心模块 3 基于核心模块 2 中提到的一个点展开：虽然在高强度的情绪体验中采取的一些行为（诸如回避、退缩或攻击）可以在短期内缓解痛苦，但是从长远来看，这样做是无益的。在本模块中，你需要鼓励青少年来访者做一系列"实验"，即做些与曾经维持情绪障碍症状的行为不同的或相反的行为，探索它们是否会最终缓解这些症状的强度，进而帮助他们提高自己对情绪相关诱发因素的觉察能力。换句话说，在本模块中，要开始鼓励来访者适应性的和接近导向的行为，而这些行为可以减少青少年的功能受损。先聚焦在伤心和退缩上，通过参与更愉快的活动、更频繁的活动或促进日常自我关照的活动，青少年可以观察这些活动是否能更长期地减少伤心情绪和相关症状。本模块虽然主要聚焦在与伤心及相关情绪有关的相反的行为和行为实验上，但也起到了引入"相反的行为"和"行为实验"等术语的作用，因此你可以在鼓励来访者进行更多样化的、更具有适应性的行为选择时使用这些术语。

核心模块 3 的内容（按目标划分）

治疗师备忘录

- ■ 在每一次会谈前，不要忘记和青少年及其父母一起对首要问题重新进行评分。
- ■ 不要忘记给父母提供"核心模块 3 的父母总结表"，同时协助他们更好地理解本模块中的重要材料，并在本模块的某一次会谈中花些时间与父母一起回顾这些材料。

◎ 目标 1

介绍"相反的行为"和"情绪聚焦的行为实验"的概念。

介绍相反的行为

　　本模块的第一个目标是向青少年介绍一些新术语，治疗师可以在青少年统一方案的其他部分看到这些新术语。第一个术语是“相反的行为”，即与情绪性行为相反或不同的行为。治疗师可以用与恐惧相关的回避行为作为例子来介绍相反的行为的概念。例如，如果你害怕在老师面前说话，那么你的情绪驱动行为可能包括低头或保持安静，即使你知道问题的答案。在这种情况下，相反的行为是看着老师，对课堂上提出的问题做出回应。治疗师可以结合核心模块 2 的内容和青少年的首要问题，向青少年阐述新术语。例如，在回顾情绪前中后三阶段追踪表时，可以自然而然地讨论当青少年情绪强烈时可以做哪些有用的、更具适应性的相反的行为。治疗师也可以和青少年讨论他在感受其他强烈情绪的过程中能够采取的一些相反的行为。我们在表 3.1 中提供了一些例子，供治疗师参考，治疗师也可以向青少年征集其他例子。

表 3.1　常见的情绪性行为及其相反的行为

情绪	情绪性行为	相反的行为
愤怒、沮丧	大喊大叫；表达愤怒；进行身体攻击（如打、踢）	用平静的声音说话；道歉；换位思考；散步，而不是采取攻击性行为
焦虑	行为回避；情绪性回避；分散 / 转移注意	接近导向的行为
内疚	避开导致内疚的人或情境	如果有错，就道歉认错
羞愧	藏起令人羞愧的东西	讨论产生羞愧的原因，尽量不要隐瞒

情绪聚焦的行为实验

　　本模块引入了相反的行为的概念，其目的是要求青少年及其家庭逐渐尝试这些新的或不同的行为。但是，对于一个长时间存在回避或退缩行为的青少年，或者对于一个已经养成了强化这种回避行为的习惯的家庭来说，改变是很难的（可以参阅第 9 章中关于如何监控和处理情绪性养育行为的讨论）。因此，我们建议青少年及其父母通过进行一系列行为实验，逐渐向这种相反的行为发展。在这种情况下，行为实验指的是一种信息收集练习，可用于测试一个人的想法或信念是否真实，同时也提供了一个获得新信息的机会。在核心模块 3 中，我们希望青少年获得的新信息能和与伤心相反的行为有关。具体而言，我们要求青少年不要进行与伤心相关的情绪驱动行为（如躺下、小憩或减少活动量），而要求青少年尝试在日程表中加入新的或更多愉快的活动，看看这样做是否能改善他们的感受，减少他们对伤心的情绪体验。随着治疗的进行，治疗师可以要求青少年进行其他新行为或行为实验。这也是长期保持良好状态的第一步。

伤心及相关症状的行为实验

青少年希望使用活动作为改变其情绪体验的一种方式，这主要有两个原因。

1. 他们有时感觉有点沮丧或伤心，他们的身体也好像不想做以前喜欢的事情。
2. 他们不一定经常感到伤心或忧郁，但可能会重新评估自己当前的活动是否符合自己的价值观或者希望能够从所做的事情中受益。虽然不是每个青少年都能自主地决定改变其活动计划（例如，青少年必须上钢琴课，因为父母认为这个活动非常重要），但本模块是一个机会。借此机会，可以"盘点"并思考如何确保青少年的整体活动计划是一个能够为未来建立积极自我意识或自我效能的计划。

在核心模块 2 中，治疗师已经通过情绪体验三成分与青少年一起探索了他们的想法 / 解释和身体感觉对其情绪体验的影响。治疗师可以告诉青少年，正如想法和身体感觉可以引发情绪性行为一样，改变行为也会影响想法和身体感觉。在接下来的治疗中，治疗进程将开始把注意转向行为对情绪体验的影响。为了做到这一点，治疗师会要求青少年进行一个行为实验。在这个实验中，青少年需要同时监测自己每天经常参与的活动类型和发生的情绪体验。治疗师需要告知青少年，情绪水平越是接近量表上的较高数字，就代表自己越是感到精力充沛、放松、兴奋和快乐。对大多数人来说，每个人从事的活动类型会影响自身的情绪体验。了解这一点后，青少年就可以选择相应的活动来减少令人不适的情绪体验（如愤怒、焦虑、恐惧或伤心）。治疗师可以选择用一个示例来说明更积极或更令人快乐的活动可以使想法、身体感觉和整个情绪体验更加愉悦（例如，治疗师可以问青少年，当他在雨天待在屋里看电影而不能和朋友／家人一起外出时，他会有怎样的感觉）。

> ### 治疗师备忘录
>
> 　　在核心模块 3 的初始环节中，治疗师可以通过示范来说明行为实验的理念以及情绪与活动之间的潜在关系。治疗师可以在某次会谈中创设一个即兴的舞蹈派对。在治疗时播放一首流行的、欢快的歌曲，治疗师、青少年和家长一起跳舞，并要求每个人用 0—8 分来评价自己从活动前到活动后的情绪体验变化。治疗师也可以让青少年参与其他活动，如打球、玩游戏、为咨询中心的助理或接待员提供帮助。

🎯 目标 2

确定青少年在情绪聚焦的行为实验中喜欢并能参与的活动。

　　本周，治疗师可以要求青少年练习监测自己的情绪体验，并至少两次尝试改变正在体验的情绪，进行与不同情绪体验相关的、符合自身价值观的活动。如果青少年认为这不可能实现，不要急于与他们争论。相反，治疗师可以建议他们尝试一下，看看效果如何。

> ### 治疗师备忘录
>
> 　　一些电子产品的应用程序可以用来辅助青少年追踪记录自己的情绪和活动。当然，这些应用程序不是在治疗过程中必须使用的，但可能对"电子技术控"类型的青少年更有用。

常见愉悦活动

无论是体育锻炼、社交互动还是其他类型的活动，增加活动水平都可以增加愉快的情绪（如幸福或快乐），并减少不愉快的情绪（如伤心或愤怒）。这个观点是治疗师在这次会谈中向青少年介绍的情绪聚焦行为实验的核心。有些青少年需要从更简单的行为开始这个实验，比如按时起床上学的行为或自我照顾行为。然而，这些基础的活动可以很容易地和本模块其他明显能令人愉悦的活动整合起来（见后面的可选活动）。治疗师与青少年一起制订一份他们目前所从事的或者他们认为自己会喜欢的活动清单。在清单中加入可能令人愉快的活动将有助于他们监控此类活动。对于伤心情绪或厌世水平高的青少年，制订这样一个愉快活动清单可能很困难。治疗师可以参考"工作表 3.1：常见愉悦活动清单 [1]"，并向青少年建议还可以考虑从以下 5 种建立自我效能或增加愉快的活动类别中选择一种：

- **服务类活动**——直接为他人做一些事情或改善他人的境况
- **趣味类活动**——花时间做喜欢的事情，无论是自己做还是和别人一起做
- **社交类活动**——与其他积极、有趣的人共度时光
- **成长类活动**——进行一些学习 / 掌握技能的活动
- **体育类活动**——动起来参与一些活动或玩游戏

"思考你在一天中所做的活动。你做这些事情是因为它们能让你感觉良好，还是因为它们非常重要？你能不能想出一些可以改变你的情绪体验、让你感觉变好的活动？如果你很难想出这样的活动，工作表 3.1 中包含了一个清单，它可以帮助你回忆自己过往的经历。在工作表 3.2 上写下两三个你喜欢的活动，或者你认为对你个人有意义的活动，以及你在接下来的一周内能够参与并记录下来的活动。你可以随时在这个清单上增加内容。"

---

[1] 在《青少年情绪障碍跨诊断治疗的统一方案——自助手册》英文原著的工作表 3.1 中，所列的个别活动并非我国青少年熟悉的活动，例如，打曲棍球、打橄榄球等。为了便于我国读者使用该工作表，已将这些具有文化差异性的活动替换成我国青少年更熟悉的活动，例如，参观名胜古迹、打羽毛球、打排球和跳绳等。——译者注

可选活动　如果青少年在选择有趣的、对个人有意义的或好玩的活动方面有困难，治疗师可以建议他们想象学校放一天假，这一天没有任何安排，于是他们在没有任何约束的情况下会怎样享受自己的生活呢？利用这个情境进行头脑风暴。然后，考虑这样的计划是否：（1）具有现实性（可行性），（2）可以经常发生，（3）是积极且合法的。利用这些来帮助青少年生成一份自己可能做的活动清单，并让他们做出与伤心的情绪性行为相反的行为，改变他们在这些时候的情绪体验。把这个清单写在工作表 3.2 上。同样，有些青少年可能首先需要关注更多的实用性或基本的自我关照行为，然后才能关注有趣的或其他重要的活动，这些也可以列在工作表 3.2 中。

帮助青少年确定可以自己进行的或与其他人一起进行的愉快活动是非常重要的，这样他们就有了多种选择，并根据他人是否有时间来决定是自己活动还是和他人一起活动。治疗师还需要向青少年指出，成功的活动并不等于完美的或最好的活动。如果青少年自己难以想出活动内容，可以为他们提供一些选项，如散步或跑步、画画、听音乐、拍照、与朋友看电影、与朋友或家人玩接球或一对一篮球游戏、在周一晚上早早地完成作业、帮助学校的同学完成一个任务，等等。

治疗师备忘录

治疗师要注意这是一个行为实验，需要青少年持续地以行为实验的眼光看待它。治疗师要追踪青少年的活动和情绪体验，看看这个行为实验是否有助于他们调整自己的情绪体验，或者能否为将来的适应性情绪体验奠定基础。

治疗师备忘录

在讨论青少年个人喜欢的活动时，父母和青少年之间可能会出现冲突，需要进行协商和进一步的讨论。例如，青少年可能会表示不想学乐器了，因为他们觉得这不是一件愉快的事。然而，父母认为让孩子继续练习和演奏乐器非常重要。在本次会谈结束时，治疗师与父母可以共同讨论亲子间在日常活动方面的冲突，并根据讨论结果决定家庭练习的内容。

🎯 目标 3

介绍"情绪追踪"和"活动水平"的概念，并鼓励青少年执行一次针对伤心／退缩的行为实验。

追踪记录愉快的活动

为了确定做喜欢的活动是否真的改变了青少年伤心情绪的强度或帮助青少年感觉更好，他们需要在从事活动的同时监测自己的情绪体验。治疗师通过和青少年一起回顾一个示例，来讨论如何监测情绪体验［见《青少年自助手册》中凯特的情绪和活动日记（图3.1）］。查阅凯特的日记和《青少年自助手册》中凯特的情绪和活动图（图3.2），虚线是她每天的情绪水平，8表示非常有活力、快乐或放松，0表示感觉一般、没意思或一点也不快乐。实线是每天相关活动的总和。治疗师要与青少年一起阅读这些材料，并探讨凯特的活动和其情绪体验之间的关系。治疗师还要向青少年强调，与情绪体验有关的不仅仅是参与活动的数量，还有这些活动的质量，以及这些活动是否与他们自身的价值观一致，是否与他们个人真正的喜好一致。

可以看出，凯特的情绪和活动的水平往往会一起上下波动，这说明其中一个的变化可能与另一个相关。治疗师可以告诉青少年，对大多数人来说，他们所经历的情绪体验与愉快活动的数量或质量通常是密切相关的。

治疗师可以用下文的示例向青少年介绍情绪和活动日记实验。

"这次会谈期间的部分任务是记录你每天的情绪水平，以及记录你每天做了多少有趣的活动。你可以使用工作表3.3来完成此项任务，这个表和凯特的日记一样。你需要每天对照工作表3.2或工作表3.1，数一下你当天做了多少项这样的活动，并把总数写在当天的'活动数量'一栏里。

例如，如果你听了音乐，然后和朋友通了电话，就在当天的'活动数量'一栏里填2。在每一天结束时，坐下来回忆这一天的情况，就可以得到你参与的愉快活动的总数。同时试着写下你具体做了哪些活动。你可以自己决定在一天中什么时间填这个工作表比较好。你觉得怎么样？

同时，你也应该在工作表3.3中记录自己的情绪水平。如果发现有任何原因导致你某天做了更多或更少的活动，可以在日记的备注部分写下这些原因。你也可以参考凯特的记录方式，并使用工作表3.4。

尽量认真记录你的活动，因为它可以让你更了解自己，看到你的活动水平与所经历的情绪类型的关系，以及这些情绪的强烈程度。"

如果核心模块3在这里结束会谈，治疗师需要给青少年布置整个家庭都要配合的学习任务及练习（追踪记录情绪和活动水平）。因此，治疗师需要与青少年就他们愿意在接下来一周中进行的1~3项活动达成共识。在与青少年讨论活动选项时，治疗师可以参照诸如"工作表3.2：我喜欢的活动清单"等工具。不过，在这个过程中，治疗师需要关注青少年的当前状况，考虑他们目前的活动类型和活动水平，这很重要，尤其是当青少年的活动水平在抑郁的情况下本身就偏低时，或者当一些活动引发过于强烈的焦虑而导致青少年不愿参与治疗时。

在最终确定了一个或多个活动后，治疗师就可以开始思考塑造新行为或相反的行为。塑造指的是强化那些与新的期待行为近似或接近的行为。换句话说，塑造可以从一个只是趋近目标活动的行为开始，循序渐进，而不是立即实现新的期待行为。例如，如果青少年对摄影感兴趣，但由于抑郁和社交焦虑，他们在家庭外的活动相对较少。在这种情况下，治疗师可以先让他们在自己的房间或家里走动拍照，然后逐渐移至户外或其他相关的社交场合进行摄影活动。

家庭练习：追踪记录情绪和活动水平

让青少年使用《青少年自助手册》中的工作表3.3和工作表3.4来追踪自己的情绪和活动水平。治疗师要求青少年进行他们认为可以改善情绪的1~3项活动，并追踪记录自己的情绪是否因活动水平的变化而发生改变。工作表3.3中有一栏需要青少年在完成行为实验后做些备注。青少年可以在这一栏记下对实验的观察。下文提供了治疗师检查此次家庭练习完成情况的框架。同时还要给青少年布置填写"表单3.2：情绪前中后三阶段追踪表"的任务，它可以帮助青少年追踪其他强烈的情绪。

　　为了找出进行行为实验最有效的时间段，治疗师可以和青少年及 / 或其家长一起进行一次简短的功能评估（例如，放学后独自一人在家时，青少年经常会觉得无聊和伤心）。

观察情绪与活动之间的关系

　　如果治疗师同时布置了"工作表 3.3：*情绪和活动日记*"和"工作表 3.4：*情绪和活动图*"，那么在之后的会谈中，治疗师需要和青少年一起简要地分析其情绪和活动变化的模式，旨在促进其对不同情绪状态以及在这些状态下同时发生的活动的自我觉察。治疗师还要和青少年讨论在一周内进行的所有行为实验，并要求他对自己情绪体验产生的任何变化进行反思。

　　也许，有些青少年一整周的活动水平和情绪强度都适中或较高。如果出现这种情况，治疗师要让青少年确定他们在各种活动中的感受。同时，治疗师也要询问这些活动属于服务类活动、趣味类活动、社交类活动、成长类活动或体育类活动中的哪一类（或者是这些类别的组合），以及在这些类型的活动中，他们的情绪有什么不同（如果有的话）。

　　有些青少年的情绪强度和活动水平可能基本没变或一直适中，但由于令人不适的情绪体验或其他外界事件，他们可能会出现活动的暂时中断和情绪水平的降低。如果出现这种情况，治疗师应该帮助青少年觉察这种变化模式，并且让他们认识到，中断活动可能不是一种具有适应性的情绪性行为，因为它会导致更糟糕的感觉。

　　无论是现在还是过去，当伤心、焦虑、烦恼或压力导致青少年无法进行愉快活动时（例如，大量的学校作业或者与朋友或父母的争吵使青少年想要减少其他活动，最终导致其负性情绪持续增加），治疗师都可以和青少年展开讨论。告诉他们，短暂的退缩可能有助于我们思考生活中发生的事情并继续向前。可是如果这种回避行为和其他退缩策略变得顽固，为了回到更健康的状态，采取与情绪性行为相反的行为就尤为重要。青少年可以通过增加服务类活动、趣味类活动、社交类活动、成长类活动和体育类活动的数量，或者通过增加参与某一愉快活动的频率来实现这一目标。

🎯 目标 4

为未来在会谈中持续进行行为实验奠定基础。

青少年统一方案中的持续行为实验

对于持续伤心、厌世或活动量极低的青少年，你可能希望继续在每周甚至在治疗的剩余阶段都进行这些与伤心或退缩相关的行为实验。不过，这并不意味着你必须在后续的治疗中一直进行核心模块 3，你可以使用表单 3.1 来安排每周行为实验的内容（例如，令人愉悦的活动、实用性活动或自我关照行为）。在布置家庭练习之前，治疗师要和青少年及其家长有针对性地讨论是否需要聚焦于自我关照或实用性行为（而不是仅仅进行令人愉悦的活动）。因为这样的练习可能会涉及青少年的隐私，而且活动的频率各有不同（例如，青少年有时候刷牙，有时候不刷牙；一般情况下都会准时去上学，但有些时候会在课堂上睡着）。因此，治疗师在计划行为实验时，应该考虑到这些情况，尽量保证行为实验的必要性和精准性。

像其他面对强烈情绪的暴露活动一样，如果行为实验被认为"强度太大"或者"太多了"，让青少年感到目前无法有效地进行处理，它们可能会遭到抑郁症状较严重的青少年的抵触或拒绝。本疗法建议每周的行为实验要像婴儿学步一样，从翻身、爬行、站立到行走，循序渐进。因此，自我关照或实用性的行为实验要从小事（"婴儿般的一小步"）开始，并随着时间的推移逐渐增加强度或频率。

不论是实用性活动还是愉快的活动，治疗师都需要对青少年任何积极的活动给予热情地欢迎，因为它们都能增加活动量。在遇到青少年的阻抗或拒绝时，治疗师需要再次对"婴儿般的一小步"进行评估。治疗师要弄清楚阻碍青少年尝试迈出第一步的障碍是什么？如何通过未来的任务改变或克服障碍？青少年可能在行为实验中拒绝完成一些活动，但这并不一定意味着要从今后的家庭练习中完全删除它们。事实上，拒绝或不情愿的态度可能表明青少年对这类实验有更强烈的需求，或者受到了某些情绪（如焦虑）的干扰。因此，治疗师需要与青少年及家长更紧密地合作，安排这类实验，并保证青少年所处的环境能够充分支持行为实验的进行。

治疗师也可能会遇到没有持续伤心或厌世情绪但仍会因为其他情绪而频繁发生适应不良行为的青少年。如果出现这种情况，那么在本模块中，治疗师单独多安排一次会谈来关注针对其他情绪的行为实验可能会很有用。在这样的会谈开始时，治疗师可以鼓励青少年为正困扰他的情绪性行为（例如，与内疚相关的行为、与愤怒相关的行为等）确定相反的行为，然后一起围绕这些情绪设计一两个行为实验，要求青少年在会谈中完成或在家庭练习中完成。对于患有强迫及其相关障碍的青少年或要开始情境性情绪暴露的青少年（见下面的"治疗师备忘录"专栏），行为实验是一个很好的机会。治疗师可以借此机会向青少年介绍相反的行为并加以练习，而不是顺从于强迫障碍（或冲动）或恐惧想要他们做出的行为。

治疗师备忘录

在接下来的核心模块 4—6 中，还有一些重要技术，这些技术有利于开展进一步的、更具挑战性的行为实验，包括暴露。在核心模块 7 中，我们会更多、更详细地聚焦与恐惧、焦虑和回避行为紧密相关的行为实验。如果愿意，你当然可以在治疗的这个阶段开始进行暴露，而不是做与伤心相关的行为实验，或者在与伤心相关的行为实验及家庭练习之后进行暴露。然而，在这样做之前，治疗师需要考虑青少年及其家庭对暴露的接受程度或接受范围。例如，如果青少年进行额外会谈的时间很少，或者青少年多是单纯的恐惧和焦虑，治疗师可以在核心模块 3 结束时结合核心模块 7 中的材料，来介绍情境性情绪暴露的内容，并在随后的每次会谈最后的 15 ~ 20 分钟内，或者在介绍核心模块 4—6 之前，加入某种类型的情境性情绪暴露。对于这类青少年，治疗师可以引入"表单 7.1：情绪性行为表"。表单 7.1 可以帮助青少年和 / 或其父母确定一个持续暴露的目标，以作为另一种形式的情绪聚焦的行为实验在后续会谈中加以实施。同时，核心模块 7 中的其他内容也能够促使青少年及其家长理解为什么暴露技术有助于做相反的行为实验。否则，标准的治疗方案是在治疗师完整地介绍了核心模块 4—6 之后才会开始进行情境性情绪暴露。

家庭练习：进行行为实验

要求青少年在本模块和后续模块的治疗中，经常使用"表单3.1：每周活动计划表"，以促进持续的行为改变，并同时完成"表单3.2：情绪前中后三阶段追踪表"。尽管这两个表的目的不同，但它们其实是互相补充和辅助的。如果完成两份表的任务对青少年来说有点多，可以考虑选择让青少年完成在本周更为重要的一份表单。

核心模块 3 的父母总结表：情绪聚焦的行为实验

核心模块 3 旨在帮助孩子开始学习新的、更有帮助的行为。他可以在体验强烈情绪时做出这些行为。

相反的行为和情绪聚焦的行为实验

首先，孩子将学习一种与情绪驱动行为（例如，在焦虑时逃避或在伤心时睡觉）相反的行为。从长远来看，这种相反的行为会使他们感觉更好。孩子将学会进行情绪聚焦的行为实验，或者在感受到强烈情绪时，练习不同的或相反的行为。以下将通过伤心的例子来介绍相反的行为这个概念。在通常情况下，与伤心相关的情绪性行为包括什么都不想做、躺下、打盹和回避活动。我们要求孩子找出可以经常参与的活动，而且这些活动会让他感觉变好。就像想法和身体感觉可以引发情绪性行为一样，改变行为也可以改变想法、身体感觉和整个情绪体验。也就是说，让孩子在伤心或沮丧时选择参与活动，实际上可以改变他们的感受。孩子会了解到每天所进行的愉快活动的数量和类型与情绪有直接的关系。

学习如何在沮丧时获得乐趣

我可以做些什么来激活孩子的活动水平？

✔ 不要急功近利！如果孩子不习惯每天很活跃（高活动水平），请逐渐增加他们的日常活动量。请记住，*短暂*的退缩可能是有利的，能让孩子更好地思考和前进。

✔ 找出孩子认为有趣的活动，并让他们自己决定活动内容。

✔ 计划家庭活动或出游。一起进行新的活动是让不愿意尝试新事物的孩子向前迈一步的好方法。对整个家庭来说，这种行为激活可以是很有趣的。

✔ 鼓励孩子参加学校的一项课外活动。

孩子从事的活动类型或数量会影响他们的情绪体验。你可以找出他们通常在何时感到无聊或伤心，并计划在这些时间进行一些愉快的活动，这对孩子是非常有帮助的。对于一些经历了强烈的伤心或烦躁情绪的青少年来说，一开始进行这些活动可能会有些困难或有挑战性。如果孩子存在这种情况，你们可以从散步之类简单的活动慢慢开始。有了好的开始，你可以再和孩子讨论每周参加愉快活动的可能性。

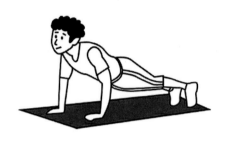

第 4 章

核心模块 4：觉察身体感觉

所需材料

■ 《青少年情绪障碍跨诊断治疗的统一方案——自助手册》中的材料

1. 身体绘图（工作表 4.1）

2. 监测我的身体感觉（工作表 4.2）

3. 情绪前中后三阶段追踪表（表单 4.1）

■ 本章末尾处提供了一份父母总结表，它可以帮助你和来访者的父母一起回顾本模块中的材料。你也可以使用第 9 章（父母模块）中的材料帮助你和来访者的父母进行讨论。

每次会谈都要进行的评估

■ 父母及青少年评分：每周首要问题追踪表（见本书附录 1.3）

核心模块 4 的总体目标

核心模块 4 的主要目的是让青少年来访者更好地觉察他们对强烈和 / 或痛苦的情绪状态的身体反应，并介绍内感性暴露或"感觉"暴露的原理。这种暴露是一种处理或"承受"强烈的身体感觉（在并没有任何真实、当下的威胁时）、直到身体重新回到不那么痛苦的状态的方法。采取这种方法并以接纳的态度面对不舒服的身体感觉，与仓促采取回避或压抑这些感觉的行动正好相反。虽然本模块所使用的内感性暴露技术曾经是专门为心理上的惊恐障碍症状开发的，但像身体绘图和身体扫描这样的技术早已被广泛应用在对各类担忧焦虑的处理上了，特别是针对痛苦忍受性差或对自己的身体感觉有高反应性的青少年而言。你可以考虑把下面目标 1 和目标 2 中所列出的技术应用于所有青少年，并根据个体的需求使用部分或全部的感觉暴露技术。但你需注意的是，内感性暴露或感觉暴露也是你为青少年介绍暴露的概念及其作用的良好途径，并且在青少年进一步了解有关自己对暴露技术的身体反应时，内感性暴露或感觉暴露也可能是青少年可参与的一种更为安全和简单的实验。

- **目标 1**：描述生理或身体感觉的概念及其与强烈情绪之间的关系。
- **目标 2**：在情绪体验中使用身体绘图和身体扫描练习时，与青少年一起确认他们的身体感觉。
- **目标 3**：对来访者实施感觉暴露以促进其对身体感觉的觉察。

治疗师备忘录——统一方案的理论

在核心模块 3 中，青少年来访者习得了相反的行为，并且学会了在感觉伤心、抑郁或易怒时如何实施情绪聚焦的行为实验。核心模块 4 会继续关注情绪聚焦的行为实验这一主题，但这次要在身体产生了特别强烈感觉的情况下进行。同样重要的是，本核心模块会介绍以下概念：在体验强烈或剧烈情绪的过程中，通过讲解式教学和体验式练习来增加我们对身体状态的觉察能力；在引发身体的不适感觉时，练习专注和觉察技术。

核心模块 4 的内容（按目标划分）

🎯 目标 1

描述生理或身体感觉的概念及其与强烈情绪之间的关系。

治疗师备忘录

- 在每一次会谈前，不要忘记和青少年及其父母一起对首要问题重新进行评分。
- 不要忘记给父母提供"核心模块 4 的父母总结表"，同时协助他们更好地理解本模块中的重要材料，并在本模块的某一次会谈中花些时间与父母一起回顾这些材料。

开始觉察我们的身体感觉

对如何更好地觉察情绪体验的不同部分进行初步的、具体的讨论，能让青少年获益良多。在必要的时候，你需要再次介绍"工作表 2.3：分解我的情绪"，并再次强调情绪体验的三个成分。你需要在该工作表中圈出"身体上的感觉"，并解释：在情绪体验中开始觉察身体感觉能帮助青少年考虑应该如何对这些身体感觉做出最佳回应。我们在核心模块 2 中曾提到过：有时，身体感觉（在《青少年自助手册》中叫作**身体线索**）和很多强烈情绪有关——比如，当我们感觉害怕或愤怒时，我们的身体会发出强烈的信号，以让我们采取行动。核心模块 4 的目的是进一步理解这些感觉，并学会在有强烈或不舒服的感觉的时候有效地进行管理。

对于一些青少年而言，和他们一起思考**战或逃**反应模式是有帮助的。战或逃是当我们感知到伤害、攻击或威胁时出现的一种身体反应。当经历这一反应时，我们的大脑会激活交感神经系统并快速释放大量激素，让我们对攻击进行反击或快速逃离感知到的威胁。

在经历战或逃反应时，我们的身体会产生一系列反应，包括：

- 心跳加速、呼吸急促

- 脸红或脸色苍白

- 消化能力减弱

- 身体某些部位的血管收缩以及与肌肉活动有关的血管扩张

- 泪液和唾液分泌受抑制

- 发抖

- 视野变窄和 / 或瞳孔扩张

下面这段文字简短描述了战或逃反应模式如何引发了有情绪障碍的青少年不舒服的情绪体验。

"你的身体快速产生这些反应具有以下功能：（1）增加肌肉血流量并减少身体其他并不必要部位的血流量；（2）为身体提供额外的能量；（3）增加速度和力量——一切都是为了逃离攻击者或与威胁战斗！人体在这方面有绝佳的表现。

但是，有些人在其身体处于非威胁状态下也会体验到战或逃反应模式下的感觉或身体线索。正如你能想象到的：这些感觉会令人非常不舒服。所以，你自然会在这个时候将注意转向外界并寻找潜在威胁或有害事件等来自外界的其他线索。今天，我们的目的之一便是让你了解你的身体是如何对这些威胁的感觉或对伤害的担忧做出反应的，以及学习当我们并非身处威胁之中时，如果觉察到了这些感觉，能做些什么。"

有些青少年可能对身体线索的觉察能力较差，他们在确认这些线索方面可能需要你的帮助。通常来说，青少年会将与想法有关的词、与情绪有关的词和与身体感觉有关的词混淆。为了进一步加强对身体的觉察，你可以用下文提供的身体绘图和身体扫描技术加强身体感觉的明确性。然而，如果青少年坚持认为自己在身体绘图或身体扫描后没有感觉到痛苦的身体感觉，那么你可以先与他们的这种阻抗共存，以待后期在进行广泛情绪暴露和情境性情绪暴露过程中，当这样的体验更自然地出现时，再加以处理。

目标 2

在情绪体验中使用身体绘图和身体扫描练习时，与青少年一起确认他们的身体感觉。

确认常见的身体感觉——身体绘图

使用"工作表 4.1：身体绘图"，让青少年确认在经历痛苦的感受时，身体线索对应的特定位置，并让他用例子对身体绘图进行标记。为了使这个活动更加有趣，青少年可以对身体绘图进行命名，或用自己的例子描述所体验到的身体感觉。如上文所提到的，类似于战或逃反应模式所表现出的与愤怒和恐惧相关的感受，可能是使用身体绘图最容易确认的感受。

你可以通过多种方法使用身体绘图，让青少年对于其身上哪里感到痛苦进行表达。开始时，可以构思一些经常诱发身体线索的较为概括的想法（例如，你即将做一个重要演讲，身上有什么地方感到紧张？又或许是兴奋？），然后可以进一步将问题个性化，从而使其更好地觉察所体验到的身体感觉。根据不同的诱发因素类型（例如，社会威胁与人身威胁）或者情绪类型（例如，伤心与快乐）将身体绘图个性化也可能有帮助。有些治疗师则让来访者在身体绘图上对不同诱发因素或情绪进行颜色编码（例如，与伤心相关的身体线索用蓝色标记，与愤怒相关的则用红色标记）。

重新解读身体感觉——身体扫描

身体扫描是一种用于觉察当下的技术，类似于将在核心模块 6 中学习的技术。但在本模块中介绍这个技术的目的是鼓励青少年在没有实际威胁或有害事件发生（如在目标 3 中将要介绍的感觉暴露练习）时，"承受"并不断靠近痛苦的身体感觉，而非回避这些感觉。像其他觉察当下的技术一样，身体扫描的主要目的是不管出现什么感觉，都要去"注意它、描述它、体验它"，并保持当下的状态，同时"观察"感觉随着时间的变化。这种练习觉察当下的框架改编自莱恩汉（Linehan，2015）对正念的"什么"技术的描述。通常来讲，当身体回到其静息态或内稳态时，这样的感觉自然会逐渐减少，不过青少年经历这一过程的时长会因人而异。下面主要介绍如何在感觉暴露中使用身体扫描。在《青少年自助手册》的第 6 章（工作表 6.1）中可以找到有关身体扫描的介绍"注意它、描述它、体验它"技术的内容。不过，让青少年遵循以下步骤进行身体扫描，效果会更好：

- 扫描身体出现的任何不适或痛苦的线索
- 观察身体中出现的感觉，并对其强度进行打分（0—8 分）
- 用自我对话的方式描述这些感觉（或者让来访者大声说出来）
- 保持当下的状态并"观察"这些感觉以及它们是如何随着时间变化的
- 当青少年完全能够管理这些感觉时，可停止暴露练习并进行下一项任务

◎ 目标 3

对来访者实施感觉暴露以促进其对身体感觉的觉察。

重新解读身体感觉——感觉暴露

你将让青少年进行一系列行为实验，旨在帮助他们更好地理解自己的身体线索，不刻意通过情绪性行为来改变、弱化或逃避这些身体线索，而是尝试体验它。这可以通过感觉暴露或者暴露于内在或身体感觉来实现。可以借助情绪体验三成分，向青少年指出他所经历的身体感觉将会影响他的想法、行为和情绪。即使没有真实的威胁存在，一旦认为自己的身体感觉有害，我们也会采取情绪性想法或行为来回避它们。进行感觉暴露将会帮助青少年了解情绪性行为是否会在很大程度上受到不适的身体感觉的影响；如果是，那么如何打破这个循环。在感觉暴露过程中，应该向来访者强调，他所感受到的任何身体感觉都是其情绪体验中正常且自然的一部分，感觉暴露有助于增强他对这些身体感觉的觉察。

为了让青少年理解当身体感觉发生时可以不采取任何措施（例如，当我感到喘不过气时，我就必须尽快离开；当身体感到非常沉重时，我就做不了任何事情；当我的

脸在发烫时，我必须对那个惹我生气的人发泄怒气）来消除它们，你要让他们进行多次练习。在选择练习时，你需要考虑哪种练习会让来访者体验与他在强烈情绪中相同的身体感觉。使用"工作表 4.2：监测我的身体感觉"追踪青少年产生了什么样的身体感觉，并在会谈中询问他在经历行为实验时的身体感觉的强烈程度。在强烈感觉发生时，可使用身体扫描技术训练青少年对这些体验的觉察，以及这些感觉是如何随时间变化的。以下是介绍感觉暴露的一个示例。

"有时，不适的身体感觉会影响我们的情绪想法或行为，比如想到不好的事情将要发生，或是由于身体感到不适而需要离开某个地方。正如我们之前讨论过的，有时，这些身体感觉的发生是因为真的有危险存在，但通常并不存在现实危险，这些感觉也会突然产生。也就是说，即使没有坏事要发生，我们仍然想逃离或认为有不好的事情会发生。为了解决这个问题，你要故意让这些强烈的身体感觉产生并经历它们，同时观察你的身体从这些体验中自然而然地恢复正常。为了做到这一点，我们会进行另外一个行为实验，即在这间治疗室里练习体验这些身体感觉。希望这能让你开始意识到，经历这些身体感觉并不意味着周围肯定会有危险的事情发生。"

你可以从表 4.1 中选择所有或一部分感觉暴露选项，但是我们强烈建议你和来访者一起选择至少两三种不同类型的任务进行尝试。下面以过度换气为例，介绍了练习过程。不过，你也不是必须选它。事实上，表 4.1 中的任何例子都可以作为感觉暴露练习的开始。

表 4.1　感觉暴露选项清单

- 左右摇头（无须过快）30 秒
- 将头埋在膝盖中间 30 秒，然后快速抬头（至直立位置）
- 原地跑步 1 分钟
- 屏住呼吸 30 秒
- 保持全身肌肉紧张 1 分钟，或者尽可能长时间地保持俯卧撑姿势
- 坐在转椅上旋转 1 分钟（相对快速）
- 过度换气 45 秒（参考正文中提到的练习）
- 通过一个细管呼吸（例如，咖啡搅拌管或鸡尾酒吸管）1 ~ 2 分钟，此时不要用鼻孔呼吸
- 盯着强光 1 分钟后立刻阅读一段短文
- 盯着自己手上的一个点，持续 3 分钟

如果你选择过度换气作为开始，就让来访者先进行 3～4 次深呼吸，每一次都用劲呼出（大概是平时速率的 3 倍）。目的是让来访者感觉真的是在过度换气，就好像在使劲吹一个气球。如果来访者不愿意，你可以先给他做示范，然后让他跟着你重复做这个动作。让来访者持续这个行为直到你告诉他可以停下（尽量不要提前告诉来访者这个练习要持续多长时间；因为，当这些身体感觉伴随着强烈情绪出现时，青少年是不知道这些身体症状会持续多久的，因此他应该学会不管持续多久，都要对这些感觉有所觉察）。要保证来访者在做练习时保持足够的呼吸速度和力度。如果你要为青少年进行示范或跟着他们一起练习，最好保证有些练习由青少年自己完成，这样他就不会把你当作感觉暴露过程中的"安全对象"。

每个练习可持续大概 45 秒。结束时，让青少年使用身体扫描来观察不适或紧张的感觉来自身体的哪个部位。一旦觉察到，就让他大声描述出来，然后聚焦在当下的感觉上，并观察它们在强度上发生了什么变化。使用"工作表 4.2：监测我的身体感觉"有助于这个练习的完成。

在青少年进行过一项感觉暴露并理解了练习原则后，可让他多暴露几次，从而进一步理解这些治疗概念。对于经常体验到不适的身体感觉的青少年，除了表 4.1 中所列出的常规选项外，你也可以找出更多的与来访者平时的感觉类似的感觉暴露。

家庭练习：觉察身体感觉

要求所有青少年完成"表单 4.1：情绪前中后三阶段追踪表"。你也可以布置两三个感觉暴露作为家庭练习。选择在会谈中体验强度最大的感觉暴露作为家庭练习任务，让来访者理解这些感觉是无害的，而且练习会变得越来越容易。在进行家庭练习的一周中，所选择的每一种感觉暴露都要至少进行 3 次。青少年也可以使用"工作表 4.2：监测我的身体感觉"将过程记录下来。为了简便，青少年也可以将练习过程记录在表单 4.1 中，并在下次会谈中和你一起回顾。

核心模块 4 的父母总结表：觉察身体感觉

核心模块 4 旨在帮助孩子促进其对与情绪相关的身体感觉的觉察。身体感觉是我们情绪体验中正常且自然的一部分。我们的身体会给出线索，让我们知道自己的感觉如何。例如，当感到焦虑时，有些人会胃痛或头痛、发抖、出汗或心跳加快。有时候，我们会将这些身体反应归结为战或逃反应模式的一部分。当这些感觉出现时，有些青少年可能会把它们理解为有害的。但当青少年开始识别这些感觉并将其和情绪联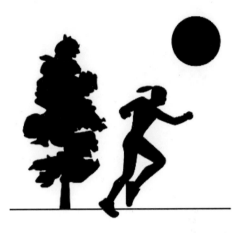系起来时，他们会将其重新解读为自然的、无害的，并且采取行动进行暴露练习，从而更有效地管理这些身体感觉。

感觉暴露

孩子在本模块中可能会和治疗师一起进行感觉暴露并在家里进行相关练习。感觉暴露（故意引发情绪体验过程中的典型身体感觉）的目的在于帮助孩子学会重新解读经历情绪体验时的身体感觉。孩子将了解，即便没有真实的威胁或未采取任何减少这些体验的行动，身体感觉也会出现。在感觉暴露过程中，孩子将会参与到能引发身体感觉的活动当中（例如，原地跑以提高心率和呼吸的急促性）。在某种情绪中体验到这些感觉可能诱发青少年采取某些情绪性行为。而在感觉暴露的过程中，孩子将认识到，他们并不需要回避这些感觉，因为它们通常会自然而然地消退。即便这些感觉的确停留了较长一段时间，孩子也将知道这些感觉虽然不适，但无害。把这些身体感觉解读为威胁的想法才是使得它们令人痛苦的原因。

在促进孩子对身体感觉的觉察上，我能做些什么？

✓ 如果孩子在述说情绪痛苦时也报告了身体感觉（例如，头痛、胃痛、眩晕或疲劳），可以鼓励他用身体扫描的方式觉察身体感觉，并帮助他认识到，这些身体感觉虽然令人不适，但并不会带来伤害。

✓ 承认这些身体感觉令人不适，但仍要提醒孩子，这些身体感觉是自然且正常的。

✓ 鼓励孩子关注这些身体感觉，而不是回避或试图摆脱它们。

第 5 章

核心模块 5：让你的思维灵活起来

所需材料

■ 《青少年情绪障碍跨诊断治疗的统一方案——自助手册》中的材料

1. 常见的思维陷阱（工作表 5.1）

2. 使用侦探式提问来评估我的想法（工作表 5.2）

3. 成为侦探——侦探思维的步骤（工作表 5.3）

4. 侦探思维（表单 5.1）

5. 摆脱困境——问题解决的步骤（工作表 5.4）

6. 摆脱困境——问题解决各步骤的示例（图 5.1）

7. 情绪前中后三阶段追踪表（表单 5.2）

■ 本章末尾处提供了一份父母总结表，它可以帮助你和来访者的父母一起回顾本模块中的材料。你也可以使用第 9 章（父母模块）中的材料帮助你和来访者的父母进行讨论。

每次会谈都要进行的评估

■ 父母及青少年评分：每周首要问题追踪表（见本书附录 1.3）

核心模块 5 的总体目标

核心模块 5 旨在帮助青少年用更灵活的方式解释这个世界中模糊的信号或情境，因为有情绪障碍的青少年通常会对这类信号或情境形成第一印象或"自动思维"，认为它们是负面的或是具有威胁性的。要学会更灵活的方式，首先需要对这些解释进行识别。在本模块期间，青少年将学会评估他们所做的解释，并识别哪些解释具有现实性或更有可能是真实的。治疗师将向他们介绍一些有助于做出相关判断的工具，其中包括"思维陷阱"（类似于认知偏差，一些治疗师更熟悉这个概念）的相关信息；还有"侦探思维"，这是一种评估其解释的方法。最后，青少年还要学习一系列问题解决的步骤，这同样是为了提升他们的认知灵活性，而且它们特别适用于选择包含适应性行为的解决方案。在练习问题解决步骤时，我们会分别在一个中性、有趣的情境和一个更加与个人相关、可能包含人际冲突场景的情境当中进行练习。

- **目标 1**：介绍灵活思维的概念：自动解释和替代解释。
- **目标 2**：向青少年教授常见的"思维陷阱"。
- **目标 3**：介绍侦探思维技术并确保青少年能够理解。
- **目标 4**：介绍问题解决技术并确保青少年能够理解。

让青少年在家庭练习中继续使用情绪前中后三阶段追踪表，这可以帮助他们记录并记住每周在情绪性爆发情境中所体验到的想法、身体感觉和行为。而且这些体验也可以用在之后思维陷阱的识别和侦探思维的练习中。

治疗师备忘录——统一方案的理论

核心模块 5 呈现了一些传统的认知行为疗法技术，但是它们在统一方案中的应用有其特别之处。本模块中所呈现的认知重评技术与其他认知行为疗法方案中用于青少年焦虑或抑郁症状的技术相差无几。但是，统一方案更强调在诱因条件下或在青少年对预期会带来痛苦感受的情境产生强烈的情绪反应之前使用此类认知技术。这是因为对于青少年而言，当身处某个情绪性事件中时，用于处理强烈情绪的认知负荷高涨，他们就不太可能有效地使用认知行为疗法技术了。因此，提前重新评估具有挑战性的想法可能会更加促进青少年的适应性行为。统一方案中所使用的问题解决技术在认知（青少年被要求在考虑对已识别出的挑战性问题的可能解决方案时更加灵活）和行为（青少年被要求考虑其他完全相反的行为或至少与其情绪性行为有所不同的行为）层面占据同样重要的位置。统一方案也强调将问题解决技术用于具有挑战性的人际关系方面的问题，特别是同辈间的问题、恋爱关系或亲子冲突，这考虑到了这项技术在应用时通过被高度重视的人际关系利益或目标要符合青少年的发展阶段，问题解决技术尤其能够帮助青少年来访者采取一些新的、不那么情绪化的行为。

在会谈中如何分别使用这些材料

在会谈中，你可能会选择不同的方式来结构化地呈现这些材料。其中一个选项就是在首次会谈中进行自动评估和对思维陷阱的识别。然后将第 2 次会谈聚焦在侦探思维或重评技术上，这样可以为青少年提供许多练习这项技术的机会。第 3 次会谈的重点将集中于问题解决步骤。如果青少年对侦探思维技术学习得很快，也可以把问题解决步骤放在第 2 次会谈中，这样就没必要再进行第 3 次会谈了。

核心模块 5 的内容（按目标划分）

🎯 目标 1

介绍灵活思维的概念：自动解释和替代解释。

治疗师备忘录

- 在每一次会谈前，不要忘记和青少年及其父母一起对首要问题重新进行评分。
- 不要忘记给父母提供"核心模块5的父母总结表"，同时协助他们更好地理解本模块中的重要材料，并在本模块的某一次会谈中花些时间与父母一起回顾这些材料。

我们如何理解世界

每天，我们都要在海量的信息中进行搜索。基于自身经验，我们学会了在信息中快速搜索，决定什么是重要的，什么是不重要的。尽管我们可能会对自己最初所体验到的事物多一些思考，从而更好地理解，但是大多数人随着时间的推移形成了自动解释这个世界的方式，也就不再多加思考了。虽然这些**自动解释**或许会有帮助，但也可能让我们陷入某种最终会带来麻烦的模式（或循环）中。特别是当我们评价这个世界的方式导致了情绪性行为时，自动解释的弊端就显露无遗。因此，在考虑这些自动解释的准确性时，让我们的思维变得灵活起来是一个非常重要的技术；这将是本模块的核心内容。

告诉青少年，你将给他展示一个图，他所要做的就是告诉你最先"看到"了什么。尽管他可能会继续对一些解释进行描述，你要特别注意他最先描述的东西（例如，"我看到了一只青蛙。等等，我要是换个角度，我看到的就是一匹马"）。推荐的视错觉图呈现在表5.1中。这样的视错觉图可以在网上找到，你在准备会谈时至少要带两张图给青少年来访者看。如果你在网上选到了你认为适合青少年来访者的其他图片，也可以带给青少年看，并向他们进一步阐述"灵活思维"这个概念。

表 5.1　视错觉图及其可能的解释示例

图像	可能的解释
花瓶/侧面人脸（鲁宾花瓶错觉）	· 一只花瓶（白色部分） · 两张侧面人脸（黑色部分）
年轻女人/老妇人	· 脸朝向左边的年轻女人 · 老妇人（她的鼻子在年轻女人的脖颈处；她的眼睛成了年轻女人的耳朵）

续表

图像	可能的解释
一幅包含树、桥和女人的画	• 一位身披斗篷的女人在树和桥附近散步 • 背景是一张脸，桥成了一只眼睛，树枝则成了另一只眼睛，女人则成了鼻子
大象视错觉	• 用铅笔画的一幅大象的图，它至少有五条腿 • 大象的腿少于五条
鸭兔错觉	• 喙朝向左边的一只鸭子 • 脸朝向右边的一只兔子，它的耳朵在左边
蛙马错觉	• 向左边张望的一只青蛙，正坐在池塘里的一小片水草上 • 将图像旋转到左边，青蛙的头成了马的鼻子，青蛙的后肢成了马的耳朵

在青少年谈论了其中的至少两幅图像后，你需要询问他们在这个练习中更容易注意到什么。在青少年分享了他们的印象后，你可以和他们更加具体地讨论这个练习的目的。

我们为什么会这样解释事物

和青少年讨论并让他们意识到每一幅图片都会有几种可能的解释（或思考的方式），没有唯一的正确答案。无论基于什么原因，不同的人可能都会对所呈现事物的不同元素产生感应，因此看到的结果不尽相同。我们针对事物产生的第一解释通常是没有经过很多脑力思考的。可是第一解释一旦形成，就需要付出更多的努力才能确认第二或其他的替代解释。此外，关注第一解释会让在大脑中清楚地保持第二种可能性变得更加困难。**灵活思维的概念就是要考虑到周遭模糊不清的刺激因素或情境可能存在一种以上的解释。**

对很多人来说，当他们正处于强烈情绪的旋涡中时，可能更快地对眼前所见做出解释**并且**难以改变。比如，当你心情沮丧或低落时，你看到某人的一张照片，他没有任何面部表情，你可能会认为这个人在想一些伤心难过的事情，而非只是在无聊地看电视。相反，如果你在刚打完架后看这张照片，大脑可能会自动地认为这个人正在生气并且想报复惹他生气的人。这是因为我们的情绪会影响对周遭世界的解释，而且这一点是有道理的。记住，我们的想法只是情绪体验中的一部分，它们会影响我们的情绪体验，反过来也会受到我们情绪体验的影响。

当我们情绪高涨时，思维很难变得灵活，但是付出些努力，还是有可能让思维变得更灵活一些的。由于我们的情绪往往让我们只能关注一个解释，因此学会评估第一解释是否正确或者是否漏掉了一个更加正确的解释，是一项非常有用的技术，也是本次治疗的核心内容。

和青少年一起尝试确定最近发生过的一个情绪比较强烈的例子（如果青少年想不出来，你可以选择使用下面的例子）。帮助青少年理解他所做的解释可以影响到他的情绪体验。

"想象一下，你正和一位朋友练习一次课堂演讲。当你完成后，你的朋友说你非常出色地组织了大量信息。他也提到你的语速应该稍慢一点，刚才说得有点快。因为信息很多，太快的话很难让人记住你说的每一句话。"

询问青少年当他听到朋友这样的反馈时会有什么感受。然后探讨他的解释可能如何影响他接下来的情绪体验。

"即使在这个简单的情境中，你可能会关注到不同的方面。关注你所受到的表扬（陈述得很好，包含了很多信息）可能会让你感到很开心。但是，你也可能关注到你朋友说你讲得太快。如果是这样，你可能会认为他在此之前的表扬只是为了让后面的批评显得不那么强硬，其实他并不认为你讲得好。

当然，你还可以有其他一些解释该情境的方式。在指定情境的前、中、后阶段，你所体验到的情绪和所产生的想法都会影响你的解释；你所做的解释也会影响你在该情境之中和之后所体验到的情绪。"

我们如何看待这个世界：识别我们的解释

目标1中的这部分内容聚焦于识别更加情绪化的想法，主要目的是识别那些维持强烈而痛苦的情绪状态的"核心信念"。虽然这一目标非常有价值，但可能超出了一些青少年的承受能力，下文所述的**箭头向下技术**的使用可以作为这种挑战性的证明。因此，可以基于来访者的发展及认知水平或觉察水平，考虑跳过本节内容，直接进入下一节中识别思维陷阱的内容。

　　本模块此前的部分关注了帮助青少年识别他们所做的自动解释。现在要多花点精力帮他们觉察自己的**情绪性想法**。可以使用下面这个例子让他们更好地理解如何识别自己的情绪性想法。

　　"比如，我觉得蜘蛛很恶心。当我看到蜘蛛时，我就会跑开，向别人求助。如果我在卧室看到了蜘蛛，那么在接下来两个晚上，我都不会在那个房间睡觉。这显然反应过度了，但是请记住——当我一想到蜘蛛，我对它们的自动解释就是：它们很恶心。相比只是觉得某个东西很恶心，我仓皇而逃、呼喊求助、远离房间的行为似乎是反应过度了。你认为我的这些反应仅仅是因为觉得蜘蛛太恶心了吗？是否可能还有其他的想法导致我产生了这样强烈的反应？可能是什么样的想法呢？"

　　向青少年说明这种反应也可能是受到了其他解释的影响。例如，如果你在蜘蛛旁边，你可能会想到它会咬你，你会中毒甚至可能会死。对于这类极端结果（死亡）的恐惧似乎更能解释这些强烈的反应。在这种情况下，对死亡的恐惧可能就是一类"情绪性想法"。如果青少年希望有能力改变自己的情绪性行为，识别这样的想法就十分重要。

　　当青少年开始理解什么是"情绪性想法"时，你就可以跟他们一起练习，寻找与他们的某一次强烈情绪反应相关的"情绪性想法"。下面提供了一个示例，告诉你怎么做（箭头向下技术）。

　　尽量使用青少年之前描述过的例子，或者是你认为可能对青少年有很大影响力的例子，类似于如下讨论。

　　"你之前提到，在吃午饭时，你害怕坐在陌生人旁边，因为你不知道要说什么。现在你又告诉我，由于这样总会让你很紧张，因此你每天都在图书馆自己吃午饭，虽然你也很想有人陪你一起吃饭。听起来，我们目前所识别出的'担心面对陌生人时你无话可说’这个解释，相较于它给你生活造成的影响（单独在学校图书馆吃饭），并不算什么。我猜，你对坐在陌生人旁边可能会发生什么还有更深层且更可怕的‘情绪性想法’。让我们一起试着把它找出来。你刚才提到，坐在不认识的人旁边，你就无话可说。如果是这样，有什么不好吗？”

　　青少年可能会说各种事情，例如：

青少年："我就只能坐在那里，什么都不说……"

治疗师："我能想象那样会有多么不舒服，但是你能告诉我那样有什么不好吗？"

青少年："我感觉特别不舒服。他们可能会忽略我，当我不存在。"

治疗师："是的，我也能想象在那种情况下的感觉会有多么不舒服。所以，你在和陌生人吃午饭期间会感到不舒服，这种不舒服是因为这种担心吗？"

青少年："也不是，我担心的是我也会在学校的其他地方看到这些人。他们每次看到我，都会想起我就是那个坐在旁边一言不发的怪小孩。在毕业前看到他们在附近，我都会感到不舒服！"

治疗师："现在我有点明白了……吃午饭时坐在别人旁边之所以会引发你的焦虑，不仅仅是因为没有什么可讲的，还因为你觉得自己在整个就餐的过程中会感到不舒服，并且在高中生涯的余下时间里，你也会觉得不舒服，因为大家都知道你就是那个在午饭时间坐在旁边一声不吭的怪小孩。这听起来更像是一个‘情绪性想法’，它让你不和其他人一起吃饭……我想知道这是不是解释这种情境的唯一可能……"

家庭练习：灵活思维

　　如果本次会谈在这里结束，就给来访者布置"表单 5.2：情绪前中后三阶段追踪表"。鼓励他们总结会谈中的内容并进行相应练习，着重强调要对情境之前和情境之中的自动解释进行识别。

🎯 目标 2

向青少年教授常见的"思维陷阱"。

回到之前提到的内容，对于任何特定情境都可能有多种解释方式或思考方式。但是，个体的情绪性想法可能在不同的情境中表现出相似性。事实上，人们可能会相信看待情境的角度只有那么几种（例如，"如果我走进教室时大家正在笑，那么他们肯定是在嘲笑我"）。有些人可能会一遍又一遍地被困在同一种解释中，没办法自己摆脱这些固定的思维模式。这些思维模式叫作**思维陷阱**，因为稍不留意，就容易陷进去（或被困住）。思维陷阱不限于让人感到不适的情绪，但是鉴于本疗法的时间限制，只有问题棘手的思维陷阱才是治疗期间关注的对象。这类思维陷阱可能与不适的情绪体验相关（例如，愤怒、恐惧、伤心和焦虑）。你可以通过下面这段描述来介绍思维陷阱。

"我们都会用一定的方式思考这个世界。有时，这些方式可能非常有用；有时，可能帮助不大（例如，认为所有的蜘蛛都能一口就把人毒死）。在评估相似的情境时——尽管有证据表明这些情境可能存在差异——反复使用相同的思维方式就叫作思维陷阱，因为它很容易让人反复掉入其中。

思维陷阱有很多种，一旦掉入其中一个，就很难脱身。虽然你可以从《青少年自助手册》中找到许多相关的描述，不过我们接下来准备重点谈论其中的一些。"

治疗师备忘录

青少年可能想知道所有的思维陷阱都是不好的吗？你可以从多个方面回答这个问题。例如，你可以强调，对环境做出快速反应通常是有用的（例如，当存在一个真实的、对身体的危险时），这些自动的思维方式可以帮我们快速地做出反应。然而，在很多情形下，即便我们产生了害怕的感觉，也并非真的有危险。因此，如果不存在直接的风险，让思维灵活起来并考虑其他解释就十分重要。否则，我们可能会继续被困在这些思维陷阱中。

> 青少年可能会说，他们觉得在很多情境中好像**的确**有威胁存在，即便这种威胁的程度较低。如果他们这么说，就肯定他们的担心，并温馨提醒：我们所讨论的直接威胁指的是**真实存在的、对身体的**威胁，例如，一辆车向你开过来，有人呛到或溺水了。对于那些令人不适或感到害怕的情境，如果不存在明显的或直接的危险，可以通过练习来学会评估这些情境到底有多危险。这样做的目的是增加人们能够考虑到的可能的解释，同时确定哪一个解释是最准确的。

下面列出了常见的思维陷阱。在"工作表 5.1：常见的思维陷阱"中列出了更多类型的思维陷阱。

常见的思维陷阱

第一个思维陷阱是过早下结论。这是一种高估某些事情（例如，惊恐发作、考试失败或见到的人不友好）发生可能性的倾向。在某个不好的事情发生可能性高的场景中（例如，如果我考试作弊很有可能被发现，宵禁时在外露宿可能会被禁足），高估不好结果发生的可能性会帮助我们避免其发生。但是，如果一个人几乎总是高估发生这种不愉快事件的可能性，这种倾向就会变成一种"思维陷阱"，特别是在不好的结果发生的可能性非常低的情况下。如果青少年认为，一旦惊恐发作，有 80% 的可能性死掉（高估了因为惊恐发作而死掉的可能性），他们可能就忽略了另外一种替代解释可能存在的证据。如果青少年准确地评估了一个威胁性事件，也许能更好地帮助他们接受所体验到的情绪，并使用稍后会介绍的问题解决技术来尝试改善当下的情境。

第二个思维陷阱是想到最坏结果。这个思维陷阱指的是认为事情最坏的结果将会发生的倾向。例如，有强迫想法 / 行为的人可能会认为，如果不以某种方式洗手，他们将会染上很严重的疾病。这样的结果就是，一旦触碰到任何可能携带细菌的东西，他们就会感到非常焦虑，而且没有办法处理在这种情况下产生的不适情绪。在此场景下，即便青少年并未真的触碰到任何有害物体，不用仪式化的方式洗手也不会实际产生任何灾难性后果，他们仍会构建出灾难性后果。而且，很清楚的一点是，即使青少年没能立刻洗手或用某种仪式化的方式洗手，他们其实也有能力处理自己的焦虑情绪

（过去也的确处理了这种情绪）。这种思维陷阱的一个关键因素是在这类事件发生时，青少年认为自己无法应对的信念。值得注意的是，即便人们不认为其所害怕的某个结果是"最坏的可能"，也经常认为自己无法处理该结果。

另一个思维陷阱是忽略积极方面。这个思维陷阱指的是习惯于关注事情的消极方面而忽略积极方面。回忆之前提到的那个请朋友对课堂演讲进行反馈的例子，掉入该思维陷阱的人可能就会关注"批评"而忽略或低估受到的表扬。

工作表 5.1 列出了常见的思维陷阱，用它和青少年一起讨论其中与他们最相关的部分。方法之一是让青少年阅读该清单并询问在他们的思维方式中，看起来最重要或最常见的思维陷阱是哪一个。青少年可能会意识到，在同一时刻，他们可能经历了不止一种思维陷阱。事实上，并不一定每次都要十分精确地识别他们被困在哪一个思维陷阱中；相反，只要知道思维陷阱的存在，就可以帮助我们弄清楚是否需要对自己的自动解释进行挑战。后面这一点非常重要，因为不同的思维陷阱之间会有重叠，并且存在一些相同的特点，有时很难真正把它们区分开。只要能够知道思维陷阱的存在就可以了——毕竟这不是考试！

此外，在和青少年进行讨论时，要注意避免使他们相信自己正处于某些特定的思维陷阱中。你此时的工作不是让他们相信自己真的处于思维陷阱中；相反，你的目标在于让他们理解这些思维陷阱是存在的，并让他们认识到，通过观察自己的想法来厘清自己是否真的面临这一问题，是十分有益的。希望在完成有关侦探思维的一节（本章后文会提到）所给出的步骤后，青少年能够明白他们的解释是否真的准确。

家庭练习：思维陷阱

如果本次会谈在这里结束，你可以引导青少年阅读《青少年自助手册》中的"工作表 5.1：常见的思维陷阱"，并让他们在接下来一周观察到有任何"陷阱"出现时，使用这张工作表对自己的思维陷阱进行识别。青少年可以选择在"表单 5.2：情绪前中后三阶段追踪表"上或直接在工作表 5.1 上进行记录。

🎯 目标 3

介绍侦探思维技术并确保青少年能够理解。

正如前文提到的，每个人都有一定的思维模式。对于有些人而言，其思维模式包括陷入因情绪引发的对周遭世界的解释。反复地陷入这种解释被称为"思维陷阱"。帮助青少年识别他们的解释，以及这些解释是否反映出他们掉入了思维陷阱，是很重要的一步。一旦青少年能够走到这一步，他们就做好了学习让自己跳出思维陷阱的技术的准备，其中包括对他们所做的解释进行评估（在思维陷阱情境中）以确认它们是否具有现实性。这一包括寻找证据和线索的认知重建或重评过程就叫作侦探思维。

治疗师备忘录

为什么要在进入情境之前使用侦探思维：当我们处于会诱发情绪的情境之下时，就很难想到我们的解释或想法其实并不是唯一的可能。因此，提醒青少年在进入特定情境之前识别并评估自己的解释会非常有帮助。情绪理论认为，这实际上是最有效的减少不适情绪体验的方法。

侦探式提问

在开始教授青少年像侦探那样去思考前，要先介绍侦探式提问这个概念，它是对某人想法或解释进行提问的特定方式（寻找"线索"来分辨其想法是否符合现实）。介绍时要告知下文中的基本原则。

和青少年一起使用《青少年自助手册》中的"工作表 5.2：使用侦探式提问来评估我的想法"。这个工作表包含了一系列侦探式提问，青少年可以用它们帮助探查（像侦探那样）自己头脑中产生的想法。这些侦探式提问可以帮助青少年确认他们的想法到底在多大程度上是符合现实的。我们已有的证据有很多种，来访者可能希望得到其中的几种。下面列出了几个侦探式提问的例子。

■ 我百分之百确定_____会发生吗？

■ 可能发生的最坏结果是什么？

■ 如果_____真的发生了，我处理得了吗？

■ 我真的可以看出别人在想什么吗？

■ 发生_____的可能性有多大？

■ 在以前，_____发生过多少次？

■ 真的有我想的那么糟糕吗？

侦探思维的步骤

侦探思维的第一步就是识别解释。让来访者翻到《青少年自助手册》"使用侦探思维挑战你的自动解释"那一部分，了解该部分中侦探思维的 5 个步骤。在《青少年自助手册》所提供的示例中，有一个解释是"如果我成绩单上的成绩不都在 90 分以上，我就绝对进不了一所好大学"。在这个例子中，青少年就掉入了"想到最坏结果"的思维陷阱，因为他们假设了不好的结果（进不了好大学）发生的可能性比该结果实际发生的可能性大，并且暗示自己无法应对这样的结果。想到最坏结果以及忽略积极方面都可能是符合这个情境的思维陷阱。讨论完这个例子后，和青少年一起识别他们可能产生的最不现实或最不准确的自动解释的情境。在识别解释后，看看青少年能不能告诉你，他们认为自己可能掉入的思维陷阱类型（如果有）。让青少年使用《青少年自助手册》中的"工作表 5.3：成为侦探——侦探思维的步骤"，并写下自己的自动解释和思维陷阱。

既然已经识别了解释并确认了青少年所掉入的思维陷阱类型，接下来就可以用下面的方法评估证据了。首先，浏览《青少年自助手册》的工作表 5.2 中的侦探式提问来评估青少年的解释。让青少年在工作表 5.3 上合适的位置写下他们提出的至少两个问题（以及相应的答案）。这么做有利于帮助青少年评估自己的解释符合现实的程度。

你要向青少年指出，侦探思维的另一部分包括确认他们在强烈的情绪反应下应对相应情境的能力。如果情况合适，你要协助青少年寻找他们和其他人以往处理困难情境的例证（让青少年自己提供例子——例如，某个亲戚去世了，他们虽然非常伤心，但是能够应对该情境）。在完成这些侦探思维的步骤以后，你要和青少年一起确认一个更加现实的结果，以及如果该结果真的发生了，他们将如何应对。

　　既然你已经通过侦探思维中的一个例子驳斥了青少年的解释，那么通过与青少年进行角色扮演来进一步练习侦探思维也可能会很有帮助。下面提供了此类角色扮演的一个示例，并可以由此衔接本章的目标 4（问题解决）。

青少年："在来这里的路上和我最好的朋友打了一架。我现在都还没搞清楚是怎么回事。简直让人不敢相信。我们可能不会再跟对方说话了！如果真是这样，我也不能和我俩共同的朋友一起出去玩了。"

治疗师："我为你感到难过，我能想象那肯定非常令人沮丧。我不知道这到底意味着什么，但我们是否可以用这个例子来进行侦探思维的练习，看看你的（自动）解释是不是最符合现实的？让我们来试试吧。记住，我们现在的工作就是要像侦探一样，收集一些证据。我现在并不是让你改变自己的想法，而是找出相关的证据。"

青少年："我试一下，但我很肯定的是，这一架把我们友谊的小船打翻了。好吧，第一步就是识别我正在想什么，对吗？我刚才已经说了，我现在的想法就是，打完架后，我就要失去我最好的朋友还有其他好友了！"

治疗师："这里面要梳理的东西太多了。让我们试着一次弄清楚一部分。首先，试着识别你是否掉进了思维陷阱。"

青少年："好吧，我猜可能是'想到最坏结果'……不知道我们的友谊是否永远地了结了，但感觉确实会这样！"

治疗师："不错，这是一个好的开始。你意识到自己可能掉进了思维陷阱。现在，你不妨找一下相关证据来证明你为什么会因为刚刚打的那场架而失去最好的朋友呢。你会从哪里开始找呢？"

青少年："好吧，我看到这个工作表上说我应该自己尝试着评估相关的证据……我没有什么证据……我们以前从来没打过像这次这么严重的架。"

治疗师："呃，看起来挺棘手的……你觉得问自己哪些问题可以帮助你收集一些
　　　　证据呢？"

青少年："好吧，让我想想……我以前碰到过这样的情境吗？没有。以前碰到过
　　　　类似的情况吗？……几周前，我倒是因为别的什么事情和我最好的朋友
　　　　打过一架。但是，没有这次严重……"

治疗师："好的，所以你们以前是打过架的，但没有这次严重。那次打架后发生
　　　　了什么？"

青少年："我们有几天没说话，后来她给我打了电话。当她打来电话时，我终于
　　　　松了一口气。"

治疗师："好的，所以上次发生类似情况时，她之后给你打了电话，你也松了一
　　　　口气。你很好地处理了上次打架的情况，虽然上次打得不像这次这么严
　　　　重。记住这个信息非常重要。你不一定非要相信其他的想法，你只需要
　　　　在头脑中给其他解释留一点空间就好。你的情绪体验发生变化了吗？"

青少年："我感到了一丝希望……"

治疗师："非常好！只要有希望，就可以尝试找到解决办法。如果没有希望，又
　　　　何必一试呢？我想现在是时候练习我们的问题解决步骤了。"

　　需要再次强调的是，这些新解释是青少年在某个特定情境下可以想到的。虽然新
的解释在情境发生之时，特别是之后，可能会有帮助（尤其是对于社交焦虑或抑郁的
案例——青少年在离开情境之后的思维可能会变得特别消极），但这些解释在进入特
定情境之前最能发挥作用。你还应该强调这个过程是要他们进行现实性的思考，而非
让他们一味地积极思考。整个侦探思维活动可以总结为以下几点。

■ 学会评估在一个情境中什么是真的可能发生的。
■ 重新考虑那些可能是思维陷阱的想法。
■ 看看这个过程是如何在这些情境中影响我们的情绪性行为的。

家庭练习：侦探思维

给青少年布置《青少年自助手册》中的下列材料，鼓励他们回顾并练习会谈中所涉及的内容。

■ 表单 5.2：情绪前中后三阶段追踪表。

■ 表单 5.1：侦探思维——让青少年在接下来的一周里使用表单 5.1 作为指导，在家进行侦探思维练习，并把过程记录在表单 5.1 上。如果没有说服青少年相信他们需要用到这个技术，就引导他们用一个假想的解释来完成这个表单。如果青少年在家只能完成一个练习任务，重点完成表单 5.1 就可以。

🎯 目标 4

介绍问题解决技术并确保青少年能够理解。

这部分介绍的是一系列步骤，青少年可以使用这些步骤来走出感觉"被困住"或是无法找到好的解决方案的情境。提醒青少年这样的情境通常与强烈的、不适的情绪有关可能会有帮助。

问题解决的步骤

问题解决的第一步是定义问题。如何定义问题将会影响接下来所能想到的解决方案。要尽可能用最简单直白的方式定义问题。下一步就是确定一些解决方案。你需要鼓励青少年尽可能多想一些解决方案。此时，不要对这些解决方案进行评价或判断。虽然我们大多数时候会对解决方案的好坏有所判断，但当涉及强烈情绪时，我们可能会放弃某种解决方案，因为这种方案让我们在短期内感到不适，即使它可能帮助我们达成更大的目标。因此，过早地对可选项做出判断可能会导致我们失去一些不错的解决方案。

治疗师备忘录

在通常情况下，你应该让青少年自己想出解决方案；但是，有些青少年可能难以做到这一点，或者经常错过一些可能性。这时，你可以帮助他们想方案，并且指出当情绪强烈时，除了他们认为能减少不适情绪的行为之外，他们很难选择其他解决方案，因为你知道，当情绪高涨时，除了减少自己不适的情绪体验外，很难选择任何其他解决方案。

在想出一系列可能的解决方案后，下一步就是列出每一个解决方案的利弊。对于每一个解决方案，利弊都至少要各想出一条。根据所列出的所有解决方案的利弊，下一步就是选择其中一个方案去尝试问题解决。选择方案时要很具体，例如，要选择"我会在周五放学后尝试一下这个解决方案"，而不是"我会在下周找个时间尝试一下"。之后，评估所选择解决方案的效果如何。如果达到了目的，就太好了！如果还没有，可选择尝试另一种方案或者再回到第一步将整个过程重新来一遍。这有助于改变你定义问题的方式，或者考虑其他的解决方案。

接下来，你要和青少年一起用一两个例子把问题解决的步骤进行一遍。在练习过程中，让青少年使用"工作表 5.4：摆脱困境——问题解决的步骤"。

下面给出了问题解决的两个练习脚本。第一个示例是一个情绪中性的问题，它适合一些青少年在开始时使用。第二个示例涉及如何通过问题解决的步骤来应对引起其强烈情绪的问题。下文并不是在展现这些材料时唯一的方式，只是提供一个例子用来阐述讨论会如何进行。在这两个脚本之后，你还可以使用其他问题示例来与青少年练习问题解决的技术。

要解决的问题——示例 1（中性情绪）

治疗师："让我们一起使用这些步骤进行练习吧。我希望你想办法把这个活页夹从桌子上移到房间的另一边。但挑战是你不能用手。用我们刚才讨论的步骤，你将如何着手解决这个问题呢？"

青少年："好吧，我必须把这个活页夹移到房间的另一边，是吗？但是我不能用手。"

治疗师："这是对这个问题非常好的定义！现在可能有哪些解决方案呢？"

青少年："我想我可以用手肘，或者脚、鼻子，或者头。"

治疗师："非常好！这些都是可能的。你做得很好，你没有对这些选择进行评价。你只是先抛出了这些选择，并没有陷入尝试找到'正确选择'的模式当中。"

青少年："我觉得用鼻子的话，我可能会受伤，也不太容易移动活页夹。但用手肘可能会比较容易，能够把活页夹推过去。"

治疗师："很好，所以你认为可以尝试哪一个解决方案呢？"

青少年："我会用手肘！我现在就去做。我要看一下这个方案怎么样，然后再决定下一步要怎么做。"

治疗师："太好了，让我们来看看效果如何！"

要解决的问题——示例 2（强烈情绪）

治疗师："让我们一起使用问题解决步骤进行练习吧。我想请你回想一下让你产生强烈情绪的事情，也许是一个你目前还无法找到满意的解决方案的情境……想到什么了吗？"

青少年："上周五晚上，我最好的朋友和我们的一群朋友在一起，但是她没有叫上我，我一直特别生气。"

治疗师："这是一个很好的问题，值得尝试解决！你会怎样定义问题呢？"

青少年："呃，我对最好的朋友没有叫我和其他朋友一起出去玩感到生气。"

治疗师："非常好！现在可能有哪些解决方案呢？"

青少年："我到目前为止还没有跟她讲话。"

治疗师："什么都不说听起来算是一种选择。还有别的吗？"

青少年："我觉得我可以告诉她这件事很困扰我。我也可以告诉另外一位朋友，她对我的伤害有多大……或者，下次如果我知道他们在外面玩，就算没叫上我，我也可以自己去加入他们。"

治疗师："这些选择听起来都可以尝试一下。你做得很好，你没有对这些选择进行评价。你只是抛出这些选择，没有陷入尝试找到'正确选择'的模式当中。那么每一个解决方案的利弊是什么呢？"

青少年："如果我告诉了另外一个朋友，她可能会安慰我并下次邀请我，但是如果让我最好的朋友知道了，她可能又会生我的气。如果我告诉她这件事对我的伤害有多大，这意味着她下次可能不会这么做了，但是我和她说话时会感到不舒服和焦虑。如果我什么都不说，什么也不会改变，我也不会失去什么，但这并不能真正解决朋友没有叫上我的问题。"

治疗师："是的，所以你觉得自己会选择哪一个去做呢？"

青少年："我目前选择什么都不说。"

治疗师："这是一个不错的选择。我们要不等到下周再看看这个解决方案对你是否有效？"

可供练习问题解决技术的其他示例

1. 青少年忘了邮箱的登录密码。

2. 青少年找不到自己的手机了。

3. 青少年在快餐店被上错了菜。

4. 青少年很害怕蜘蛛，但在自己的房间里看到了一只小蜘蛛。

5. 青少年总是把电子游戏机借给朋友，但是朋友从来没还过。

6. 青少年今天忘记做英语课的家庭作业了。

7. 青少年没听明白今天数学课的内容。

8. 朋友没有回复青少年的短信，青少年现在担心朋友是不是生气了。

9. 父母不让青少年参加这周末一个大的聚会。

10. 一个朋友在社交媒体上一直对青少年发表负面评论。

你可能会想用《青少年自助手册》中的图 5.1 来帮助青少年看一下使用问题解决步骤的另外一个例子。

在结束问题解决的讨论之前，你一定要用青少年自己生活中的一个例子来完成这些步骤。在理想情况下，这个例子是一个青少年现在正在经历的问题或者是他们预期自己将来会经历的问题，也应该是一个会引发青少年强烈情绪的问题。

治疗师备忘录

有些治疗师发现，问题解决技术是帮助青少年在经历同伴、恋爱、亲子等关系时解决人际冲突的一个极佳策略。例如，在本次会谈结束时，让青少年和父母一起使用问题解决的步骤来进一步阐明与最近一次冲突或意见分歧相关的概念会很有用。但请注意，不要让这种练习在治疗室里演变成很负面的人际互动。要识别并肯定所引起的任何强烈情绪，并且强调这是一个在家里通过高效、适宜的方式去处理冲突的好策略。

家庭练习：问题解决

给青少年布置《青少年自助手册》中的下列材料，鼓励他们在家回顾并练习会谈中涉及的内容。

- 表单5.2：情绪前中后三阶段追踪表
- 工作表5.4：摆脱困境——问题解决的步骤。让青少年在家使用这个工作表来练习问题解决步骤。如果青少年觉得自己并没有需要用这个技术解决的问题，就让他们用一个假想的情境来完成这个工作表。

核心模块 5 的父母总结表：让你的思维灵活起来

核心模块 5 旨在帮助孩子识别他解释世界的方式，并评估这些解释是不是最符合现实的。人类大脑先天就会关注情境的某些方面，并不假思索地对事件做出解释。它们被称为"自动想法或解释"。我们的自动解释可以影响我们的情绪体验，情绪体验反过来也会影响我们的自动解释。对于一个特定情境，通常存在很多种思考方式。例如，一个朋友走过时没有打招呼，这可能被解释为他只是没有看到你或者他是有意忽略你。解释情境的方式会影响我们的整个情绪。能够更好地觉察自己的自动解释可以帮助孩子识别他可能会掉入的思维陷阱（不准确、不符合现实或没有益处的自动解释），并找到更加符合现实的解释。

侦探思维

什么是思维陷阱?

当人们倾向于以一种不现实或无益的方式思考情境时，就可能陷入一种反复做出此类解释的模式，而他们自己可能无法摆脱这种模式。孩子将会了解自己何时掉入了思维陷阱，并学会如何摆脱这些陷阱！孩子也会拿到一份常见的思维陷阱清单。

侦探思维是一种引导孩子更客观地思考自己所做的解释的技术，就像侦探那样——寻找线索以告诉自己在某种情况下什么可能会真的发生、什么可能不会真的发生。孩子的自动解释是什么？孩子是否掉入了思维陷阱？有证据支持他的解释吗？孩子将学会对自己的解释进行侦探式提问。在陷入困境前使用侦探思维非常有帮助。

侦探式提问示例

✓ 我百分之百确定＿＿＿＿＿＿＿＿＿＿＿会发生吗？

✓ 可能发生的最坏结果是什么？

✓ 如果＿＿＿＿＿＿＿＿＿＿＿真的发生了，我处理得了吗？

> ✓ 我真的可以看出别人在想什么吗?
>
> ✓ 发生_____的可能性有多大?
>
> ✓ 在以前,_____发生过多少次?
>
> ✓ 真的有我想得那么糟糕吗?

问题解决

　　问题解决是帮助孩子摆脱困境的另一个技术,特别是对和他人之间的冲突或者学业 / 时间管理方面的问题很有帮助。当你陷入困境时,问题解决步骤有助于你找到有效的解决方案。下次,当你不知道如何解决生活中的问题时,不妨试一试!

问题解决步骤

1. 你尝试解决的问题是什么?
2. 在这种情况下,你能做的事情都包括什么?
3. 每一个解决方案的好处是什么?
4. 每一个解决方案的弊端在哪里?
5. 确认你认为最好的解决方案,并尝试去做!
6. 如果所选择的解决方案不起作用,就从头再进行一遍这个流程。

我能做些什么来支持孩子的思维变得灵活起来?

✓ 和孩子分享对于情境和事件的替代解释。指出可以用多种方式解释某一情境。

✓ 在孩子经历情绪强烈的情境之前,提示他使用侦探思维技术。

✓ 帮助孩子发现问题的潜在解决方案,但是让孩子独立地检验他选择的解决方案是否有用。

第 6 章

核心模块 6：觉察情绪体验

所需材料

- 《青少年情绪障碍跨诊断治疗的统一方案——自助手册》中的材料

  1. 注意它、描述它、体验它（工作表 6.1）

  2. 觉察练习监测（表单 6.1）

  3. 情绪故事（工作表 6.2）

  4. 练习非评判觉察所需的媒体设备

  5. 情绪前中后三阶段追踪表（表单 6.2）

- 本章末尾处提供了一份父母总结表，它可以帮助你和来访者的父母一起回顾本模块中的材料。你也可以使用第 9 章（父母模块）中的材料帮助你和来访者的父母进行讨论。

每次会谈都要进行的评估

- 父母及青少年评分：每周首要问题追踪表（见本书附录 1.3）

核心模块 6 的总体目标

在本模块中，首先要和青少年进行工作，目的是增强他们对自己体验的总体觉察。接着，和青少年一起在实际行动中使用这些策略，让他们在情绪唤起的情境中增强自己的觉察。觉察训练是治疗过程中重要的一步。本模块会协助青少年在不同的情境中、在逐渐增强的不同的诱发因素下，练习当下的、非评判的觉察，最终减少青少年回避不舒服的情绪体验的尝试。即使青少年在本模块中没有完全理解或者达到当下的、非评判的觉察，你们也可以在核心模块 7 中的情境性情绪暴露中再次回顾这些概念和技术，并练习这些技术。

- 目标 1：介绍觉察当下的原理，并在会谈中练习觉察当下。
- 目标 2：介绍非评判觉察的原理，并在会谈中练习非评判觉察。
- 目标 3：介绍广泛情绪暴露，并在相关情境中练习非评判觉察和觉察当下，与来访者一起识别和处理不易察觉的回避行为。

治疗师备忘录——统一方案的理论

到目前为止，在青少年统一方案中，你用许多方式鼓励了青少年来访者觉察当下的强烈情绪体验。从核心模块 2 开始，你介绍了如何借助情绪前中后三阶段追踪表让来访者更能觉察其对情绪诱发因素的反应，并对此进行观察。在核心模块 4 中，你使用身体扫描技术强化青少年练习更多的身体觉察。在核心模块 5 中，你鼓励青少年发展对潜在思维陷阱的觉察。在核心模块 6 中，你要通过在任何特定的"当下情境中"，将注意努力集中在情感体验上的方式，继续拓展这种觉察练习。可以将这些策略视为与分心、反刍和压抑相反的行为——当我们感知到内部或周围的想法或情况难以在当下体验或处理时，这三类行为经常发生。本模块可以帮助来访者有目的地从强度更小的觉察开始练习，逐步转向强度更大的情绪情境；同时塑造来访者在越来越自然的情境和环境中的觉察行为。

核心模块 6 的内容（按目标划分）

🎯 目标 1

介绍觉察当下的原理，并在会谈中练习觉察当下。

> ### 治疗师备忘录
>
> ■ 在每一次会谈前，不要忘记和青少年及其父母一起对首要问题重新进行评分。
>
> ■ 不要忘记给父母提供"核心模块 6 的父母总结表"，同时协助他们更好地理解本模块中的重要材料，并在本模块的某一次会谈中花些时间与父母一起回顾这些材料。

介绍觉察当下

正如统一方案的理论所提到的，你可以通过这种方式开始本模块：与青少年讨论你在之前的模块中是如何鼓励他们的，使他们对自己情绪体验的不同方面的觉察越来越强。在本模块中，你将介绍另一种方式，它不仅让青少年来访者对诱发因素的反应更有觉察，而且对诱发因素所发生的情境更有意识。这种新的觉察被称为觉察当下。核心模块 5 中所讨论的认知技术在人们进入可能唤起情绪的情境之前最有效，而觉察当下可以在唤起情绪的情境之前、之中或之后进行，以增强人们对当前情境的参与。练习觉察当下时，重要的是要让自己完全参与到"此时此地"中，而不是未来（尚未发生）或过去（我们无法改变）中。不专注于当前时刻有时被称为"自动驾驶"。当我们处在自动驾驶状态时，我们可能无法聚焦和充分觉察目前的想法、情绪或体验，因为我们的注意被自己对未来或过去的评价或想法分散了。处于自动驾驶状态可能使我们陷入情绪龙卷风。

"觉察当下意味着完全参与到'此时此地'中。我们不是在考虑过去或未来，而只是考虑当下正在发生的事情。我们一次只专注于一件事，不去想使人分心的事。我想建议的是：你只需要注意正在发生的事，并对自己说点什么，这样就可以了，如此一来，你就能参与到当下之中了。最终，这能帮助你正在经历的情绪龙卷风慢下来，而这也将有助于你在未来更好地管理自己的情绪。"

解释为什么觉察当下很重要

- 在向青少年来访者解释**觉察当下**时，你可以先描述一些情境（例如，会引起来访者强烈情绪的情境），它对练习觉察当下更有帮助。
- 具体情境会因来访者而不同，但将觉察当下的概念与来访者的个人经历联系起来很重要。
- 你应该解释，当感受到强烈的情绪时，自然会想到我们的问题（或导致强烈情绪的原因）。
- 然后，引入青少年来访者以前可能经历过的问题——说明强烈的情绪可能使他们一次考虑了太多事情，或者一遍又一遍地考虑生活中的消极事情，结果使他们感到不堪重负。
- 向来访者解释，觉察当下可以帮助他们放缓这些想法，一次只专注于一件事。需要注意的是，当我们能够做到这一点时，就能以一种更有益的心态处理手头的问题，管理强烈的情绪。

介绍"注意它、描述它、体验它"，并将其作为觉察当下技术的一部分

你应该还记得，在核心模块 4 中，在教青少年使用身体扫描来增强他们对身体感觉随时间变化的觉察时，曾讨论过使用"注意它、描述它、体验它"的框架。在本模块中，我们将回顾该框架，但是这次你需要提醒青少年应该如何对环境中情绪性较强或较弱的诱发因素有更多的"处于当下的觉察"。讨论以下术语和例子可以帮助青少年回忆起这些术语中与觉察当下有关的含义。

1. **注意它**（沉默地注意你所处的环境和情绪体验）：当我在海滩上时，我注意到自己闻到了大海的味道，看到了人群，听到了鸟鸣，感觉到了脚趾间的沙子。

2. **描述它**（描述你体验到的细节）：当我在海滩上时，我告诉自己，大海闻起来咸咸的，人们穿着的衣服是鲜亮的，鸟儿的鸣叫是响亮的，我脚趾间的沙子是柔软而细腻的。

3. **体验它**（使用你所有的感官充分体验这个瞬间，不要分心）：反复地使自己回到这些代表着海滩体验的感觉中。

进行觉察当下的练习

你和来访者需要使用"工作表 6.1：注意它、描述它、体验它"，在会谈中练习觉察当下。会谈中觉察当下的练习应该从各种非情绪化的刺激开始，着重于帮助青少年注意、描述和体验此时此地。你需要向青少年强调，他们要利用所有的感官来构建觉察。下文提供了一些觉察当下的练习示例，但选择对来访者来说有趣的练习很重要，所以你需要发挥你的创造力。可以在任何活动中练习觉察当下。虽然并没有哪一种练习是最好的，但确定一种最适合某个青少年来访者的练习是很重要的。你需要让来访者在会谈中至少通过一种练习来操练该技术，并鼓励来访者在家里进一步练习觉察当下。你需要提醒青少年，他们可以随时随地练习觉察当下。在学习使用这项技术的过程中，设置练习的时间对青少年来说十分重要。一旦他掌握了觉察当下技术的使用，可能就不需要在预先设置好的时间进行练习了，而是可以在日常生活中随时使用该技术。下文列出了一些推荐的觉察当下的练习。

一般呼吸觉察

指导青少年进行以下练习。

1. 找到一个舒服的姿势，平躺或坐着。如果你是坐着的，请保持脊椎伸直和肩膀下垂。

2. 如果能让你感觉舒服，你可以闭上眼睛。

3. 将注意放到你的腹部，感觉腹部在吸气时慢慢隆起或扩张，在呼气时回落或收缩。

4. 始终专注于你的呼吸，在吸气时全程沉浸在吸气中，呼气时全程沉浸在呼气中，就好像你在自己的呼吸之间冲浪一样。

5. 每当你发现自己的思绪从呼吸中游移开时，请注意是什么让你的思绪离开的。然后将你的注意慢慢带回腹部，并感受气流吸进和呼出的感觉。

6. 虽然你的思绪可能会无数次地从呼吸中游移开，但无论它飘到了哪里，你的"任务"仅仅是每次都将它带回到呼吸中而已。

7. 无论你是否喜欢，都可以用连续一周的时间尝试每天在方便的时候练习 5 ~ 15 分钟，体验一下将觉察当下的练习融入生活中的感受。你需要体验每天花些时间静静地呼吸而不做其他事情的感受。

对生理感觉的觉察——探索糖果练习

指导青少年进行以下练习[1]。

1. 取一小块（没有包装的）糖，然后将它握在手中。专注于这颗糖，想象你刚刚从火星来到地球，并且从未见过这样的糖。

2. 拿起糖，将它放在你的手掌上，或用大拇指和其他手指捏着它。专注地看着它。仔细地观察它，好像你以前从未见过糖一样。

3. 将这颗糖在手指之间翻转，仔细察看光线照射形成的闪光和阴影。

4. 在进行这些步骤时，请注意任何进入脑海的想法，例如，"我正在做的事情多奇怪啊""这有什么意义"或"我不喜欢这样"。只需注意到这些想法，然后将你的注意带回到这颗糖的细节上就可以。

5. 现在闻一闻这颗糖，拿起糖并把它放在鼻子下面，你在每次呼吸时都要仔细注意它的气味。

6. 慢慢地将糖放在你的舌头上，也许你会注意到你的手和手臂是如何精准地知道应该将糖放在哪里的，或者注意到你的唾液因为糖的出现而开始分泌。你需要关注糖的口味而不要去咬它，只需要感受糖在嘴巴里给你带来的感觉就够了。

7. 当你觉得自己准备好了的时候，非常有意识地咬一口糖，并注意它所释放的味道。

8. 慢慢咀嚼它。注意口中的唾液和你咀嚼的糖在质地上的变化。

9. 然后，当你觉得已准备好吞咽时，可以看看自己能否先注意到嘴巴决定吞咽的动作，于是在你真的吞咽之前，你已经能有意识地体验这个过程了。

10. 你可以看看自己是否可以跟随吞咽带来的感觉，感受这颗糖往下滑到了你的胃里。

正念行走

通过行走来练习觉察当下。指导青少年进行以下练习。

"首先，感觉你的身体与地面或地板之间的接触。然后，开始注意周围的环境，并花一些时间感受任何景物、气味、味道、声音、想法、情绪或其他感觉。接下来，请全神贯注于行走：先把右脚抬起来，向前迈一步，再放到地面上；然后把左脚抬起来，向前迈一步，再放到地面上；就这样每次向前迈一步。开始时慢慢地走，并注意脚跟、脚掌和脚趾接触地面时的感觉。然后，注意身体在你走路时会有怎样的改变，无论手臂是前后摆动，还是放在身后、旁边或前面。继续伴随着你的觉察行走，一步一步地觉察。"

橡皮泥练习

在玩橡皮泥时使用觉察当下的技术。你可以让青少年握住橡皮泥球，观察它但不要去捏它。让青少年注意他们想要捏它的冲动。之后让他们描述自己用不同的感官注意到的橡皮泥的特征：温度、气味、质地、形状和颜色等。最后，让青少年用橡皮泥制作一些东西。

猜测口味

使用果冻或者其他有多种口味的食物，让青少年闭上眼睛并慢慢地品尝它们，一次吃一个，并让他们使用觉察当下的技术猜测自己吃的是哪一种口味。

猜测气味

使用香料、蜡烛、食物和乳液等物品，让青少年闭上眼睛并用嗅觉通过气味分辨不同的物品。

鹅卵石辨别练习

收集许多不同形状、大小或质地的鹅卵石。让青少年先闭上眼睛，然后拿起一块鹅卵石。让他们在闭着眼睛的时候通过其他感官感受拿起的鹅卵石。几分钟后，让他们将鹅卵石放回鹅卵石堆中。最后，让他们睁开眼睛，并通过其他感觉识别哪块鹅卵石是其之前拿起的。

◎ 目标 2

介绍非评判觉察的原理，并在会谈中练习非评判觉察。

定义非评判觉察

非评判觉察是一种当下对我们的内在和周围发生的事情具有同情心的、友善的和接纳的觉察。青少年在面对不舒服的想法时会进行不同的尝试，包括担心、压抑、控制或分心，而非评判觉察可被视为与这些尝试相反的行为。我们不希望青少年给他的感受评判对错或好坏，而是希望他们以共情和理解的方式接近自己的情绪体验，就像对待朋友一样。当我们密切关注自己的想法和感受时，有时会变得挑剔且评判地看待它们，并可能尝试改变它们或分散自己的注意，因为这种充满评判的觉察是令人不舒服的。例如，当青少年与某人说话时，可能注意到自己的声音在颤抖，于是可能想："我真是一个白痴！我是怎么了？如果我不能平静下来，这个人就不会喜欢我了。"这些批评或评判性想法实际上可能会让我们感觉更糟，甚至会让我们回避与朋友一起出去玩之类的事情。而非评判觉察意味着关注周围和内在正在发生的事情，不去评判，只是确认和接纳我们的体验原本的样子。我们并不是要接纳某个特定危险的或具有威胁性的情境。相反，我们会先接纳自己对这些情境的情绪反应，再做出不一样的行动。

在更具体地练习非评判觉察时，来访者需要应用前面讨论过的一般性的觉察当下技术。例如，如果青少年在声音颤抖地进行交谈时练习非评判觉察，他就可以对自己说："这就是我的声音现在的样子（注意它），我的想法又出来了（描述它）。"然后，他可以轻轻地将注意重新放回人和谈话本身（体验它）。这个过程可能听起来不同寻常、不切实际或难以实现。虽然一开始这可能很难做到，但并非不可实现，只是需要练习而已。重要的是，青少年并不需要做到完美才能让非评判觉察有效。我们练习得越多，这个过程会变得越自然。下文所示的是一种将非评判觉察的概念与来访者的个人特征相结合的方式。

"非评判觉察意味着：在我们更加了解自己的情绪的同时，也要确保自己不对正在经历的情绪做出反应或评判，而是要注意和接纳情绪原本的样子。有情绪不是一件坏事！一种重新思考自己对情绪感受的反应的方法是：思考你会如何回应找你诉说同样顾虑的朋友。你是否会在朋友感受到了某种情绪时说他是'愚蠢的'或'错误的'？你会对朋友的感受有所共情，并告诉他有这样的感受也没有关系吗？把这种非评判的视角用在你自己的感受上。这种看待情绪的新方法能够让你更轻松地释放情绪，因为它会使你感觉自己的情绪没那么可怕和具有威胁性，也更容易从中走出来。你越是告诉自己你的感觉是'不好的'，或者体验这种情绪是'不对的'，你就越是会陷入其中。"

进行非评判觉察的练习

你可以在这个阶段和青少年巩固非评判觉察的概念。在没有情绪的情境中，通过引入一些生活用品，让青少年在不加评判的情况下关注并谈论这些物品，从而进行巩固。你还可以通过进行角色扮演来进一步巩固觉察当下的练习中的非评判成分。你可以扮演一个正在经历高情绪情境（可以是一个与青少年自己的经历类似的情境）的"朋友"，让青少年通过非评判觉察来帮助你，对你说些共情的话，安慰"这位朋友"在该情境下的感受。下文提供了其他的非评判觉察练习的示例。在会谈中至少练习一次该技术后，你需要鼓励青少年在家里进一步练习非评判觉察。你需要提醒青少年，他们可以在任何地方、任何时间练习非评判觉察，而且非评判觉察在情绪强烈的情况下是最有帮助的。

在练习中，你需要引入非评判觉察的活动，以便青少年将非评判觉察带入整个情绪体验中（想法、身体感觉和行为）。你还可以使用本模块"进行觉察当下的练习"这一部分所介绍的活动，并把重点放在青少年在这些活动中对自己整体的情绪体验的非评判觉察上。你也可以通过将非评判觉察的技术应用在青少年过去感受到强烈情绪的经历中进行练习。或者，你们也可以在广泛情绪暴露中练习这些技术，本模块的下一部分会向来访者介绍广泛情绪暴露。同样，对于那些特别受益于这些练习的青少年而言，你可以额外增加一次会谈，并在会谈中聚焦于其他的非评判觉察和正念活动。以下活动可用于你在会谈中与来访者一起练习非评判觉察。

对想法的觉察练习

"这个活动用于练习观察你的想法并允许它们在你的脑海中流入和流出，并且不对其进行评判或反应。闭上眼睛，想象你正坐在一处宁静的河边，看着水向下游流去。注意水是如何静静地持续流动的，它不会停止或卡住，它会缓慢地持续向下游流去。花一点时间观察水的流动。现在开始注意你的想法。你现在在想什么？轻轻地把你的想法放在河中，观察你的想法随着水流走。不要干扰或打断你的想法，只需要观察你的想法随水流走。如果你有了其他想法，请再次将想法放在河中，并观察它向下游流去，只需要注意而不要去打扰它。如果在某个时刻，水停止了流动，或者你因为其他念头而分了心，没有关系，只需要注意到这个情况，然后回到你的想法上，并将其放在河中。持续练习几分钟，然后轻轻地睁开眼睛。"

对情绪的觉察练习

对本周的一次突出的情绪事件进行以下练习。

"首先，将注意集中在自己的呼吸上……然后，开始注意你周围的房间。注意你在房间中看到的东西，听到的声音，以及闻到的任何气味……接下来，花一些时间将注意集中在你身体的感觉上。例如，注意你的身体在椅子上或在地板上的感觉，以及其他来来去去的感觉……现在，慢慢地将注意转移到脑中的想法和正在体验的情绪上。你只需要注意自己的感受，而无须尝试改变或评判它。当你注意到自己正在试图改变自己的感受或者发现自己正在给感受贴标签或进行评判时，只需要注意到这个情况，然后将关注转到你的想法和情绪上。注意到自己推开或抓住某种感觉的努力。注意你的情绪是如何变化的，或是如何保持不变的。"

家庭练习：觉察当下的练习和 / 或非评判觉察练习

如果你们在练习广泛情绪暴露之前结束了本次会谈，那么你可以布置《青少年自助手册》中的以下家庭练习，来帮助来访者回顾和练习本次会谈所涵盖的内容。

- 让青少年使用"表单 6.1：觉察练习监测"，在监测自己的非情绪性体验或最低强度情绪体验的同时，练习觉察当下和 / 或非评判觉察。与青少年展开头脑风暴，探讨在下周中青少年可以在何时何地进行练习。
- 如果布置多个家庭练习表单对青少年来访者来说有些困难，那么可以使用"表单 6.2：情绪前中后三阶段追踪表"作为替代方案，并在其中追踪上述新行为。

🎯 目标 3

介绍广泛情绪暴露，并在相关情境中练习非评判觉察和觉察当下，与来访者一起识别和处理不易察觉的回避行为。

广泛情绪暴露

为了引导青少年更多地觉察其情绪体验并允许它们存在，而不是试图抑制或回避它们，你需要鼓励他们进行各种可能诱发情绪体验的练习。这些练习可以包括收听或观看一些媒体片段、阅读或使用"工作表 6.2：情绪故事"来撰写一段叙述故事，或进行其他活动。这种类型的活动被称为广泛情绪暴露。不管你选择哪种练习，目标都是：（1）帮助青少年对他们在练习中的内在和外在体验使用觉察当下和非评判觉察技术，（2）注意到这些体验中的想法、感受和行为的强度可能会随时间的变化而变化。

治疗师备忘录

为了节省时间，你可以选择将广泛情绪暴露练习纳入核心模块 7，但是我们通常建议你在向未来的模块推进之前，先对聚焦于情绪的觉察当下 / 非评判觉察有一定程度的练习。

广泛情绪暴露不仅可以帮助青少年提高对情绪的觉察能力，而且可以激发许多情绪，而这些通常是让青少年感到不舒服的情绪，或者是他们之前以适应不良的方式去应对的情绪。因此，广泛情绪暴露旨在鼓励青少年在使用这套治疗手册中介绍的情绪调节技术时体验相关的情绪，这将帮助他们巩固对这些新技术的使用。

与其他情绪暴露一样，广泛情绪暴露的目标是：无论是正性情绪还是负性情绪，让青少年体验他们一直以适应不良的方式应对的情绪，同时选择用其他方式应对它们。但是，从建立良好的治疗关系以及介绍广泛情绪暴露的角度出发，均衡地使用正性情绪（可唤起快乐、幸福之类情绪的刺激）和更令人难受的情绪作为练习的材料会更有效，但需要从前者开始逐渐过渡到后者。通常可以从较为正性的暴露开始（例如，使青少年开心或想要唱歌跳舞的歌曲或视频），然后过渡到混合了正性情绪和负性情绪诱发因素的暴露（例如，观看家人在机场团聚送别的视频），最后以更为明显的伤心的或不忍观看或倾听的情绪暴露（例如，观看某人生病或亲人离世的电影片段）结束，这可能是比较合适的发展进程。最后，广泛情绪暴露的目标是帮助青少年理解，他们并不需要回避令人不适的情绪体验，而且可以在观察自己对暴露的反应时有效地使用学到的觉察技术。

在布置媒体暴露的任务之前，你最好与青少年的父母交流一下，旨在了解家庭对于青少年观看媒体内容的规则或期待（例如，不允许青少年观看 R 级[1]电影）。如果你觉得有理由让这些家庭规则为广泛情绪暴露让步，请与父母讨论进行暴露的可能性（例如，也许家长不允许青少年观看恐怖片的一个原因是，青少年在观看此类电影时会变得非常害怕）。下文所示的对话可以用于向青少年介绍广泛情绪暴露的练习。

"到目前为止，我们一直在努力理解你的情绪体验。现在，我们将练习在你出现情绪时监测你的情绪体验。为此，我们将进行一些旨在帮助你体验情绪的练习。我知道一些情绪真的令你很不舒服，你可能再也不想体验这些情绪了。但是，练习处在当下并觉知你的体验，并且不对它们加以评判，能够帮助你改变对强烈情绪的反应。

现在进行情绪暴露的练习。我们将通过浏览这些图片 / 观看这些视频片段 / 聆听这些歌曲 / 撰写你过去的经历 / 玩这个游戏 / 做这项任务来进行练习，你的任务是关注自己体验到的情绪，即'注意它'，然后'描述它'（即使是对自己说），并确保自己在完全地'体验它'。如果你发现你评价自己的情绪体验是不好的或错误的，或者发现你试图摆脱自己的情绪体验，那么请练习之前使用过的非评判觉察。我们将尝试引起几种不同类型的情绪。"

隐蔽的或明显的回避行为

在广泛情绪暴露中，重要的是要让青少年保持对自己的情绪体验的觉察。你需要监测他对远离负性体验的尝试。例如，在基于媒体的暴露中，请确保青少年没有通过转头不看屏幕的方式来回避负性情绪。你需要帮助青少年对抗这种回避行为，可以让他在观看情绪唤起的视频片段时，"实况转播"自己的想法和反应；或者在播放歌曲的过程中，当他们显露情绪时，暂停播放以引出他们的反应。

---

[1] R 级，即美国影片分级制度中的限制级，17 岁以下未成年人必须由父母或者监护人陪伴才能观看。该级别的影片包含成人内容，里面有很多性、暴力、吸毒、裸露和诡异情节等场面以及大量脏话。——译者注

对于非常倾向于回避不适情绪或特别抑郁的青少年，你可以始终采用能引发正性情绪的活动，其中可以包含身体活动（例如，垃圾桶篮球的小游戏），并让他们练习对此类活动的情绪性反应的觉察。无论选择哪种活动，你都需要让青少年使用"表单 6.2：情绪前中后三阶段追踪表"，记录与此任务相关的前中后三阶段的情绪情况。

家庭练习：广泛情绪暴露

你可以布置《青少年自助手册》中的下列家庭练习，帮助来访者回顾和练习本次会谈所涵盖的内容。

■ 布置青少年可以在接下来的一周中练习的广泛情绪暴露练习，并让他们用"表单 6.1：觉察练习监测"来追踪自己对觉察当下/非评判觉察的运用。

■ 你也可以继续布置青少年追踪自己其他情绪的前中后三阶段的练习（使用"表单 6.2：情绪前中后三阶段追踪表"）。但是，如果同时完成两个家庭练习表单超出了来访者在一周内能够完成的工作量，请优先布置觉察活动的练习。

核心模块 6 的父母总结表：觉察情绪体验

注意没有聚焦在当下的状态有时被称为自动巡航或自动驾驶状态。当孩子处于自动驾驶状态时，他可能无法准确地关注周围正在发生的事及其细节。这听起来有些奇怪，因为你可能觉得孩子一直深陷在情绪体验的细节中。但实际上，他可能只是在觉察关于过去或未来的毫无益处的想法，而不是关于现在的细节！觉察当下和非评判觉察是孩子在强烈情绪下可以用来帮助他集中注意的技术，这些技术可以让人在困难的时候对于该做什么产生更冷静的想法。在本模块中，我们最终会在对情绪更具挑战性的情境中引入这些技术，旨在鼓励孩子在"现实世界"中练习觉察技术。

觉察当下

觉察当下意味着完全地投入"此时此地"，而不是未来（尚未发生）和过去（我们无法改变）。注意它、描述它、体验它是我们会和孩子使用的术语，它们可以帮助他练习对当下时刻的觉察。

非评判觉察

非评判觉察是以一种体恤的、友善的和接纳的方式来觉察当下。有时候，当孩子把注意集中在他的想法和感受上时，他会对自己的想法和感受变得挑剔和苛刻，并且可能尝试改变它们或分散自己的注意，因为他们感到非常不舒服。

在帮助孩子的非评判觉察上，我可以做些什么?

✔ 非评判觉察和觉察当下可能听起来不同寻常、不切实际或难以实现，但它只是需要练习而已。孩子并不需要做到完美才能让觉察有效。

✔ 鼓励孩子每天练习觉察技术。只需要 5 分钟就能练完!

✔ 从简单的任务开始进行觉察，比如呼吸!

非评判觉察意味着你对自己的周围和内部正在发生的事保持注意，并像你对待朋友那样对待自己所注意到的内容——这可能意味着孩子会用比以前更友善的态度对待自己的感受。

注　　释

［1］　本练习改编自威廉姆斯等人（Williams et al., 2007）。

第 7 章

核心模块 7：情境性情绪暴露

所需材料

- 《青少年情绪障碍跨诊断治疗的统一方案——自助手册》中的材料

    1. 情绪性行为表（表单 7.1）

    2. 情绪性行为表的完成示例（图 7.1）

    3. 情绪前中后三阶段追踪表（表单 7.2）

    4. 情绪曲线：回避 / 逃离（图 7.2）

    5. 情绪曲线：习惯化（图 7.3）

    6. 情绪曲线：伴随练习的习惯化（图 7.4）

    7. 我的情绪梯子（表单 7.3）

- 本章末尾处提供了一份父母总结表，它可以帮助你和来访者的父母一起回顾本模块中的材料。你也可以使用第 9 章（父母模块）中的材料帮助你和来访者的父母进行讨论。

每次会谈都要进行的评估

- 父母及青少年评分：每周首要问题追踪表（见本书附录 1.3）

核心模块 7 的总体目标

在核心模块 7 开始时，你要先与青少年回顾之前讨论过的技术。在此模块中，你将与青少年一起工作，识别他们在哪些情境中仍继续使用了适应不良的情绪性行为来应对强烈情绪，这些适应不良的情绪性行为包括行为回避、认知回避和攻击等。你还将与青少年一起工作，帮助他们在这些情境中接近自己的情绪，或使用更具有适应性的行为来应对自己的情绪。你需要鼓励青少年使用之前学到的技术，以此作为他们停留在这些情境中并观察自己情绪变化的一种方法。本模块也提供了一些额外的技术，这些技术可以与情境性情绪暴露一起用于有强迫症状的来访者或者需要提高社交技能的来访者。

- **目标 1**：回顾之前学习的技术并创建青少年的情绪性行为表（表单 7.1）。
- **目标 2**：练习进入青少年曾经使用适应不良的情绪性行为的情境，鼓励青少年监测他们对这些情境的情绪反应。
- **目标 3（可选）**：调整情境性情绪暴露使其适应特殊情况——应对痛苦、介绍社交技能及添加反应阻止目标。

治疗师备忘录——统一方案的理论

从很多角度来说，任何针对情绪障碍的认知行为疗法的核心都在于：在强烈的、失调的情绪的高峰期，练习相反或不同的、更有帮助的行为。在核心模块 3 中，你向青少年来访者介绍了此概念，并练习了与伤心有关的相反的行为。在核心模块 7 中，你将首先帮助青少年来访者评估他们迄今为止在治疗中取得的成就，以及还有哪些情绪性行为仍然困扰着他们。接下来，你将向青少年介绍并让他们练习一系列针对回避等行为的相反的行为。这项技术被称为暴露。可以将暴露本身当作一种疗法：当你和来访者努力实现剩下的减少情绪性行为的目标时，可以在一段自由的时间内持续进行暴露疗法。最好直接与青少年来访者开始练习，以某种方式真正吸引他们体验强烈情绪，同时阻止适应不良的回避和逃离。在练习暴露时，你需要使用整套治疗手册中的许多技术来促进来访者对情绪体验的觉察能力和思维灵活性，偶尔也会用到问题解决技术，这些都是为了让暴露对来访者的效用最大化。

核心模块 7 的内容（按目标划分）

◎ 目标 1

回顾之前学习的技术并创建青少年的情绪性行为表（表单 7.1）。

治疗师备忘录

- ■ 在每一次会谈前，不要忘记和青少年及其父母一起对首要问题重新进行评分。
- ■ 不要忘记给父母提供"核心模块 7 的父母总结表"，同时协助他们更好地理解本模块中的重要材料，并在本模块的某一次会谈中花些时间与父母一起回顾这些材料。

技术回顾

你和来访者应该对迄今为止所学到的技术进行相对简要的回顾。你们可以从开放式的讨论开始，让青少年描述他们所学到的技术，并让他们确定自己认为最有帮助的技术。讨论的目标并不是就每种技术的使用进行冗长的对话，也不是测试青少年对这些技术的掌握程度，而是要确保青少年在未来需要时能够使用这些技术。《青少年自助手册》的第 7 章中的"回顾你的技术"部分可用来为这次讨论提供框架，并可以提醒青少年到目前为止所学到的概念。

创建青少年的情绪性行为表

在讨论暴露的原理之前，你需要与来访者建立一个情绪性行为表（表单 7.1），作为对迄今为止的进展的回顾，以及对与青少年进行情境性情绪暴露的准备。你需要与青少年一起确定他们正在哪些情境中使用适应不良的情绪性行为，以及他们使用了哪些情绪性行为。情绪性行为包括行为回避、认知回避（例如，分心、反刍）、再三寻求安慰，或其他控制行为、安全行为和退缩行为，甚至是适应不良的接近导向的行为，例如身体或言语上的攻击。

在你与青少年共同确定了 5 ~ 10 种此类情境和行为后，你可以开始在"表单 7.1：情绪性行为表"中进行记录。在此期间，参考《青少年自助手册》中的图 7.1 的示例会很有帮助，可以参考示例项目，也可以帮助青少年理解如何根据自己的情况来填写情绪性行为表。正如《青少年自助手册》中图 7.1 所示范的那样，对于每个项目而言，青少年都需要说明引发情绪性反应的相关的问题情境或事物、应对情境/事物时所使用的情绪性行为类型，以及该情境/事物所引发的情绪强度。通常来说，来访者需要在情绪性行为表中按顺序填写各个项目，其中引发情绪强度最低的项目在表单的底部，引发情绪强度最高的项目在表单的顶部。如果和你合作的青少年来访者有不止一种强烈情绪，那么在"情绪"栏中写下青少年体验到的情绪可能也会有帮助。当青少年随着时间的推移开始不断参与暴露时，他们可以在完成一次暴露后在"你做过这个吗？"栏中标记"是"或"否"。

作为治疗师，你应该在选择项目时仔细思考，尽可能地做到具体和务实，并需要关注本模块中的这些项目是否能够通过情境性暴露实现。在你与青少年一起建立情绪性行为表时，可以先回顾"表单 7.2：情绪前中后三阶段追踪表"以及其他家庭练习工作表，这会帮助青少年确认对他们来说仍然构成困扰的情境和行为。你也可以参考青少年及其父母的每周首要问题追踪表，识别那些需要通过暴露来处理的问题领域。对于一些青少年来说，首先聚焦于识别情境或诱发因素，然后聚焦于识别情绪性行为，可能会更有帮助。这种方式尤其适用于具有基于恐惧的障碍或具有社交焦虑的青少年，因为产生情绪性行为的情境会更为明显。而对于其他青少年来说，从讨论青少年采用的适应不良的情绪性行为开始可能会更有帮助。这种方式最适用于那些具有强迫症的青少年，以及被愤怒和沮丧困扰的青少年。因为对这些青少年来说，情绪性行为是更明显或者更容易识别的（例如，检查、清洁的仪式、愤怒的爆发、攻击行为等），而引发这些情绪性行为的情境可能在最初并不明显。下面是一个情绪性行为清单，可以作为暴露的有效目标。在建立情绪性行为表时，你可以考虑青少年来访者是否正在使用下列无益的情绪性行为：

- 回避

- 逃离

- 退缩 / 隔离

- 偕同他人（例如，仅与朋友一起参加聚会）

- 分心

- 压抑情绪

- 担心

- 仪式（例如，检查、清洁、使用特别的词句、平整）

- 愤怒爆发

- 身体攻击

一些青少年能够识别引发情绪性行为的与情境或物体相关的诱发因素，但是非常不具体。此时，和他们合作确定与这些诱发情绪性行为的情境有关的核心信念或核心恐惧是很有帮助的。例如，早上去上学可能会导致非常显著的回避和其他情绪性行为。但是，如果不从青少年那里获得更多信息，不了解与学校有关的哪些方面可能引起强烈情绪并导致情绪性行为，就很难设计出有效的暴露方案。如果你知道他们的回避是由于担心在走廊上经过时遭到同学的消极评价，那么针对青少年的这个核心恐惧来设计有效的暴露方案就会容易得多。

家庭练习：使用情绪前中后三阶段追踪表来追踪相反的行为

你需要让青少年继续使用《青少年自助手册》中的"表单 7.2：情绪前中后三阶段追踪表"来追踪他们的情绪体验。在为暴露做准备时，你需要让青少年开始练习一些与他们的情绪性行为相反的行为，并让他们注意相反的行为是如何影响他们的情绪体验及其后果的。在这个过程中，情绪"之前"指的是诱发因素（例如，受邀参加聚会，但是不想参加），情绪"之中"指的是进行相反的行为时的情绪性反应（例如，认为没有人喜欢自己的衣服，心里七上八下，但无论如何还是参加了），而情绪"之后"指的是完成练习的结果（例如，痛苦地坐着、能够与朋友一起玩）。

◎ 目标 2

练习进入青少年曾经使用适应不良的情绪性行为的情境，鼓励青少年监测他们对这些情境的情绪反应。

将情境性情绪暴露作为"情绪聚焦的行为实验"

情境性情绪暴露被定义为：让青少年进入一个情境，这个情境会令其感受到不舒服的情绪，包括恐惧、焦虑、伤心和愤怒。通常来说，青少年会借助其他情绪性行为（例如，分心，偕同他人或携带物品，身体或言语攻击）来回避或忍受这类情境。通过进入并忍受那些困难等级不断提高的、与强烈情绪相关的情境，青少年可以认识到，他们其实不需要通过回避或其他情绪性行为来应对不适的或强烈的情绪状态。相反，通过暴露，青少年会发现其实并不会发生任何真正危险或可怕的事情，这可以调整他们的认知和行为，并能够让他们继续待在这类情境中。

将情境性情绪暴露描述为另一种情绪聚焦的行为实验对青少年来说会很有帮助，这些行为实验与青少年在模块 3 中参与的活动是相似的。对于每次暴露而言，青少年可以定义实验任务（或暴露任务），识别他们对实验中会发生什么的初步猜想或解释（或假设），评估这些猜想以确定它们是不是现实的（使用侦探式提问和侦探思维），然后通过在暴露过程中使用有益的觉察技术来监测实验的过程和结果。最后，来访者需要将实验结果与他们最初的猜想进行比较。虽然行为实验这样的比喻不是必须使用的，但是许多治疗师的治疗经验都证明它很有效。你需要向来访者强调，暴露的目标是让来访者认识到，我们可以体验任何因情境而出现的情绪，而无须做任何事去摆脱它们，并且即便如此，我们也依然是安全的。

为什么暴露有效？

青少年可能会害怕进入他们一直回避或通过适应不良的情绪性行为来忍受的情境。他们可能会觉得这些情境真的很危险，担心自己无法应对。而如果他们在面对引起强烈情绪的情境时，不通过回避或采用任何情绪性行为来减少自己对它们的体验，他们的强烈情绪就会随着时间的推移而慢慢减弱。会发生这种情况的部分原因在于**习惯化**。

习惯化是这样一个过程：人们在面对恐惧或不安的情境时，会刻意地允许自己产生强烈的情绪性反应，同时不去设法摆脱这个情境，而这个过程会使得人们的反应随着时间流逝而变得越来越平缓。你需要让来访者查看《青少年自助手册》中的图 7.2（情绪曲线：回避 / 逃离），并向他们解释：回避或使用其他情绪性行为可以快速降低情绪的强度，这种情况也可能让情绪曲线从峰值降下来。但是回避和其他情绪性行为会阻碍他们意识到，就算待在情境中，情绪水平最终也会下降，而且除了可能单纯地感到不舒服之外，不会有什么消极后果。你需要使用《青少年自助手册》中的图 7.3（情绪曲线：习惯化）向来访者阐明这一点。

向来访者强调这些也是有帮助的：当我们开始接近那些以前用回避或情绪性行为应对的令人不愉快的情境时，我们在这些情境中的不适不会完全得到缓解。实际上，在这些情境中，我们全程都会体验到一些痛苦或强烈的情绪。你需要向青少年强调，这是完全正常的反应。虽然他们的焦虑并没有完全减轻，但当下次遇到这个情境或类似情境时，他们也不再会那么不舒服或焦虑了。这种现象有时被称为**会谈间的习惯化**。你可以使用《青少年自助手册》中的图 7.4（情绪曲线：伴随练习的习惯）来说明这一点。

暴露效果如此之好的另一个原因是，当一个人反复面对引起强烈或不舒服情绪的情境时，他可能会意识到自己最初对最坏情况的自动解释（思维陷阱）是不正确的；即使正确，结果也并不像他本来预期的那么可怕。这种现象有时被称为**信念失验**。与侦探思维中所发生的情况类似：如果青少年反复面对导致愤怒、伤心、焦虑或其他不舒服情绪的情境，他们会逐渐收集证据，这有助于未来在类似情境下更有效地进行应对。例如，青少年可能会收集证据，证明他们能够应对这种令人不舒服的情境，而且最坏的潜在结果其实并没有发生，或者实际上并没有那么糟糕，或者随着他们慢慢习惯情绪体验，强烈的情绪会变得越来越可以忍受。因此，他们会对自己应对困难情境的能力更加自信。

治疗师备忘录

对于暴露的有效性以及强烈情绪随时间逐渐降低来说，暴露过程中的习惯化并不是必要的。然而，如果习惯化没有发生，你可能需要在暴露练习后与青少年的父母说明相关的情况。父母可能会认为，如果暴露中没有发生习惯化，就说明孩子无法完成暴露的工作，因此父母可能会要求你停止暴露或者不必要地降低暴露的强度。在这种情况下，比较明智的做法是对父母进行一些心理教育，解释为什么习惯化没有发生是可以接受的结果，以及如何处理青少年接下来的困扰。

处理微小的回避和 / 或安全行为

在情境性情绪暴露中，青少年始终保持对自己情绪体验的觉察十分重要。治疗师和来访者需要监测来访者是否试图脱离这种情绪体验。例如，在核心模块 4 的感觉暴露中，你需要鼓励青少年在生理感觉增强时，仍然持续进行这些暴露活动，不要因为痛苦而太早终止这些任务，因为这种终止被认为是**回避行为**。**逃离行为**与回避行为不同，它是指在情绪的驱动下直接尝试从情绪唤起的情境性暴露中离开的行为。如果青少年在暴露任务中注意到回避或逃离行为，那么他需要暂停这类行为并重新开始该任务，同时还要花费更多精力去关注有关这个情境的内容，以及这个情境让他产生的想要回避或逃离的反应。你需要让青少年对自己进行什么暴露以及何时暴露有一定的控制感，而这可以最大程度地帮助他避免回避和逃离行为。

此外，你应该注意青少年是否在暴露期间尝试了**安全行为**。安全行为是青少年为了使自己相信某种体验实际上是安全的而可能采取的不必要的行动。例如，如果青少年认为他只有在父母的陪伴下乘车才会感到安全，那么只在父母在场的情况下乘车就是安全行为。最终，暴露的目标其实是让青少年认识到，他可以和各种各样的人一起乘车，而且他在这种情况下并不比在其他时候更危险。手机、水瓶和其他物品也可以成为类似的安全物件，暴露可能需要在没有这些安全物件的情况下开始或者重新开始，从而最大程度地提高暴露的强度和效果。

暴露练习——我的情绪梯子

你可以使用"表单 7.3：我的情绪梯子"将"表单 7.1：情绪性行为表"中的更广泛的诱发因素分解为更小的、更可行的暴露步骤。你需要让青少年使用表单 7.1 来确定一个（或者帮助他们获取一个）在会谈中能够完成的暴露。然后使用表单 7.3 将表单 7.1 上所有的单个项目分解为操作步骤，逐步接近并最终实现暴露目标。虽然你并不需要同时使用这两个表单来计划暴露，但至少在我的情绪梯子上做一次规划，将最大强度的暴露划分为较小的步骤。这么做是很有帮助的，因为它能方便青少年及其父母理解如何将更大的暴露目标分解为各个组成部分，并进行这些逐级的步骤。

例如，对于把"在全班同学面前说话"作为他的情绪性行为表上的项目的青少年来说，你可以把在会谈中和不熟悉的人打招呼作为我的情绪梯子中的一个步骤，并将这一步作为开始，然后用在家或者会谈中的暴露机会完成其他步骤（例如，向两个人打招呼、在一个朋友面前读 2 分钟课文、在两个朋友面前读 2 分钟课文、在一小群临床治疗室工作人员面前读 2 分钟课文；然后逐步延长公开说话的目标时长）。你需要根据具体情况使用足够多的逐级步骤，这样可以让青少年对实现自己的目标充满信心。但需要注意的是，一些青少年可能选择太小的步伐或将暴露任务分解为太多的步骤作为回避的方式。因此，你应注意确保青少年正在努力以适当的速度完成更具挑战性的步骤。你们可能不会总是按照我的情绪梯子上的每个步骤来执行情绪性行为表上的所有项目，因为这实际上是不可能的。你需要做的是向青少年明确地指出，你们将先推进难度较小的步骤，然后进行更具挑战性的步骤。

治疗师备忘录

你需要在青少年开始包含暴露的困难会谈时，考虑他们的动机水平和参与治疗的程度。有时候，青少年可能很难找到情境性情绪暴露的机会，因此你需要创造性地尝试各种可预期的诱发因素，包括使用治疗联盟或者进行与诱发因素或情境类似的暴露，让暴露逐渐展开。虽然最终让青少年进行与他们目前的问题直接相关的情境性情绪暴露会很有用，但是帮助青少年进行与他们的问题看起来没有直接关系的情境性情绪暴露也是很有必要的（例如，在较低恐惧或回避的情境中引发相同情绪）。通常，一旦你在会谈中尝试进行了几次暴露后，未来该做什么暴露或者暴露进行的速度就会变得非常清晰。

当你们准备好了第一个"我的情绪梯子"时

你需要先让青少年确认他对完成这次暴露后自己对感受的预期，并需要询问尽可能多的细节，然后让他描述对自己会体验的情绪、身体感觉和想法的预期。你需要让他使用主观痛苦感觉单位量表（Subjective Units of Distress，SUDS）来评估他预期在那些情境中的情绪痛苦程度（例如，0—8 分）。

治疗师备忘录

这种讨论即使在相对较低水平的暴露前进行，也会提高唤起程度。但是，为了成功地进行暴露，这并不是什么问题。实际上，对习惯化的运作加以阐述可能会很有帮助。但是通常来说，在暴露前进行冗长的讨论可能会加剧回避行为，因此应尽量减少这一部分，除非特别需要。

监测既可以用一种简单的方式进行（在暴露之前、期间和之后），也可以以一种更详尽的方式进行（在暴露之前、期间的多个时间点和之后）。你可以使用主观痛苦感觉单位量表来实时追踪青少年的反应；或者如果他们不善于用数字给自己打分，那么你也可以使用描述温度的词语（热、暖、凉、冷）来观察他们在暴露期间情绪状态的变化。

在暴露后进行相关的总结很重要，需要包含的问题如下所示。

- 有什么让他感到惊讶的吗？
- 他的猜想得到支持了吗 / 他预期的事情发生了吗？
- 在暴露中，他是否获得了任何关于该情境的或关于他自己行为的新认识？

■ 他观察自己体验到的强烈情绪的能力是否逐渐提高了？

■ 情绪的最高水平在暴露开始前出现了吗？情绪的最高水平在暴露过程中是否在
持续下降？暴露结束后，情绪的最高水平如何？

你也可以在每次暴露后花些时间和来访者讨论下列问题。

■ 指出青少年的自我评分在暴露过程中出现的任何明显的变化模式。

■ 如果青少年在暴露中经历了习惯化，请回到情绪曲线，因为该曲线显示过去他
情绪水平的下降源于回避害怕的事物／情境，而随着暴露时间的推移，这种反应
是如何逐渐发生变化的。

■ 如果青少年在暴露过程中没有发生习惯化，可以鼓励青少年用自己的话说出他
所获得的有关这种情境或应对强烈情绪的能力的新认识。并且向他强调，在某
些情境下，他可能需要反复练习才能改变情绪性反应的强度。

治疗师备忘录

　　基于家庭的暴露练习应该着重于拓展暴露体验的类型和广度，并在会引发困扰的真实环境中创造暴露的机会。对于第一次在家庭中进行的暴露，让青少年在不同的环境中重复一个与他们在治疗室中进行过的差不多的暴露通常会很有帮助。重复已经进行过的暴露能够提高青少年再次暴露成功的可能性，而这有助于将所学到的内容泛化到新的环境中。通常，在家中进行的或作为家庭练习的暴露是那些难以在会谈中安排的暴露。会谈中大量的暴露练习能够帮助青少年为这样的家庭练习做好准备。另外，和青少年一起制订关于他们何时以及如何进行暴露的详细计划也很有帮助。你可以与青少年的父母合作，让他们在家监测来访者的安全行为和回避行为，目的是使暴露尽可能自然。

> ### 家庭练习：情境性暴露
>
> 　　在剩余的每次会谈之间，让青少年每周完成大约两次情境性情绪暴露的活动。在暴露任务中，让青少年使用《青少年自助手册》中的"表单 7.2：情绪前中后三阶段追踪表"来监测他们的情绪反应。在这里，"之前"指的是计划暴露（例如，计划在两个朋友面前进行演讲）；"之中"指的是暴露期间的情绪性反应（例如，虽然我会犯错误，大家都会笑，我会感觉心里七上八下，但是仍然完成了我的演讲）；"之后"指的是完成任务的结果（例如，痛苦地坐着，当演讲结束时感觉好了些）。

◎ 目标 3（可选）

　　调整情境性情绪暴露使其适应特殊情况——应对痛苦、介绍社交技能及添加反应阻止目标。

应对痛苦

　　新手治疗师在进行本模块的工作时最常担心的事就是，青少年来访者会在这些情境性暴露中感到很痛苦。这是一个合理的担心，因为暴露的本意就是要引起痛苦！你操作暴露的最佳方式就是大胆一些，并尝试自然的、有时候甚至"过头"的暴露，以实现暴露的目标。只有在需要考虑青少年的顾虑时，才降低暴露的程度。但有时候，你计划了大胆的暴露，但青少年可能不愿意实行你的计划。你需要鼓励青少年在暴露或类似的相反的行为上取得的任何进步，并且给青少年留出足够的时间，让他们主动决定尝试这些暴露情境。有时候，为了以正性的或是接近导向的状态结束会谈，暴露安排需要做出一定的妥协。但如前文所讨论的，青少年的痛苦没有在计划的暴露中减轻也没问题。

引入社交技能目标

　　一些青少年比其他青少年需要更多有关如何进入新情境的信息。那些有社交焦虑问题的青少年更是如此，他们可能需要更多的鼓励才能顺利地进入和退出一个情境。应保持与他们关于情境的对话，并为暴露机会挑选合适的同伴或者团体。在这种情况下，一个好的行动计划是，先向青少年介绍在暴露计划中需要设定的社交技能目标（例如，如何在开始一个话题后让对话继续），接着让他与助手或治疗师进行有关社交技能的角色扮演，再让他在新情境下或对新同伴使用新技能。

引入反应阻止技术

　　在来访者具有强迫症状的情况下，情境性情绪暴露有时候也会包括让来访者接近害怕的情境，使用的方法与上文提到的方法类似，但重要的是，暴露也要包括所谓的反应阻止技术。反应阻止是指你阻止青少年进行强迫行为或重复行为。这通常是一种"全或无"类型的暴露。虽然某些形式的反应阻止可能也只包括简单地让来访者尝试进行不同的反应，或者"扰乱"他们想要做的强迫行为，但是只部分地阻止某种强迫行为通常是很困难的。尽管如此，你仍可以使用本模块提到的技术来推迟、减少或彻底消除青少年的强迫行为。

核心模块 7 的父母总结表：情境性情绪暴露

　　核心模块 7 旨在帮助孩子进入他现在回避的或与不舒服的情绪有关的情境。本模块将使孩子练习他在治疗中学到的技术，而非采取情绪性行为。通过练习，孩子将明白他可以在任何情境下感受任何情绪，而无须采取任何措施来摆脱情绪。孩子对此练习得越多，适应不良的情绪体验就会越少发生，所以这是一项非常重要的技术！

暴露为什么有效？

　　有这么几种解释能说明暴露为什么有效。无论孩子不舒服的情绪有多么强烈，随着练习，他最终会学着忍受这些情绪，而不做任何事情去摆脱它们。允许自己的身体感觉、想法和情绪存在，同时不试图逃离情境，最终随着时间的推移，这些强烈的身体感觉和情绪会缓解。通过持续接近（而非回避）那些引发孩子不舒服的情绪的事物，孩子还会意识到，他本来预期会发生的、消极的、令人沮丧或恐惧的事情其实不太可能发生，或者比其他结果发生的可能性更小。最终，孩子在面对这些情境时会遇到更少的困难，或者不再需要使用那些适应不良的情绪性行为来应对那些情境了。

情绪性行为表和我的情绪梯子

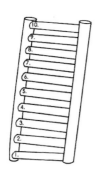

　　你、孩子及其治疗师会建立一个情绪性行为表（表单 7.3），并以它为指导来选择暴露的情境。治疗师会先帮助孩子忍受情绪不那么强烈的情境，然后让他努力地逐步完成情绪更强烈或者更困难的暴露。孩子和治疗师也会合作确认在接近困难的情境时需要在家里和在会谈中完成的具体步骤，而这些步骤就在"表单 7.3：我的情绪梯子"里。

把暴露看作实验

情境性暴露也可被称作实验，就像孩子在本治疗的核心模块 3 中完成的实验一样。如同科学实验，孩子会先猜想在引发情绪的情境中将发生什么。孩子会在暴露开始前评估这个猜想的现实性（使用侦探思维）。然后，孩子将在一个实验中试验这些猜想。在这些实验中，他要将自己暴露在引起强烈情绪的情境中，同时不进行诸如回避、分心或攻击的情绪性行为。最后，孩子会评估结果，验证他对于情境中会发生什么的假设是否正确。随着更多的实验的进行，孩子将开始发现他最初的猜想可能并不是最现实的，并且他可以经历这个情境而无须因自己的情绪做出各类情绪性行为。

在我的孩子进行情境性情绪暴露方面，我可以做些什么？

✓ 奖励孩子的努力！即使孩子在暴露过程中看起来很挣扎，但是因为他尝试了，你就应该表扬或奖励他。

✓ 如果孩子在暴露过程中看起来很挣扎，你需要提醒他在治疗中学到的那些技术。你需要提醒孩子，在短期内感受到的不舒服能够带来长期收益，这也会有所帮助。

✓ 发挥你的创造力！想出一些有创意的点子来帮助孩子进入他以前回避的情境。

✓ 鼓励孩子每天练习暴露。就像学习一种乐器或一项运动，克服焦虑、抑郁和其他的情绪障碍也需要练习和努力！

✓ 活出"暴露式的生活方式"。如果你注意到了任何让孩子举步维艰的情境，想一想如何将这种情境变成一次暴露或者行为实验。

✓ 请记住，孩子在开始暴露时很可能会感到不舒服。看到他陷入这样的处境，父母有时候也会感到很为难。但是请记住，这是正常的，而且对于孩子来说，知道自己可以独立克服这些强烈的情绪非常重要。

✓ 不要允许或顺应孩子进行回避。有时候，暴露会比预期的更加困难，而孩子可能会拒绝按照计划进行暴露。这时，最好能够把暴露变得容易一点（我们把这叫作"降低强度"），而不是让孩子完全放弃这个任务，因为这可能会强化回避。

第 8 章

核心模块 8：回顾成果、展望未来

所需材料

- 《青少年情绪障碍跨诊断治疗的统一方案——自助手册》中的材料

  1. 我所知道的技术及其使用方式（工作表 8.1）

  2. 盘点我所获得的所有成就（工作表 8.2）

  3. 成为我自己的治疗师（工作表 8.3）

  4. 青少年已填写好的情绪性行为表（表单 7.1）的复印件

- 本章末尾处提供了一份父母总结表，它可以帮助你和来访者的父母一起回顾本模块中的材料。你也可以使用第 9 章（父母模块）中的材料帮助你和来访者的父母进行讨论。

每次会谈都要进行的评估

- 父母及青少年评分：每周首要问题追踪表（见本书附录 1.3）

核心模块 8 的总体目标

在治疗结束时，通过与青少年来访者紧密工作，你已经让其了解到使用什么技术来管理自己强烈或不适的情绪是最有效的，并且来访者已尽其所能，在调整适应不良的情绪性行为方面获得了进展。在最后一次会谈中，重要的是回顾青少年学习到的所有技术和取得的进步，以此加强青少年有效地应对强烈或不舒服情绪的能力。作为治疗师，你可以从来访者方面获得关于他所认为的治疗中哪个部分起到了帮助作用、哪个部分没有起到帮助作用的反馈，这对你是很有帮助的，因为它会对你在为来访者未来面临的挑战进行规划时强调哪些技术产生影响。通过每周一次的治疗，青少年已获得一个支持系统，因此治疗的结束可能会令其感到不安。治疗师需要帮助来访者预期未来可能出现的应激事件，并且决定使用什么技术应对，这么做可以防止青少年因情绪发作而回到治疗之前的水平。本模块包括许多有助于回顾所学技术和治疗进程的工作表、活动和可选的练习。如果你使用单次会谈（典型的模块长度）完成本模块，那么你可能无法兼顾所有材料，因此你需要选择觉得最有帮助的和对来访者来说最有吸引力的材料。

- **目标** 1：回顾对青少年最有帮助的技术和在治疗中取得的进展。
- **目标** 2：通过讨论青少年的（和父母的）每周首要问题追踪表和情绪性行为表（表单 7.1）里的变化来回顾进展。
- **目标** 3：制订用于预防复发的治疗后计划。

治疗师备忘录——统一方案的理论

核心模块 8 提供了一次重新讨论青少年来访者如何从统一方案的方法里获益的机会。在面对结案时，可以与来访者讨论先前模块中所涉及的众多话题，并且需要重点强调该方案里的哪些方面对来访者有效应对强烈情绪和适应不良的情绪性行为最有帮助。治疗师希望来访者能以积极和赋能的状态结束治疗。通常而言，在治疗中走到这一步的青少年已经克服了显著的或造成困难的阻碍因素，并且已经在生活中获得了更健康和更适应的处理强烈情绪或具有挑战性情绪的方法。这是一个享受已获得的成功并且规划用健康的应对方式迎接美好未来的时刻。

核心模块 8 的内容（按目标划分）

🎯 目标 1

回顾对青少年最有帮助的技术和在治疗中取得的进展。

治疗师备忘录

- ■ 在每一次会谈前，不要忘记和青少年及其父母一起对首要问题重新进行评分。
- ■ 不要忘记给父母提供"核心模块 8 的父母总结表"，同时协助他们更好地理解本模块中的重要材料，并在本模块的某一次会谈中花些时间与父母一起回顾这些材料。

技术和进展回顾

在本模块开始前，当青少年在等待室或治疗室里时，他们需要完成"工作表 8.1：我所知道的技术及其使用方式"，以便引导会谈中的讨论。

在会谈开始后，你需要与青少年一起花一些时间回顾在工作表中提到的技术，确保评估青少年对每个技术的熟悉程度，并且根据青少年的需要澄清相关技术。虽然你不需要在本模块花大量时间复习技术，但是你可以指导青少年在治疗结束后自己回顾《青少年自助手册》中的相关章节。通过鼓励青少年重述和指出他们认为每个技术最有用的地方，治疗师可以帮助来访者将在治疗中学到的技术真正变成自己的。

治疗师还需要让青少年参与探讨他们将如何继续使用所学到的技术处理未来可能引发强烈情绪的情境和诱发因素。有些技术可以每天都练习，例如觉察当下，因此治疗师可以帮助青少年做出如何及何时练习的计划。对于其他技术更依赖于具体情境，例如情境性情绪暴露和问题解决。由于你已经对青少年有了深入了解，所以你完全可以预料到并建议一些情境，以让青少年持续练习使其受益的技术。

🎯 目标 2

通过讨论青少年的（和父母的）每周首要问题追踪表和情绪性行为表（表单 7.1）里的变化来回顾进展。

回顾首要问题的变化

治疗师在治疗过程中已邀请青少年和父母每周都对首要问题进行评分，通常在最后一次会谈时，这些评分在总体上已经降低了。回顾首要问题评分的变化可以帮助青少年建立自信，提升自我效能感，并增强他们在治疗后继续使用不同技术来应对不适情绪的动机。在回顾首要问题的评分变化时，祝贺来访者取得的进步和指出他们在治疗完成后应该继续努力的部分同样重要。在本次会谈的后期，你需要帮助青少年制订一个计划，鼓励他们在这些需要努力的部分继续进步。

通常，为了帮助讨论首要问题中的变化，在会谈开始前制作一幅图或使用其他工具，视觉化地直观呈现首要问题随时间发生的变化会很有帮助。通过微软 Excel 表格、其他计算机软件或手绘的方式都可以简单地完成图的制作。无论你使用什么方式呈现青少年在首要问题上发生的变化，下文所列的几点一般都有助于促进这些讨论。

- **青少年对首要问题的评分是从何时开始下降的？** 变化是在开始学习某个技术之时或之后发生的吗？如果是，你可以帮助青少年确认特定的技术是如何帮助他降低对首要问题的评分的。

- **有没有哪个首要问题的评分在整个过程中经常出现上下波动？** 如果有，那么你需要向青少年解释这个模式是正常的，并强调有些问题是不会随着时间的流逝而持续减少的，然后将青少年的注意转移到分数整体向下的趋势上（如果整体趋势是向下的）。此外，你也可以指出引起波动的外部因素（例如，对于有考试焦虑的青少年来说，评分可能随着期末考试的临近而升高，在假期中则会下降）。

- **有没有首要问题的评分在核心模块 7 里的情境性情绪暴露开始前仍然很高？** 如果

有，那么你们需要讨论：当青少年开始接近会引发强烈情绪的情境而没有做出回避或其他情绪性行为时，对某些问题的评分确实会升高。

- 有没有首要问题的评分下降极少或根本没有下降？如果有，那么你需要和青少年讨论：他之前试图使用什么技术来处理相关问题领域，以及他认为这些技术用起来没那么成功的原因是什么？在本次会谈之后的部分，你要帮助青少年制订一个继续解决这些遗留问题的计划。你还需要把这个模式正常化，告诉青少年，某些问题就是比其他问题需要更多的时间才能得到改善。事实上，只要青少年花更多的时间在一系列情况下使用他学到的技术进行练习，通常可以在几个月或更长的时间后看到一些问题得到了进一步缓解。另外需要注意的是，即使青少年的评分没有改变，他们也可能感受到自己在回应问题时的情绪性行为的种类和程度有了改变；或者是在感受到强烈情绪时，应对身体内部不适的能力发生了改变。你需要与青少年一起探讨这些可能性，并在适当的地方强调这些改变。

可以让青少年的父母参与讨论，询问他们，在整个治疗过程中，对青少年的首要问题的评分是如何变化的。在会谈开始前，可以给在等待室中的父母提供他们对首要问题的评分变化图，并请他们在等待室回顾这些评分的变化。临近会谈结束时，可以邀请父母进入治疗室，并和他们一起讨论其评分变化，以及青少年继续获得进步的计划。

重新为情绪性行为表评分

如果你们最近没有重新评分，就需要让青少年重新在"表单 7.1：情绪性行为表"上评分。让青少年重新回顾他们在每个情境中所使用的不同的情绪性行为，以及他们曾报告过的对于每个情境的不同的情绪强度。你也可以让青少年划掉那些不再是问题的情境，并使用一张空白的情绪性行为表来计划他在治疗结束后想要进行的暴露或其他行为实验。

通常，讨论在首要问题和情绪性行为表上的评分变化，可以成为庆祝青少年在治疗过程中所取得的成功和进步的机会。当然，也可能出现另一种情况，即虽然来访者在治疗过程中并没有获得显著的进步，但是你们已决定治疗无论如何都要结束了。在这种情况下，虽然进步很少或者青少年的有些目标没有达成，但是让最后一次会谈变得轻松和充满希望很重要。治疗师需要以开放和真诚的态度与青少年及其家人分享关于治疗获益或未获益的原因，以使未来的治疗更有效率并且／或者使已有的收获得到巩固。

总结成就

通过讨论青少年在首要问题和情绪性行为表上的评分变化，你为他提供了一份基于数据的、在治疗中所获进展的证据。有时候，鼓励青少年来访者用语言表达和／或记录他在应对强烈情绪时更为整体的变化，会很有帮助。也可以使用"工作表 8.2：盘点我所获得的所有成就"来安排这个讨论。可以使用此工作表鼓励青少年思考他们已经学会应对的困难情境、在应对强烈情绪上的变化，以及在整体功能上的变化。

◎ 目标 3

制订用于预防复发的治疗后计划。

为未来制订一个计划

告知青少年在未来仍可能经历一些焦虑、伤心、愤怒或其他强烈的情绪是非常重要的。毕竟，这些都是我们在生活中遇到一些情境时正常的情绪性反应。在青少年感到压力大的时候，他更有可能强烈地体验这些情绪。让青少年了解重新出现一些症状是自然和正常的，这并不代表他的情绪障碍重新出现了。相反，这是一个理想的机会，让他可以拿出《青少年自助手册》并回顾在治疗中获得的知识、技术和策略，然后用它们处理他所体验到的任何症状。因此，在经历压力时回忆并使用在治疗中所学到的技术很重要。

治疗师可以帮助青少年（及其父母）解释暂时退步和复发的意义，并澄清两者的区别：暂时退步是指在短暂的压力期间，症状暂时重现；复发是指症状以一种很显著且有害的方式重现。虽然在临床研究文献中，2 周的时间间隔通常被认为是判断症状复发所需的最短时间，但是青少年与父母还应该考虑这些症状出现的频率（问题多久发生一次）、持续时间（问题持续了多久）和相关功能的损害（这个问题对青少年日常生活的影响有多大），以及在决定再次进行干预之前，将复发的症状与此次治疗开始时的症状进行比较的结果如何。

由于青少年可以在任何时间使用在治疗中学到的技术，你需要向他强调，即使不再与治疗师见面，他依然可以持续取得显著的进步；当然，这要求青少年不再回避可能令其产生不舒服情绪的情境。你还需要向青少年强调，如果青少年定期、持续地练习在治疗中学到的技术，那么曾经阻止他面对强烈情绪的循环将不再重现，而这可以帮助他获得最大的收益。

另外，你需要强调，当青少年面对压力源时，他可以根据"工作表 8.3：成为自己的治疗师"制订一个行动计划表，积极主动地加以应对，这一点非常重要。你可以使用这个工作表鼓励青少年识别治疗尚未涉及的遗留问题，并设计一个计划，帮助他使用在治疗中学到的技术来应对未来可能出现的问题。当你与青少年完成这个工作表时，需要使用每周首要问题追踪表（见本书附录 1.3）和情绪性行为表（表单 7.1）来识别在接下来的 4 周内需要关注的遗留问题。在讨论未来 1 个月内的行为目标和完成目标的时间表时，讨论得越详细越好。

本模块的可选活动

下文列出了在本模块中可能会用到的一系列可选活动。在完成治疗前，你可以自由地选择你认为青少年可能从中获益最多的活动，目的是在你们完成治疗时让他感到使用统一方案是一件很有意义或难忘的事。

■ 如果你的来访者喜欢写作，他或许会愿意写一篇与他的治疗获益有关的诗歌或简短记叙。

■ 为促进青少年回顾他在治疗中学到的技术，可以为青少年提供他在治疗结束后可能遇到的一系列假设情境，并邀请他描述他将在每个情境中使用什么技术。

■ 有时候，让来访者进行一场他在开始时觉得非常困难的、但现在可以不那么痛苦的情境性情绪暴露会很有帮助。尤其是如果他没有说出他为自己的进步感到自豪时，这是一种强调他所取得的进展的具体方法。

■ 让来访者讨论对于未来的期待和梦想，并用他所学到的技术和行为将帮助他达到目标的理念来为他赋能。

■ 我们经常在青少年统一方案里使用"以'暴露风格'来生活"这一术语来强调：一旦青少年实现了应对以前的回避情境的目标，他可能就会在面对新挑战时感到自己有能力继续这么做。你同样可以与在治疗中取得成功的来访者使用这个术语。可以邀请青少年说出他将在治疗后的生活中如何体现"暴露风格的生活方式"的具体实例。

核心模块 8 的父母总结表：回顾成就、展望未来

核心模块 8 是为回顾治疗中所包含的技术和所取得的进步而设计的。除此之外，本模块也是为了计划在未来遇到压力时使用何种技术而设计的。

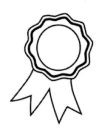

回顾技术和进展

在我的孩子回顾成就和展望未来方面，我能为他做些什么？

- ✔ 强调孩子在治疗中的收获，即使这份收获比你想象的少。
- ✔ 为孩子识别他在未来可能有压力的时刻，并帮助他找到可以缓解其情绪的具体技术。
- ✔ 即使孩子不再进行治疗，也要鼓励他继续练习相关技术并进行情绪聚焦的行为实验或暴露。
- ✔ 了解可能表明需要额外治疗的迹象。

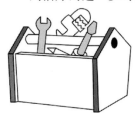
到治疗的这一步时，你和孩子都已学习到了很多！重要的是意识到孩子每天在处理强烈情绪时所做出的改变，并对他的进步予以积极的回应。在治疗过程中，孩子的治疗师会回顾你对孩子的首要问题的评分变化，目的是指出孩子取得进步的部分，以及孩子未来可能需要在哪些问题上继续努力。如果你能识别孩子认为在处理不舒服情绪方面有用的技术，那么你将能够帮助他在未来有效且合适地处理这类体验。

计划未来

孩子未来可能仍会经历一些焦虑、伤心或其他强烈情绪。毕竟，强烈情绪是我们在生活中对

事件的正常反应，但这并不代表孩子的情绪障碍重新出现了。孩子很可能在有压力的时候更强烈地体验到这些情绪。因此，重要的是让他在有压力时回忆并使用在治疗中学到的技术。孩子应该继续练习在治疗中学到的觉察、暴露和其他技术，从而使之前阻碍他面对和处理情绪的行为更有可能不再发生。

第 9 章

核心模块 9：养育情绪化的青少年

所需材料

■ 双重情绪前中后三阶段追踪表示例（见本章的图 9.1）

■ 双重情绪前中后三阶段追踪表（见本章的图 9.2）

■ 本章末尾处提供了一份父母总结表，它可以帮助你和来访者的父母一起回顾本模块中的材料。

每次会谈都要进行的评估

■ 父母及青少年评分：每周首要问题追踪表（见本书附录 1.3）

父母模块的总体目标

父母模块的总体目标是让父母理解这样一个理念：他们在回应青少年强烈情绪时的养育行为可能维持甚至加剧了青少年的情绪性反应。在本模块中，治疗师会鼓励父母识别自己因青少年的强烈情绪而产生的情绪性反应，以及父母用来处理自己和青少年的痛苦的养育行为。然后，治疗师需要向父母介绍情绪障碍儿童和青少年家庭中常见的四种养育行为或"隐患"。同时，治疗师还需要向父母介绍"相反的养育行为"，来更有效地帮助孩子管理强烈的情绪。然后，对于本模块所提及的每种养育行为，父母可以根据各自需求进行更深入的回顾。

需要注意的重点是，在青少年个体会谈结尾时，治疗师可以通过使用本书青少年统一方案篇各章末尾处的父母总结表，对青少年当前的功能水平和会谈主题进行一次简短的回顾。父母模块中的有些话题也可以并入这些讨论。

额外进行针对父母的会谈（如本模块所涉及的）是为了更深入地回顾以下主题，而不是在某次会谈结束前简单地进行简短的会面而已。本模块提供了在会谈中何时安排更深入的、父母导向时间的建议；不过，这些材料也可以按你的判断在任何时候纳入会谈。如果青少年和他们的家庭需要安排比本模块建议的更多的父母导向时间，以讨论在下文所述的具体主题之外的重要问题，或者如果父母自己有心理问题需要进行个体治疗，就超出了本模块的限定范围，因此治疗师应该讨论转介问题。考虑到这一切后，本模块的具体目标如下所示。

- **目标 1**：向父母介绍图 9.1（双重情绪前中后三阶段追踪表示例），旨在增强父母对他们自己因青少年的痛苦而产生的情绪性反应的觉察。
- **目标 2**：向父母介绍四种养育行为，它们通常是无效的或低效的应对青少年痛苦的方式。
- **目标 3**：在合适的情况下，与父母更详细地讨论每种情绪性养育行为和与之相反的养育行为。

治疗师备忘录——统一方案的理论

父母模块用来支持和加强统一方案中所有针对青少年的治疗目标。本模块提供的材料可能对所有父母都有益。将所有材料聚集在一个模块中呈现，而没有根据各个核心模块进行独立的划分，这能让我们灵活地决定在何时、何种程度上使用这些材料。对一些父母而言，我们只需要概括地介绍他们的养育行为会影响孩子的痛苦和情绪性行为就够了。在临床上，这些父母所需要的关注可能更少，我们只需要在每次会谈结束前用 5 ~ 10 分钟非正式地使用这些材料，同时给他们提供每次会谈中所需要的该核心模块的父母总结表。对于其他父母而言，在临床上，他们可能在因青少年的痛苦而产生的特定的情绪性行为上需要更多的关注，尤其是当我们需要青少年改变他们的情绪性行为时。对于这些父母，推荐在核心模块 3 介绍情绪聚焦的行为实验时和 / 或在核心模块 7 计划情境性情绪暴露时，将下文提供的材料用于部分或整个会谈。可以在本模块的治疗师备忘录中找到该何时将这些材料纳入会谈的其他建议。

父母模块的内容（按目标划分）

◎ 目标 1

向父母介绍图 9.1（双重情绪前中后三阶段追踪表示例），旨在增强父母对他们自己因青少年的痛苦而产生的情绪性反应的觉察。

养育情绪化的青少年会让人感到精疲力尽和迷茫困惑。有时候，当父母自己也有心理健康问题或所处的环境中存在许多压力源时，养育情绪化的青少年会变得更加艰难。即使是在没有上述困难的家庭中，情绪化的青少年呈现出的痛苦和对于帮助和再三安慰的需求，也构成了非常特殊的养育挑战。在这些情况中，青少年的强烈情绪和行为可能会诱发父母的情绪性反应，父母可能会因此展现出自己的绝望、焦虑或愤怒，而这会在短期 / 长期内维持甚至加剧青少年的情绪。如果你发现父母和青少年之间存在这样的循环，那么你可以安排一次父母会谈，让父母开始觉察到，他们自己的养育行为是如何强化其青少年子女的回避循环或其他情绪性行为循环的。你可以使用本书的图 9.1 来指导对这个主题的讨论，并使用本书的图 9.2 向父母举例说明情绪前中后三阶段追踪表如何适用于他们所处的具体情况。

治疗师备忘录

　　如本模块的默认安排和上文所述，在核心模块 3 和核心模块 7 开始前或进行中的某个时间点上，安排一次只有父母参与的会谈来专门讨论情绪性养育行为，是很有帮助的。重要的是，要让父母觉察到，他们自己的痛苦如何影响青少年练习核心模块 3 和核心模块 7 中所介绍的情绪聚焦的行为实验或其他暴露活动。不过，如果你已经知道父母在频繁地使用本章所提到的任何一种情绪性养育行为，那么也可以在治疗前期就向父母介绍情绪性养育行为的概念。因为如果等到核心模块 7 时才介绍这些概念，对那些受过度控制或养育方式前后不一致的痛苦所折磨的家长而言，可能就没有足够的机会来监控和改变这些行为了，也无法在孩子进行情绪暴露时成为孩子的有益的指导者。

　　如果你能确定参与治疗的父母挣扎在本模块中提到的任意一种情绪性养育行为中，那么在呈现这些主题时，最好先与家庭成员结盟，并帮助他们尽最大努力养育好青春期的孩子。你应该将父母在养育具有情绪障碍的青少年时所面对的挣扎正常化，并且一定要称赞父母努力帮助青少年并且试着尽可能管理孩子的行为。另外，值得注意的是，情绪化青少年的父母所表现出的大部分困难可能源于正常而合理地希望减轻青少年的痛苦的愿望，而不是鼓励青少年忍受痛苦。但问题在于，父母使用的策略通常会在无意间减少青少年与令人不适的情境或刺激的互动，久而久之，便在不知不觉中强化了青少年的情绪障碍症状。

　　可以带领父母看一下图 9.1，并以此开始介绍情绪性养育行为的理念。务必要强调示例中青少年的行为例子与父母的情绪性体验之间的关系。还需要和父母回顾短期和长期后果，并且讨论这些父母和青少年的互动模式是如何引发他们各自后续的情绪体验的。

　　当你和父母阅读完所有示例后，可以让父母回忆孩子近期体验到强烈情绪的一个例子。在这个例子中，父母至少应该在场，更理想的情况是，父母用语言、行为或二者兼具的方式对孩子的体验做出了回应。可以先使用图 9.1 让父母识别青少年情绪体验的之前（例如诱发因素）、之中和之后。需要注意的是，父母可能没有办法提供关于青少年情绪体验在某些方面的具体内容，特别是与青少年的想法或身体线索有关的方面。不过，这没有关系——你需要鼓励父母尽可能地识别孩子的情绪体验的更多方

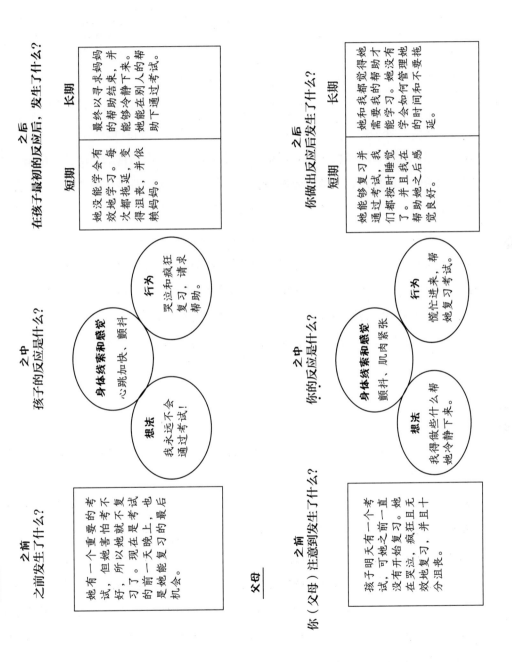

青少年

之前
之前发生了什么？

她有一个重要的考试，但她害怕就不复习了。现在她学习的前一天晚上，也是她能复习的最后机会。

之中
孩子的反应是什么？

想法
我永远不会通过考试！

身体线索和感觉
心跳加快、颤抖

行为
哭泣和疯狂请求帮助。

之后
在孩子最初的反应后，发生了什么？

短期	长期
她没能学习有效。她学习得每一次都拖延，并依赖妈妈。	最终以寻求妈妈的帮助结束，并能够冷静下来。她能在别人的帮助下通过考试。

父母

之前
你（父母）注意到发生了什么？

孩子明天有一个考试，可她之前一直没有复习。她在哭泣，疯狂地复习，并且无效，并且十分沮丧。

之中
你的反应是什么？

想法
我得做些什么帮她冷静下来。

身体线索和感觉
颤抖、肌肉紧张

行为
慌忙进来，帮她复习考试。

之后
你做出反应后发生了什么？

短期	长期
她能够复习并通过考试。我们按时睡觉了。并且我在帮助她之后感觉良好。	她和我都觉得她需要我的帮助才能学习。她没有学会如何管理她的时间和不要拖延。

图 9.1
双重情绪前中后三阶段追踪表示例

面，或至少描述出他们在相关情境中觉察到的东西。在父母完成双重情绪前中后三阶段追踪表后，需要引导父母聚焦青少年所表现的情绪和行为反应的短期和长期后果，而不是聚焦父母表现出的情绪和行为反应。

接下来，需要给父母解释：当他们观察到青少年发生了强烈的情绪性反应或进行了情绪驱动行为时，经常会引发父母的情绪性反应。因此，在图中的"父母"部分，父母应该在"之前"的填写区域记录他们所观察到的青少年的情绪体验和他们自己的情绪性反应。你需要协助父母识别他们所体验的情绪，同时也要正常化父母产生的诸如焦虑、沮丧、愤怒或伤心等情绪。你需要鼓励父母识别自己情绪性反应的三个部分，包括他们的想法、身体感觉和行为。当你与父母探讨图9.2的"之后"部分里的短期和长期后果时，需要鼓励父母识别他们的情绪性养育行为对自己和青少年会产生怎样的短期和长期后果。在帮助父母阐释这些概念时，可以回顾图9.1。

在整个治疗过程中，需要让父母在家至少完成一个或两个例子，从而让你有充分的机会指出情绪性养育行为和青少年未来的情绪性反应之间的关系。如果你怀疑父母可能对下文所述的任何一种常见的情绪性养育行为都感到痛苦，那么让父母完成针对那种养育行为的双重情绪前中后三阶段追踪表也很有帮助。

🎯 目标2

向父母介绍四种养育行为，它们通常是无效的或低效的应对青少年痛苦的方式。

除了向父母介绍他们的养育行为可能对青少年现在或未来的情绪性行为有重要影响之外，你还需要花些时间聚焦在一些特定的养育行为上，因为这些养育行为对父母而言是有问题的。表9.1描述了在情绪障碍青少年的父母中常见的情绪性养育行为的种类、每种养育行为的举例、情绪性养育行为潜在的后果以及针对每种情绪性养育行为的相反的行为（本章稍后会介绍这些相反的养育行为）。根据父母的需要，既可以介绍全部四种情绪性养育行为，也可只聚焦在一种或两种与你观察到的关系最紧密的养育行为上。如果你没有观察到这类行为，或者青少年和父母也没能识别出来，那么在会谈中就不值得花过多的时间讨论这些问题，因为父母可能对这方面的询问做出防御性的回应。

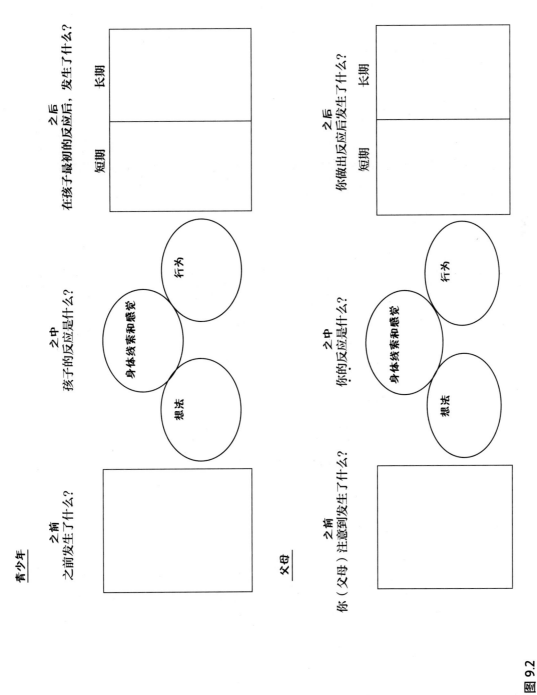

图 9.2

双重情绪前中后三阶段追踪表

无论你选择讨论多少种情绪性养育行为，都一定要强调以下几点。

1. 这些行为对于养育有情绪障碍青少年的父母而言极其常见。
2. 因为这些行为有时候看起来非常自然，所以它们也可能出现在对没有情绪障碍（没有具体问题）的青少年的养育中。因此，人们也会很容易地发现自己在重复使用这些行为。
3. 改变情绪性养育行为是不容易的，需要父母付出许多时间和耐心。

在阅读表 9.1 中的四种情绪性养育行为时，你需要使用一种非评判的立场，并且鼓励父母也以一种非批判的方式正视他们之前为管理青少年的困难情绪而付出的努力。

表 9.1　常见的情绪性养育行为及其所对应的相反的养育行为

情绪性养育行为	情绪性养育行为举例	对青少年潜在的长期后果	本模块提供的相反的养育行为
过度控制 / 过度保护	• 在社交情境中帮青少年说话 • 为青少年安排社交活动 • 因害怕青少年会发生意外而不允许他们参加与其年龄相适宜的活动 • 为青少年的退缩或回避行为找出来自于他人的借口	青少年的低自我效能感；增加回避行为；社交能力差	赋予健康的独立性
批评	• 过度关注青少年的错误或不当行为 • 聚焦在青少年行为的消极方面并忽略积极方面 • 微小的行为反应，例如，翻白眼、摇头、叹气 • 告诉青少年不应该有某种感受或应该停止某种感受	青少年的低自我效能感；心境低落；容易放弃；过度取悦他人的行为；行为问题	表达共情，使用正强化，主动忽略某些行为
前后不一致	• 在承诺给予奖励后不遵守约定 • 对于顽劣的行为，有时给予惩罚，有时又放任自流 • 频繁改变家庭规则 • 有时鼓励接近行为，有时鼓励回避行为	增加适应不良的行为；增加回避行为；增加焦虑	使用前后一致的规则和奖励

续表

情绪性养育 行为	情绪性养育行为举例	对青少年潜在的长期 后果	本模块提供的相反的 养育行为
过度示范强烈 的情绪和回避	• 对没有客观威胁的情境过度地反应或 　回避 • 在青少年面前表达成人化的烦恼 • 面对影响家庭的事件时，压抑情绪并 　拒绝谈论此事 • 在生气时，过度使用攻击性行为或 　咒骂 • 在生气和难过时，与家庭成员隔离	增加情绪性反应和回 避行为	示范健康情绪

在本疗法中，你需要像父母的教练一样介绍这些理念，帮助他们学会识别自己的情绪性养育行为，并教会他们代之以怎样的养育行为，就像父母需要成为孩子的情绪教练一样。

"现在让我们想象一下你是孩子的'教练'，在他取得成功时为他的努力加油，并对他因强烈的情绪而感到不堪重负时仍能保持健康的行为反应给予适当的支持并强化他的反应。在这些父母模块的会谈中，我也是你的教练，会帮助你学会如何强化适当的行为，并学会如何处理孩子在克服这些阻碍时产生的情绪困难。"

🎯 目标 3

在合适的情况下，与父母更详细地讨论每种情绪性养育行为和与之相反的养育行为。

"过度控制和过度保护"对"赋予健康的独立性"

情绪性养育行为：过度控制／过度保护

有情绪障碍的青少年通常感到自我效能感在不断减少，而这可能会导致其焦虑、抑郁或其他强烈的情绪感受被维持或恶化。通常，父母会为青少年做一些事情（例如，在社交情境中帮孩子说话），或允许青少年继续做出回避行为，以减少其情绪痛苦。父母有做这件事的冲动是很正常的，因为它来自想要减少青少年的痛苦的健康保护欲。过度控制和过度保护的养育习惯通常在短时间内能让青少年和父母都感觉好一些：一方面青少年能够回避他们不想做的事情，另一方面父母感觉他们在帮助减少青少年的痛苦。然而，在青少年痛苦的情况下反复使用这些过度保护的养育行为，会在无意间强化青少年的情绪性行为，并且会减少青少年独立克服困难的信心。这样一来，青少年在解决自己的问题时可能会感到更无力，而这通常最终导致了回避以及抑郁和焦虑症状的增加。通过鼓励青少年的独立性，父母可以帮助青少年增强信心和自我效能感，从而减少无助感、回避行为并从整体上缓解焦虑和抑郁。

治疗师备忘录

如果你注意到父母说出了一些话，例如，"他不能自己做那件事"或"我担心如果他必须自己做那件事，会失去控制"，那么父母很可能在使用过度控制／过度保护的情绪性养育行为，而学习具体的策略可能有助于减少这些行为。如果父母看似在帮助青少年回避害怕的情境，为青少年找借口，或帮助青少年完成他本可以自己完成的任务（例如，治疗所布置的家庭练习），你就需要与父母讨论过度控制／过度保护的其他迹象。

相反的养育行为：赋予健康的独立性

没有哪个父母在看到孩子经历痛苦时是舒服的，因此要父母打破过度控制或过度保护的习惯可能是很困难的。不过，对于许多父母而言，只要能识别过度控制和过度保护行为，了解它们的无效性，并且能够学会帮助青少年更适当和独立地处理自己的情绪障碍症状的有益方法，就足以让他们减少适得其反的养育行为了。

除了使用双重情绪前中后三阶段追踪表促进觉察之外，父母也可以使用以下技术来增加青少年的独立性，并且减少自己过度保护或过度控制的养育行为。

1. 对良好的应对技术给予表扬。表扬期待的行为能够增加这个行为未来再次发生的可能性。通过表扬积极和独立的应对行为，父母能够增加青少年未来再次做出相同行为的可能性（例如，"我很欣赏今天没等我开口你就开始做作业的行为"）。

2. 有计划地忽视青少年在心烦意乱时产生的较小的、不适当的行为或痛苦信号。如上文所述，对某个行为给予关注会增加这个行为未来再次发生的可能性。而选择性地忽略青少年较小的不适当行为，例如抱怨、哭泣和过度寻求安慰，青少年更可能独立地想出应对情绪性情境的方法。相反，在此情境中，如果父母立刻帮助青少年，青少年就会知道这些不适当的行为或痛苦信号能够引起父母的注意，并且父母会帮助他们解决问题。不幸的是，这会导致青少年自我效能感的降低，并增加其在未来感到心烦意乱时继续使用这些行为的可能性。因此，父母需要细心地督促青少年使用具有治疗性的技术，并忽略他的某些行为，这是非常重要的（例如，忽略抱怨和再三寻求安慰的行为）。

3. 有选择地强化青少年在感到痛苦时采取的其他的更具适应性的行为。即使青少年在情绪性情境中以不适当的方式表现（例如，在早上选择穿什么衣服时大发雷霆），父母仍然可以表扬或奖赏青少年行为中符合预期的部分，以便在未来增加这些行为；同时要忽视和帮助青少年减少非预期行为的频率（例如，"我很欣赏你为自己选择上衣的行为，尽管当时这对你而言比较困难"）。

下文是一个治疗师在某个情境中使用上述技术的例子（这些策略其实在其他例子和其他情绪痛苦中也适用）。

家　　长：有些时候，我觉得玛格达根本不在乎没有朋友这件事。她宁愿坐在家里玩电脑。

治疗师：听起来，你现在对玛格达如何处理自己在同伴间的情绪这件事感到很沮丧。你担心她不再对交朋友这件事感兴趣。

家　　长：我不确定这是不是我想要表达的意思。我知道她在某种程度上依然希望有朋友。她只是看起来不再尝试交朋友的行为了。我只知道如果她放弃交朋友会发生什么……她会孤独一人并将再次开始感到低落，我不希望她那样。

治疗师：我能理解你有多么关心玛格达，你希望帮助她建立友谊。在你看来，她现在是否在做任何建立新的友谊或维持旧的关系的事情？

家　长：嗯，我能肯定的是，她还是会发大量的短信，我还时不时地在社交媒体上看到她。我只是感觉她对当面交往不再付出努力，而且我不希望她变得完全孤立。

治疗师：所以你确实看到她与朋友依旧在网络上有一些互动行为，但当面交往得没那么多。你觉得她现在与朋友的互动方式和以前相比有很大的不同吗？有些时候，有较高社交焦虑的青少年更喜欢在网上与人互动，而不是面对面交流，但他们也会注意不与他们的朋友圈隔离得太远。

家　长：我感觉很难说出有多不同。比起当面交流，她的朋友肯定也更多地通过短信交流。但我能感觉到她正在发生的变化，她看起来对与人交流更不感兴趣了。所以，是的，我很担心这是她的社交焦虑导致的，也担心可能是她在交友中遇到了伤心事。

治疗师：谢谢你，你这么一说让我更理解了。所以，你认为你可以怎样鼓励她更多地与朋友当面互动呢？

家　长：如你之前所提到的，我猜我可以鼓励她更多地尝试，或给她提供机会多出去与朋友玩。我想或许因为她总是拒绝，我最近已经不带她去逛超市或做其他外出的事了。

治疗师：聚焦在行为的积极部分以及与朋友尝试建立新的或维持旧的关系是非常不错的想法。我知道你想说玛格达可能会拒绝你想帮助她的提议。让我们用一些解决问题的步骤来想一想，围绕这个问题，我们还能做些什么来调动她的积极性呢？

请注意：治疗师在这段对话中是如何承认玛格达父母的担心的合理性的，但同时也没有陷入对青少年消极行为的讨论。相反，治疗师强化了父母对鼓励青少年亲社会行为和与朋友互动行为的领悟和努力。接着，治疗师引导父母继续头脑风暴，想出如何鼓励玛格达增加解决问题取向的行为。

除了上文提到的养育行为，对限制青少年自主性或独立性的父母而言，你可以鼓励他们使用塑造原则，持续且一致地使青少年的独立性增加、适当的行为增多。其步骤与暴露策略——要求青少年直面他们试图回避的和特定情绪相关的情境——的步骤别无二致，并且可以用同样的方式给出解释。与暴露相同，塑造就是通过鼓励或奖励来持续且一致地形成预期的行为。举例来讲，如果一个青少年无法成功地计划与朋友的外出，那么家长可以先表扬或奖励他发短信给朋友的行为，接着奖励他给朋友发短信，询问朋友周末做什么，然后奖励他尝试安排一次短暂且简单的外出，最终奖励他能够参加以社交为目的的外出。

有些父母会在孩子进行行为实验或暴露期间变得非常痛苦，并需要额外的指导才能帮助孩子建立独立性的目标。即使你已经和父母解释过这只是暂时的，并建议他们关注长期的目标，即通过忍受这些痛苦时刻，青少年的情绪问题会得到缓解，但父母可能仍然很难看着自己的孩子陷入痛苦。你需要帮助这些父母建立痛苦忍受计划（例如，在青少年痛苦时使用适当的父母式自我照顾，获得社会支持，或者在父母中选择更能忍受青少年痛苦的一方），管理他们自己的强烈情绪。

另一些家庭可能面对的是一个需要更多基础帮助才能建立起独立性的青少年。举例来讲，有些青少年可能缺少基础的自我维护或自我照顾技能，而这些技能可帮助他们更自信地面对新的任务和情境。你可能会发现，与父母一起制订逐步解决这些潜在缺陷的计划，可以使父母和青少年都得到强化。

"批评"对"表达共情和使用正强化"

情绪性养育行为：批评

许多有情绪性问题的青少年觉得自己"什么事情都做不对"。这种想法可能部分反映了大部分情绪性青少年都会有的歪曲思维，不过这些"歪曲思维"有时又是真实的，因为许多有情绪问题的青少年会从教师、朋友、教练甚至是从父母那里获得这样的信息：他们没有在做他们本应该做的事情、没有达到要求、还不够努力或让人失望。有情绪障碍的青少年可能对批评非常敏感，所以尽管在交流中传递的这类信息非常微小或模糊，他们也比其他青少年更可能接收这类信息。

询问父母当其老板、同事或家庭成员以某种方式批评他们时的感受，可以引导父母思考批评会给青少年带来的影响。你可以询问父母那些批评是如何影响他们的情绪和未来行为的，然后询问他们因所做的某件事受到表扬时的感受。哪一个更能激励人——批评还是表扬？哪一个在行为上带来的变化更持久？一旦父母理解了批评对他们的情绪和行为的影响，通常就能理解批评的话语或姿态是如何影响青少年的。为了强化这一点，你需要清楚地提出和讨论批评的潜在后果，包括低自尊、孤僻、失去动力、负性情绪的增加和表9.1中列出的其他内容。如果观察到青少年的父母正在发表批评性评论，或者如果父母承认他们会这么做，这就是一个对父母温和地指出这些行为的非常好的时机，然后可以让父母思考，这些评论可能对青少年的情绪和行为产生怎样的影响。

避免批评并不意味着父母不能纠正青少年的错误或不当行为。如果父母对区分批评和纠正行为的不同感到困惑，那么可以向他们强调，教育青少年区分对错是一件非常重要的养育工作。批评与纠正之间的一个区别是，批评往往发生在对一些小错误或小问题的回应上，这些错误或问题也可以被忽略；纠正则是对重大错误行为或问题的回应，并起到"教导时刻"的作用。批评中经常包含"总是"或"从不"等词语，而纠正仅限于当下出现的问题。最后，批评通常否定青少年的情绪体验或证明其情绪体验是错误的，纠正则肯定青少年的情绪，尽管他可能做错了决定。

如果你注意到父母更常说否定、贬低或评判青少年情绪或行为的话，就是一个指出这些话是一种批评的好机会，因为这些话意味着青少年的感受是"错误的"。这种话有时会出自父母的好意：当父母注意到青少年的情绪反应似乎很极端，并且与相关诱发因素不成比例时，他们自然想向青少年指出来。但是，父母这么做时必须小心，并一定要承认而不是批评青少年的情绪体验，这个话题将在下文讨论。

> ## 治疗师备忘录
>
> 　　当讨论到批评这个主题时，许多父母是非常敏感甚至是防御的。如果你没有观察到父母的批评，或没有从青少年的表述中听到上文提到的任何一种父母的批评，那么讨论这种情绪性养育行为可能就没有益处。然而，即使是不批评孩子的父母，他们有时候也会在表达共情上有困难。因此，即使没有讨论批评的话题，你也可以在治疗过程中简短地讨论以下有关共情的部分。

相反的养育行为：共情

　　在本疗法中，你一直在帮助父母建立对青少年困扰的共情。此时，花一点时间向父母强调"共情"会很有帮助。通过使用父母总结表和每周与家庭的简短会面，你一直在告诉父母你给青少年传授了什么技术，以及他们可以在家中如何帮助青少年强化这些基本练习。你需要继续这样做，不过也可以邀请父母亲自参与治疗活动（例如，行为实验和暴露），这样可以增强他们的共情能力，也能对青少年在痛苦中学习新行为时遇到的困难表达尊重。

　　共情正在经历情绪痛苦的青少年可能看起来像是相对简单的技术，尤其对于擅长共情的治疗师而言，他们的共情会十分自然。但是，对于许多惯于过度批评的父母来说，表达共情会十分困难，因此学习一些对青少年的情绪和体验表达共情的特定的、具体的步骤会很有帮助。你可以向父母介绍以下步骤。

1. 说出你知觉到的青少年正在体验的情绪（例如，"你现在看起来很伤心"）。

    父母需要注意：如果青少年否认父母所说的情绪，并且说出了一个不同的情绪，父母表达接纳就很重要，即使父母不一定认同。

2. 根据具体的诱发因素或情境，表达你对青少年产生情绪的理解（例如，"虽然你学习很努力，但考试只得了 C，你感到伤心是很正常的"）。

    父母需要注意：父母可能在理解青少年的情绪性反应时有困难，并且可能会觉得青少年的反应与诱发因素不成比例。父母这么想是很自然的，但共情中很重要的一部分是：青少年的视角承认其情绪性反应。

3. 鼓励青少年使用他们学会的一种技术，并在需要时支持他们使用这种技术。

　　一个正在体验强烈情绪的青少年可能难以灵活地思考使用哪种技术，或在当时想起如何使用治疗技术。如果青少年看起来愿意接受，那么父母可以提供建议并且在孩子使用技术时给予指导。

你可以为父母安排一次角色扮演，你扮演痛苦的青少年，并鼓励父母练习表达共情。

另一个与批评相反的养育行为是将正强化——例如表扬——与忽视较小的情绪反应或行为问题结合起来。

"前后不一致" 对 "使用前后一致的规则和奖励"

情绪性养育行为：前后不一致

有情绪障碍的青少年通常会表现出高水平的易激惹性、愤怒和广泛的负性情感，尤其是面对诱发痛苦情绪体验的情境时。比如，一个有着社交焦虑的青少年可能在要进行课堂演讲的当天甚至是几天前就变得易激惹、行为失调或难以依从。而有情绪障碍青少年的父母可能不知道如何处理这种行为，他们的回应方式可能会增加青少年的这类行为。有些父母可能对青少年不适当的情绪性行为缺乏管教或管教方式前后不一致，而这可能在不经意间加剧青少年的不当行为。父母还可能对青少年勇敢的或应对的行为表现出前后不一致的强化或奖励，而这又会使期待的行为减少。

通常，父母对有情绪障碍的青少年使用前后不一致的管教是受挫的感受所导致的，而当他们认为青少年的行为是情绪障碍的结果时，他们又可能不愿意因青少年的行为而对其进行惩罚（例如，如果父母觉得孩子不做作业是因为焦虑情绪，那么他们可能不会惩罚孩子），或者他们不知道如何进行最好地干预。不因为青少年做了情绪性行为而去惩罚他们，甚至当这种行为有破坏性的时候也不惩罚，这在性质上是共情，但如果青少年反复做出破坏规则的行为，可能会成为一些家庭的严重问题。当前后不一致地惩罚青少年的破坏性行为时，父母可能会给孩子传递这样的信息：他有时可以做这种破坏性行为并且不会被惩罚。有些父母在面对青少年的不当行为时，自己可能会变得情绪失调。父母的情绪失调通常又会导致严厉的养育行为，并且愈发关注青少年的不当行为，而这反过来可能会增加青少年的情绪失调和不当行为。

当青少年置身在对同龄人而言不难，但对特定同龄人而言需要付出大量努力的情绪诱发情境时，有情绪障碍的青少年的父母可能给予孩子不够充分的奖励。比如，父母可能不会奖励一个抑郁或焦虑的青少年与朋友一起出去看电影的行为，即使这对青少年来讲极其困难，可是父母认为这种活动对青少年而言应该是愉快的。如果父母没有对青少年需要努力并且亲社会的应对行为做出回应，可能会使青少年在面对相似的困难的情绪性体验时，减少使用应对行为的可能性。而前后一致地使用奖励或其他强化方式可以加强青少年面对复杂情绪的意愿和能力。

总的来说，青少年统一方案并不能直接解决更严重的行为或对立违抗问题。如果父母表明问题达到了这个严重程度，或者随着治疗过程，这些问题变成了治疗的首要焦点，那么可以考虑转介，或调整治疗计划——使之更关注父母的行为技术训练。

相反的养育行为：前后一致的规则和奖励

奖励和强化

在治疗过程中，尤其是当青少年开始以更亲社会的方式接近和应对强烈的情绪体验时，父母如果能更多地使用前后一致的奖励措施，可以极大地提升治疗效果。通常，与父母合作（在听取青少年意见的前提下）创设一个强化系统能够最大程度地让父母学会对青少年的勇敢和依从行为进行前后一致的表扬和奖励。强化系统是一种在青少年表现出预期行为时（例如，解决了复杂的情绪性情境，应对了复杂情绪），保证表扬和奖励前后一致的结构化框架。如果表扬和奖励前后一致，青少年就会知道在他们完成复杂的事情后，将得到自己渴望的结果。当青少年形成这种联系时，他们就更有可能继续参与之前回避的情境，并以亲社会的方式应对他们的情绪。

在建立奖励或强化系统时，你们需要总结一下在青少年的相关行为发生后尽快对其非回避行为和适当行为进行奖励的重要性，因为这样做可以强化他们所学的技术并增加再次采取这种行为的可能性，并且让他们感受到父母充分肯定他们在应对困难时付出的努力。当无法奖励时，应在当下对青少年的行为进行具体的、贴标签式的表扬（如上所述）并表现出极大的热情，以肯定他们取得的成就（例如，父母应该成为青少年的"啦啦队队长"）。

如果父母模块包含此部分，那么花一些时间与父母和青少年制作一个奖励清单也许会有帮助。你需要让父母和青少年明白奖励不应该是昂贵的。确保你已有一些关于奖励的构思——一些很小的奖励（例如，获得一小笔钱或使用电子产品的时间）和一些较大的奖励（例如，去看一场电影或演唱会）。奖励可以被分类（对挑战较小的任务给予较小的奖励，对挑战等级增加的任务逐渐给予青少年渴望的奖励）。在制作奖励清单时，可以参考本章末尾的父母总结表里的奖励举例。有些青少年喜欢代币系统（例如，装满一罐子石头或其他东西时可以兑换更大的奖励）或奖励表，而有些青少年可能会觉得这种象征性的物质奖励太幼稚或可笑，需要通过更直接的表扬或奖励机会来给予其强化。

治疗师备忘录

有些父母认为，如果不是因为青少年的情绪障碍症状，青少年行为的本身就已经是奖励了（例如，与朋友玩耍或去学校），而现在要对这些行为再进行奖励令家长感到不悦和沮丧。如果父母表达了这样的想法，你需要肯定他们的考虑并解释奖励行为的原理。你可以向家长解释，青少年目前很少或根本不能做出以奖励为目标的接近行为，而奖励可以成为"冲破"暴露困难的动力。你们也可以讨论，一旦新行为建立，奖励可以逐渐减少。事实上，习得理论告诉我们：一旦新行为建立，随着时间的推移，比起每次相关行为出现时都奖励它，间歇性的奖励更有助于维持新行为。

行为管理

如前所述，青少年统一方案目前并没有将青少年的行为问题作为主要问题。然而，有情绪障碍的青少年在面对情绪性挑战时，通常会表现出失调的行为或与愤怒相关的行为。当这种情况发生时，重要的是以前后一致的方式采取适当的行为管理策略。只有公平、冷静和前后一致地实施行为管理技术，才会对青少年起作用。

以下内容是可以在父母模块中与父母分享的几个行为管理策略。其他策略，例如有计划地忽略（见上文）、给青少年提供选择来增加其在情境中的控制感等，可能也会被应用到。需要重申的是，不能前后一致性地使用行为管理技术实际上可能会随着时间的推移使青少年的行为变得更糟糕，因此父母一定要保证前后一致地使用它们。

1. **建立合适的家庭规则**：有些父母对攻击性和违抗行为几乎没有明确的规则，你可以先要求他们建立一条清晰的、以行为为基础的家庭规则（例如，不准打人），并讨论如果规则被打破了，将如何强制执行规则。为了增加父母的信心，照料者之间或照料者与你可以进行角色扮演，练习言语上的反应和规则被打破的后果。一旦建立并维持了初始的规则，就可以随着时间逐渐增加其他规则。

2. **使用有效的命令**：指导父母使用有效的命令策略。有效的命令应该包括以下步骤：

   （a）获得青少年的注意（例如，"艾米莉，请看着我"）；

   （b）在获得青少年的注意后，使用坚定的（但不是愤怒的）语气要求青少年做某件事情；

   （c）一次只提出一个命令，并要求青少年在极短的时间内立即执行（例如，"艾米莉，把电脑关掉"）；

   （d）短暂等待后，如果青少年未遵从命令，就把命令再说一遍。如果青少年执行了命令，就给予奖励；

   （e）如果在再次督促后青少年依然没有执行命令，就给予警告（例如，"如果你不关掉电脑，你会失去今晚使用电子产品的时间"）。

   家长应该准备好表扬和／或奖励任何遵守规定的行为。如果不遵守规定，则执行之前规定的后果。

3. **反应代价程序**：如关于"使用有效的命令"部分所述，执行后果的一种策略是在特定时间内取消青少年喜欢的某项活动或没收其喜欢的某个物品。一般而言，时间框架应该是短暂的（例如，不超过一天的时间），并且父母一定要确保在取消青少年的特殊待遇前，已明确地告知青少年应该做什么并给予过一次警告。

"过度示范强烈情绪和回避"对"示范健康情绪"

情绪性养育行为：过度示范强烈情绪和回避

事实上，一些有情绪障碍青少年的父母也在经历（或曾经经历过）一定程度上的情绪障碍方面的困扰。即使父母本身并没有临床障碍的诊断，他们也可能表现出较高水平的回避行为、安全行为或其他情绪性行为，这些行为很容易被看作家庭中的"规范"。

在本疗法中，向父母温和地指出这种示范情绪障碍症状的例子以及以回避为导向的行为当然是有意义的。许多父母不知道自己的情绪性行为，或者如果他们知道，也可能会试图正常化或尽可能弱化这些问题。对于这些父母，应当向他们说明，青少年或孩子的一种学习方式是观察他们生活中的重要他人（尤其是父母）的想法和行为。因此，在青少年面前过分地表达强烈情绪、说出扭曲的想法并且做出情绪性行为，可能会在不经意间教孩子以父母的方式应对情绪。

相反的养育行为：示范健康情绪

在说明对情绪性行为的示范作用时，重要的是提醒父母，他们肯定是被允许、被期待甚至被鼓励表达自己的情绪体验的！提醒他们，这个治疗的目的不是消除所有的情绪，而是了解我们何时在以无效的方式应对自己的情绪，以及学习如何改变我们正在使用的情绪性行为。情绪是完全正常、自然的，并且对父母和青少年而言都是无害的反应。

你需要鼓励父母反思过去几周可能使用过的情绪性行为，并让他们考虑孩子在此情境中通过观察父母的情绪性反应可能学到了什么。对许多父母来说，只要指出这些行为可能强化回避，并使之成为家庭中的常态，就足以促使他们改变自己的行为。然而，一些父母可能需要更多的帮助，才能使用本疗法中提供给青少年的技术来调整自己的行为，而本疗法中提供给青少年的技术在许多方面都与成人版的统一方案中的技术相似。

更明确地指导父母以健康的方式示范他们的情绪也是有帮助的。当父母遇到强烈的情绪时，可以通过以下步骤完成示范。

1. 示范适当地命名自己的情绪和诱发因素（例如，"妈妈现在感到很焦虑，因为治疗要迟到了"）。

2. 使用非评判立场的语言表达情绪（"感到焦虑没关系——大部分人在重要时刻迟到时都会感到紧张"）。

3. 识别并使用合适的技术或应对策略来管理情绪（"我准备使用觉察当下技术帮助我将注意集中在开车和对我们谈话的体验上，而不是继续关注我们将迟到多久的问题"）。

在会谈中，用家长最近的经验实例进行角色扮演来实践这些健康情绪模式的步骤，可能会有帮助。

在介绍完养育技术之后，你需要给父母提供一份核心模块 9 的父母总结表的复印件。此表提供了一些简短的提示，总结了为青少年应对困难和强烈情绪体验提供共情和奖励的方式。

核心模块 9 的父母总结表：养育情绪化的青少年

支持孩子的方式

✔ 当孩子做了你希望他持续做的事时，给予他具体的、标签式的表扬。

举例：

"我喜欢你打扫自己房间的行为。"

"虽然当时对你来讲非常困难，但你今天去学校的这件事做得很棒！"

"你能自己给朋友打电话这件事做得很好！"

标签性的表扬包括支持的、积极的表达，它能强化孩子恰当地处理强烈情绪的行为。

✔ 为孩子的情绪命名，表示你理解并能与他正在经历的感受共情。让孩子知道，由于这种情况或过去发生的事情，有这种感觉是很合理的。

举例：

"你现在感到恐惧。"

"我知道这对你来讲很难，因为你现在很难过。"

"你现在感到很沮丧是很合理的，我知道事情没有按你希望的方向发展。"

✔ 如果孩子因为复杂的情绪感到挣扎，不要试着马上介入和提供帮助。对孩子的感受表达共情，并鼓励他尝试在治疗中学到的技术。请记住：目标是帮助孩子独立地解决问题和应对情绪。

✔ 在孩子的非回避行为或有效应对行为发生后，尽可能快地奖励孩子。这会增加孩子再次使用这种行为的可能性，并帮助孩子看到你认可他为克服强烈的情绪体验所付出的努力。

举例：

小数额的现金或孩子想要的礼物的兑换券

与父母或朋友进行的特殊活动

家庭徒步旅行

糖果（适量）

有权选择餐厅或家中的食物／甜点

电子产品使用时间（使用设备／玩游戏／选择节目）

可以晚睡一次的机会

儿童统一方案篇

第 10 章　对儿童统一方案的概述

（使用儿童统一方案时需要考虑的结构化和实用性问题）

总体概要

在本章开始之前，无论你是已经完整地学习了本书中关于青少年统一方案的章节，还是说这是你翻开的第一页，都欢迎你来到儿童统一方案篇！本章将向你介绍实施儿童情绪障碍跨诊断治疗的统一方案时需要考虑的重要的结构化和实用性问题。你之后会看到，我们在很多地方也会将儿童统一方案叫作"情绪侦探"方案，包括在本书以及配套的针对儿童和父母的《儿童情绪障碍跨诊断治疗的统一方案——自助手册》[1]中。这第二种命名方式表明儿童统一方案将治疗比作在教儿童"解开情绪之谜"，这是贯穿本疗法的一个指导性主题，同时也适应了儿童发展阶段的特点。

请阅读本书的导言，你会看到儿童统一方案的具体理论原理和支持该疗法的实证依据。如果你已经读过导言了，那么本章单独介绍这一方案的唯一目的就更加清楚了：向你专门介绍儿童统一方案的结构和使用方法。

---

[1] 为了让译文保持简洁清晰，后文会将《儿童情绪障碍跨诊断治疗的统一方案——自助手册》简写为《儿童自助手册》。——译者注

儿童统一方案的目标群体

儿童统一方案针对 7—13 岁的儿童。尽管也可以按照这里的方式使用统一方案的技术来帮助稍微超出该年龄范围的儿童，但我们一般建议 13 岁以上的青少年使用本书青少年统一方案篇介绍的青少年统一方案中的材料以及配套的《青少年情绪障碍跨诊断治疗的统一方案——自助手册》，因为儿童统一方案中的材料及其最核心的"情绪侦探"比喻对青少年来说可能太幼稚了，会妨碍他们对治疗的投入和参与治疗的动机。不过，对于认知能力有限或者特别是对情绪了解有限的青少年，在必要时使用儿童统一方案（而不是青少年统一方案）中的一部分材料可能是有益的，但这需要治疗师来判断。此外，我们已经对 7 岁以下儿童成功地使用了本疗法，虽然年龄更小的儿童能否从这套方案中获益取决于他们的阅读水平、父母的参与程度以及儿童的认知发展水平。

和青少年统一方案一样，儿童统一方案的目的是降低情绪障碍儿童常见症状的强度和频率。儿童统一方案通过不同方式将核心的循证治疗策略应用于儿童各种典型的不受欢迎的情绪体验，这些情绪体验往往是儿童情绪障碍（焦虑、抑郁及其他内化障碍）的显著特点。许多焦虑障碍、抑郁障碍、适应障碍、创伤及应激相关障碍或者强迫及相关障碍都是适合采用这种干预的对象，其他以减轻痛苦和应对强烈情绪为主要治疗目标的问题也可以使用该方案进行干预。该方案并不针对儿童的主要行为问题，例如，对立或非顺从行为。不过，因为本疗法聚焦于愤怒情绪以及能更普遍地管理情绪失调的"相反的养育行为"，所以与情绪障碍同时出现的行为失调以及注意缺陷 / 多动障碍等问题可能也会部分得到干预。治疗师和儿童的照料者应清楚地了解，儿童统一方案主要通过对痛苦和焦虑的消退来应对强烈的令人厌恶的情绪状态，从而解决情绪问题。

将儿童统一方案作为一种团体治疗

儿童统一方案的结构和实施过程在几个重要方面都与青少年统一方案截然不同。

首先，你将注意到，接下来的章节会介绍如何以团体治疗的方式运用儿童统一方案。你还将注意到，我们建议将儿童统一方案的儿童会谈和父母会谈放在同一个会谈日进行。做出这些决定是因为此前的随机对照试验仅检验了按照这套治疗手册规定的方法以团体治疗的形式运用儿童统一方案的效果。这么做也是基于我们的信念，即同时开展儿童会谈和父母会谈能够使本干预方案容易被儿童来访者及其父母接受。儿童发现，同龄伙伴的支持对其帮助巨大，特别是在做情绪唤起实验和练习的时候。此外，父母常常表示，具有凝聚力的父母团体会营造一个意想不到的支持性环境，可以在其中练习全新的相反的养育行为。在每次会谈中，有儿童单独一组和父母单独一组的环节，也有在每次会谈开始和结束时儿童与父母组成一大组的环节。在练习儿童统一方案的每一个技术时，这种安排有利于所有重要的参与者顺畅便利地合作。

本书的第 23 章直接说明了如果将儿童统一方案应用于个体治疗，治疗师应该考虑对干预方案做出哪些改变。根据我们的经验，如果将儿童统一方案应用于个体治疗，只需要做出相对简单的调整，我们会在第 23 章给出更详细的解释。在我们的研究试验中，有两位治疗师在儿童团体中开展治疗，有另外两位治疗师在父母团体中开展治疗。不过我们清楚，在将本干预方案应用于不同的临床设置及缺乏足够的治疗师的情况下，治疗的实施方式会与我们在研究中设置的结构有所不同。一种选择是父母会谈和儿童会谈同时进行，但是减少分配给每个团体的治疗师数量。我们认为，将两名治疗师分配给儿童团体，并将一名治疗师分配给父母团体是可行的，不过治疗师数量的减少可能会带来更多挑战，除非团体规模很小。我们还可以将儿童统一方案的父母会谈安排在儿童会谈之后进行（儿童会谈和父母会谈在同一天相继进行），这样几乎不会影响治疗的质量，但治疗师要知道这种形式需要更长的时间（因为要将父母会谈和儿童会谈的时间加在一起），每次会谈可能需要完整的 2 小时。当然还可以将儿童统一方案的父母会谈安排在不同的时间或者另外一天进行，不需要儿童在场，只要在儿童会谈时有父母在场即可（以便父母在每次会谈结束时出现在需要共同参与的环节中）。

儿童统一方案的内容

儿童统一方案包括 15 次连续会谈，一般在 15 周内完成。表 10.1 列出了儿童统一方案的逐次会谈概要，以及 15 次会谈涵盖的针对儿童和父母的内容大纲。熟悉青少年统一方案的治疗师会立刻注意到，表 10.1 中的儿童统一方案的治疗技术与青少年统一方案的治疗技术在实施顺序和会谈的重点内容上是相同的。不过，儿童统一方案和青少年统一方案的一个重要区别是，儿童统一方案的技术围绕"情绪探案工具包"——又叫作"感想真轻松"[1]——呈现和组织，鼓励参与到干预中的年轻的"情绪侦探"们学习这些情绪侦探技术（与儿童来访者讨论时，也把它们叫作"感想真轻松"技术），目的是助力他们"解开情绪之谜"。"感想真轻松"分别代表：

- 感——观察我的感受
- 想——看看我的想法
- 真（侦）——使用侦探思维和问题解决
- 轻（情）——体验我的情绪
- 松——保持放松快乐

本疗法的父母会谈部分有三个主要功能。

1. 向父母介绍孩子正在儿童团体中学习的情绪侦探技术。
2. 向父母介绍他们在应对孩子的强烈情绪时可能采取的但帮助不大的"情绪性养育行为"，并介绍可以采取的更有帮助的"相反的养育行为"。
3. 促进父母们的相互支持、信任和友谊。

上述目标中的第 3 项在 15 次父母会谈中是一以贯之的，父母们在相似的境遇中

---

[1] 原文为 CLUES，即五个技术的首字母缩写，为了本土化使用方便，将其意译后取其关键字或谐音字形成了该口诀，以方便儿童识记。——译者注

分享彼此的经历和担忧，这是自然而然的。治疗师还会带领父母以团体的形式练习技术，鼓励他们分享各自的成功与困难，这一过程能够促进他们之间的支持、信任和友谊。也就是说，在父母团体中，治疗师应该以技术习得和训练为重点，而不是将大部分会谈时间用于促进"支持性团体"的功能。在整个治疗期间，带领父母团体会谈的治疗师被称为"团体带领者"，这是为了不让父母感觉自己是在接受治疗，而治疗中被认定的来访者是他们的孩子。

　　总的来说，我们鼓励治疗师按照所建议的顺序呈现这些技术并开展逐次会谈。不过，后面几章也会强调有时需要适当地做出调整。

表 10.1　儿童统一方案逐次会谈概要

"感想真轻松" （情绪侦探技术）	会谈安排	儿童会谈的目标	父母会谈的目标
感受技术 （观察我的感受）	第 1 次会谈： 介绍儿童情绪障碍跨诊断治疗的统一方案 （本书第 11 章）	1. 向儿童介绍治疗模型和结构 2. 明确首要问题和治疗目标 3. 在团体成员之间以及治疗师和团体成员之间建立良好的关系 4. 向儿童介绍情绪的目的，开始建立情绪觉察力	1. 向父母介绍治疗结构和"感想真轻松"技术 2. 向父母介绍情绪的三成分模型 3. 讨论情绪性行为的循环
	第 2 次会谈： 了解你的情绪 （本书第 12 章）	1. 学习识别不同的情绪并对情绪的强度进行评分 2. 继续将情绪体验正常化 3. 介绍情绪体验的三个成分 4. 介绍回避行为的循环 5. 确定对新行为的奖赏	1. 向父母介绍双重情绪前中后三阶段追踪表的追踪过程 2. 向父母介绍"情绪性养育行为"和"相反的养育行为" 3. 讨论与批评"相反的行为"——正强化
	第 3 次会谈： 利用科学实验改变我们的情绪和行为 （本书第 13 章）	1. 了解"相反的行为"的概念 2. 练习利用科学实验帮助儿童采取相反的行为/情绪性行为 3. 了解活动与情绪的关系 4. 介绍情绪和活动追踪的实验	1. 向父母介绍科学实验的理念 2. 讨论父母如何辅助孩子完成科学实验 3. 讨论给予孩子强化的方式

续表

"感想真轻松"（情绪侦探技术）	会谈安排	儿童会谈的目标	父母会谈的目标
	第4次会谈： 我们的身体线索 （本书第14章）	1. 描述身体线索的概念及其与强烈情绪的关系 2. 学习识别不同情绪的身体线索 3. 教授身体扫描技术，提高对身体线索的觉察 4. 帮助儿童练习在不使用回避/分心的情况下感受身体线索	1. 介绍躯体化的概念 2. 教授父母身体扫描技术 3. 介绍内感性暴露，并以团体形式练习 4. 教授父母如何表达共情
想法技术 （看看我的想法）	第5次会谈： 看看我的想法 （本书第15章）	1. 介绍灵活思维的概念 2. 教儿童识别常见的"思维陷阱"	1. 介绍认知灵活性的概念 2. 介绍四种常见的"思维陷阱" 3. 讨论不一致的情绪性养育行为，以及以一致性强化和规则为特点的相反的养育行为
侦探技术 （使用侦探思维和问题解决）	第6次会谈： 使用侦探思维 （本书第16章）	1. 介绍侦探思维 2. 使用侦探思维	1. 介绍侦探思维 2. 练习侦探思维 3. 介绍过度控制/过度保护的情绪性养育行为，以及赋予孩子健康的独立性的相反的养育行为
	第7次会谈： 问题解决和冲突管理 （本书第17章）	1. 介绍问题解决技术 2. 使用问题解决技术	1. 介绍问题解决技术 2. 讨论应对人际冲突的问题解决技术 3. 讨论寻求安慰和顺应的行为
情绪技术 （体验我的情绪）	第8次会谈： 觉察情绪体验 （本书第18章）	1. 了解情绪技术 2. 教儿童觉察当下 3. 介绍非评判觉察	1. 讨论体验情绪而不是回避情绪的重要性 2. 介绍和练习觉察当下 3. 介绍和练习非评判觉察 4. 开始完成情绪性行为表

续表

"感想真轻松"（情绪侦探技术）	会谈安排	儿童会谈的目标	父母会谈的目标
	第 9 次会谈： 介绍情绪暴露 （本书第 19 章）	1. 回顾到目前为止学习的儿童统一方案中的情绪侦探技术 2. 回顾情绪性行为和相反的行为的概念，为"暴露"这种新的科学实验做准备 3. 用一件玩具或其他物品完成一次暴露示范 4. 与儿童和父母一起工作，最终完成情绪性行为表	1. 向父母介绍一种不同类型的科学实验——情境性情绪暴露的概念 2. 解释孩子在家练习暴露时，父母所起的作用 3. 向父母介绍情绪性养育行为，让其了解这些行为过多地示范了强烈情绪和回避行为，介绍相反的养育行为，示范健康情绪 4. 继续完成情绪性行为表，为接下来的暴露做准备
	第 10 次会谈： 直面我们的情绪（第1 部分） （本书第 20 章）	1. 回顾使用科学实验直面强烈情绪的概念 2. 介绍安全行为和隐秘的回避行为（如分心）的概念 3. 以团体形式练习通过科学实验直面强烈的情绪（情境性情绪暴露示范） 4. 制订未来直面强烈情绪的科学实验计划（个性化的情境性情绪暴露）	1. 回顾情境性情绪暴露的概念，讨论如何使用暴露应对不同的症状表现 2. 介绍和讨论安全行为的概念 3. 解释父母如何使用所有"相反的养育行为"辅助孩子练习暴露 4. 介绍暴露中使用的"情绪梯子"，协助父母完成情绪性行为表
	第 11—14 次会谈： 直面我们的情绪（第2 部分） （本书第 21 章）	1. 在第 11 次会谈中计划并实施首次情境性情绪暴露 2. 在第 12—14 次会谈中计划并实施更多的情境性情绪暴露活动	没有安排

续表

"感想真轻松" （情绪侦探技术）	会谈安排	儿童会谈的目标	父母会谈的目标
轻松技术 （保持放松快乐）	第 15 次会谈： 总结和预防复发 （本书第 22 章）	1. 回顾从儿童统一方案中学到的情绪侦探技术 2. 为将来如何应对强烈情绪做计划 3. 庆祝在治疗中取得的进步	1. 回顾情绪侦探技术和相反的养育行为 2. 讨论并庆祝每一个儿童的进步 3. 制订如何在治疗结束后维持和巩固进步的计划 4. 区分暂时退步和复发，帮助父母识别复发先兆

父母自助材料的使用

与青少年统　方案相比，儿童统一方案的另一个独特之处是父母需要大量参与治疗。如上文所述，儿童统一方案有一套完整的父母团体课程，《儿童自助手册》的后半部分也包含了供父母使用的自助材料。我们强烈鼓励你在本疗法中实施并促进父母充分参与治疗，因为我们认为父母对于行为实验和情绪聚焦暴露的长期管理发挥着关键作用，而这两种技术对本疗法的治疗效果至关重要。

因此，你会注意到，每次父母会谈一般都包含几个供父母在两次会谈之间完成的家庭练习。总的来说，推荐给父母的家庭练习分为以下几类：（1）发展父母监测孩子情绪体验和父母自身反应的能力；（2）帮助父母掌握孩子在儿童会谈中学习的情绪侦探技术；（3）帮助父母留意自己的"情绪性养育行为"，并练习"相反的养育行为"。我们涵盖了不同类型的材料，为治疗师布置家庭练习提供了不同的选择。不过，让父母完成全部家庭练习或《儿童自助手册》列出的全部工作表也许并不可行，你应该根据你的临床判断，选择给父母布置家庭练习的类型和数量。有些父母有足够的时间和动机，希望尽可能多地学习和练习。如果他们愿意，你应该鼓励这些父母完成所有供父母使用的材料。对于另一些父母来说，你可能需要考虑哪些类型的家庭练习能够让他们在治疗的不同时间点获得最大收益。你也许还要允许父母从几项有帮助的家庭练习中，自行选择想要完成的任务。

儿童统一方案注重父母的参与，但这并不意味着在青少年统一方案中父母的参与不重要，而是说青少年的父母定期参与每周一次的干预可能难度更大。因此，我们在青少年统一方案中采取的父母参与方式更为灵活。使用青少年统一方案的治疗师如果希望父母更多地参与干预，可以自由地选择儿童统一方案中供父母使用的材料，将它们用在青少年统一方案每周的干预中。这些材料不仅适用于儿童统一方案，在很大程度上也适用于更广泛的年龄群体。

在儿童统一方案中提供奖励更加重要

儿童统一方案还有一个独特之处，即对参与治疗相关活动的行为给予更加频繁的正强化，无论是治疗师在会谈中开展的活动还是父母在家开展的活动。使用一致且频繁的正强化对这个年龄段的儿童来说特别重要，因为一些儿童及其父母在开始和持续练习行为实验和暴露活动时，可能因为陌生而感觉充满挑战。治疗师在每次会谈过程中奖励代币（如扑克牌），以及在每次会谈结束时奖励"感想真轻松"徽章，可以鼓励和强化儿童适宜地参与活动和做出有效的行为。其他强化方式（如拼图块）包括专门用于在儿童完成家庭练习后给予的奖励，以及整个团体在治疗结束时赢得的团体奖励。例如，我们经常选择一幅描绘有各种奖励或奖品的庆祝场面的拼图，由 50 块或 60 块拼图块构成，在治疗期间把这些拼图块发给完成家庭练习的儿童，让儿童在最后一次会谈中将所有拼图块拼起来，这样就可以揭晓庆祝治疗结束的一份大奖。同时，父母也在提供奖励和有形强化的过程中受到鼓舞和支持，让他们也能鼓励孩子做出全新的勇敢的行为。有两点需要引起注意：一是父母对给予这种强化可能存在的顾虑；二是如果奖励没有产生效果应该怎样解决问题。

儿童统一方案所需材料和准备工作的通用指南

在第 11—22 章，你会看到对每次会谈所需材料和准备工作的描述。本疗法所需要的大部分材料都价格便宜且容易获取，在许多临床机构很容易找到。除了每次会谈单独需要的材料之外，某些材料在几次会谈甚至治疗的所有会谈中都会用到。如上一节所述，在对儿童统一方案的研究和临床实践中，我们用扑克牌和拼图块等代币来强化所期待的勇敢的亲社会行为。你需要在每一次会谈中把这些材料（或者你选择使用的其他强化工具）准备好。儿童在情绪探案工具包中收集和储存这些代币，可以选用塑料保鲜盒或硬纸盒来当这个工具包（你需要在第 1 次会谈开始之前就给每一个新来的儿童来访者准备好），儿童可以在第 1 次会谈中装饰自己的盒子。我们认为，最好不要让儿童把情绪探案工具包带回家，而是由治疗师在每次会谈后收好，在下一次会谈时再带过来。你可能希望让儿童大约每 3 次会谈就可以用他们的代币换取奖品箱中的一件小奖品。我们在自己的诊所采取了这种做法。儿童可以选择的奖品包括小玩具、弹力球、纸飞机、指甲油、动物玩偶或发卡等。我们还发现把钢笔、铅笔、蜡笔、记号笔和一些美术用品带到会谈中使用会很有帮助。

最后，注意要在每次对应的会谈结束时发给儿童一枚"感想真轻松"徽章。例如，儿童会在第 4 次会谈结束时收到"感"字徽章，在第 5 次会谈结束时收到"想"字徽章等。我们通常使用泡沫塑料做成的可粘贴文字，儿童可以把它们贴到他们的情绪探案工具包上；或者使用压膜硬纸板刻出文字，儿童可以把它们放进他们的工具包。重点是要留意每一个治疗模块的结束时间，这样你才能把需要的"感想真轻松"徽章带到相应的会谈中。

对儿童统一方案的最后一点补充

总的来说，我们希望作为治疗师的你发现，儿童统一方案对你服务的儿童和家庭是一个有趣、有用且有效的干预方案。通过在这个基于技术的疗法中针对强烈或困难的情绪进行工作，我们相信你将能够帮助有情绪障碍的儿童用健康的方式适应生活并减少功能损害。

第 11 章

第 1 次会谈：介绍儿童情绪障碍跨诊断治疗的统一方案

（感受技术：观察我的感受）

所需材料

- 每一次儿童会谈：

  1. 情绪探案工具包（为每个儿童准备一个塑料容器或鞋盒）

  2. 扑克牌（或者用来收集和兑换个人奖品的其他代币）

  3. 拼图（大约 60 块拼图，描绘了一个奖励场景，例如聚会）

  4. 装有小奖品的奖品箱（每件奖品只要几元钱，例如橡皮、贴纸和小摆件）

  5. 大张白纸或白板，用于记录儿童在团体活动中的回答

- 仅用于第 1 次儿童会谈：

  6. 名牌

  7. 美术用品（例如，贴纸、记号笔和发泡颜料）

  8. 《儿童情绪障碍跨诊断治疗的统一方案——自助手册》的第 1 章

     a. 侦探是做什么的？（见《儿童自助手册》中的工作表 1.1）

     b. 我的情绪侦探目标（见《儿童自助手册》中的工作表 1.2）

     c. "感想真轻松"技术（见《儿童自助手册》中的图 1.1）

     d. 如何应对强烈的情绪？（见《儿童自助手册》中的工作表 1.3）

     e. 正常、自然和无害（见《儿童自助手册》中的图 1.2）

- 儿童的家庭练习：

9. 我在家时的情绪（见《儿童自助手册》中的工作表 1.4）

■ 每次会谈要做的评估：

10. 每周首要问题追踪表（见本章末尾处的附录 11.1）

■ 父母会谈：

11.《儿童情绪障碍跨诊断治疗的统一方案——自助手册》的第 13 章

    a. 治疗日程（见《儿童自助手册》中的图 13.1）

    b. 针对父母的"感想真轻松"技术（见《儿童自助手册》中的图 13.2）

■ 父母的家庭练习：

12. 针对父母的感受技术（见《儿童自助手册》中的工作表 13.1）

治疗师的准备

在准备本次会谈时，购买中等尺寸的塑料容器或其他价格不贵的容器，这样每个儿童都可以拥有自己的情绪探案工具包。使用现有的其他美术和手工材料也会有帮助，可以让儿童有机会装饰自己的情绪探案工具包。本章会介绍使用扑克牌或其他小型代币来强化在会谈中儿童做出的勇敢和具有适应性的行为（例如，遵守规则、集中注意、尝试有难度的活动），所以你也需要准备这些材料。一般来说，在整个治疗期间，这些代币可以用来兑换奖品箱中的奖品（请确保已准备好）或另外一个更大的奖励，这由你来决定。拼图块作为一件团体的奖励，可以在每周完成家庭练习或做出其他指定的有益行为后获得。治疗结束时，也可以用拼图块兑换拼图上描绘的一件小奖品（例如，聚会上的某件物品）。

治疗师备忘录

父母会谈和儿童会谈可以同时、依次或独立进行。以下治疗内容按照两个团体会谈同时进行的方式呈现，由不同的治疗师分别带领儿童团体和父母团体。在每次会谈开始时和结束前，两个团体要会面。如果儿童会谈与父母会谈分开或单独进行，那么在每次儿童会谈开始时和结束前，儿童团体和父母团体也要会面。即便在开展儿童团体会谈的同时没有单独组织父母团体，儿童和父母在治疗中的会面也是必要的，因为本疗法要求父母有一定程度的参与。

第 1 次儿童会谈的总体目标

本次会谈的主要目标是向儿童及其家庭介绍治疗模型，并且开始建立儿童之间、儿童和治疗师之间以及家庭成员和治疗师之间的关系。为了达到这一目标，最重要的是你要在第 1 次儿童会谈全程将重点放在建立良好关系和**强化动机**上。如果治疗动机是需要特别关注的问题，你可能希望在本次会谈中补充一些青少年统一方案的核心模块 1（见本书第 1 章）中关于动机强化的材料。

- **目标** 1：向儿童及其照料者介绍治疗模型和结构。
- **目标** 2：明确首要问题（Weisz et al.，2011）和治疗目标。
- **目标** 3：在团体成员之间以及治疗师和团体成员之间建立良好的关系。
- **目标** 4：向儿童介绍情绪的目的，开始建立对情绪的觉察。

治疗师备忘录

有些儿童在第一次参加会谈时可能会非常担心、烦躁或害怕。一个有益的做法是，提前提醒父母：第一次参加会谈对孩子来说可能比较困难，需要给他们提供一些策略来鼓励孩子参与。儿童统一方案的第 1 次儿童会谈充满乐趣，非常能够吸引儿童参与。你可以告诉父母，许多儿童在离开会谈时会感觉玩得很开心，甚至有可能遇到和自己经历相似的儿童。让父母知道，孩子第一次参加会谈总是最困难的，不过他们享受治疗并且希望继续的可能性也很高。父母可以告诉孩子，有些孩子在第一次参加会谈时看上去也很紧张，但每个人都将一起努力让这次经历变成一次不错的体验。

第 1 次儿童会谈的内容（按目标划分）

儿童和父母在一起时

◎ 第 1 次儿童会谈的目标 1

向儿童及其照料者介绍治疗模型和结构。

团体成员相互认识，欢迎来到"情绪侦探"项目

进行第 1 次儿童会谈时，在家庭成员进入治疗室后，让儿童和父母在等待其他团体成员到来的过程中填写或装饰自己的名牌。一旦所有儿童来访者及其家庭成员都到齐了，治疗师们就开始依次自我介绍，并且说出自己希望拥有的一种魔力（或者其他类似的表述，比如希望自己是某种动物）。接下来，让父母和儿童在治疗室里四处走动一下，并且像治疗师一样轮流介绍自己。介绍完毕后，每个儿童将得到一本《儿童情绪障碍跨诊断治疗的统一方案——自助手册》。

治疗师备忘录

《儿童情绪障碍跨诊断治疗的统一方案——自助手册》的前半部分是在每次会谈中学习"感想真轻松"技术时供儿童使用的材料，后半部分则是在这些会谈中供父母使用的材料。其中还介绍了儿童统一方案总体的"情绪侦探"主题，具体如下文所述。

让儿童及其家庭成员打开《儿童自助手册》，翻到"欢迎来到儿童统一方案和情绪侦探训练营"那一页（《儿童自助手册》第 10 页），借助《儿童自助手册》中的内容作为指南，与儿童及其家庭成员一起了解治疗目标。你可以用下面这种方式进行。

"情绪侦探训练营是一个特殊的训练营，它能帮助孩子与其家人了解快乐、伤心、愉悦、愤怒、担心、恐惧等感受，还能帮助孩子与其家人学习如何处理某些难受的情

绪。每个人都有情绪，有些情绪可能很难忍受，但情绪是很重要的。有时候，强烈或难受的情绪会让我们做出一些帮助不大的事情，也可能令我们烦躁，让我们不想与别人来往，睡不好觉或吃不下饭，连我们以前喜欢做的事情都不想做了，甚至让我们和家人、朋友发生激烈的争吵。你可能正在体验这些难受的情绪，在这个'情绪侦探'训练营中，我们会和大家一起学习新的、更有用的方法来应对它们。"

给家庭成员一些时间阅读《儿童自助手册》第 1 章首页，这部分归纳了第 1 次儿童会谈的治疗目标。

接着，让儿童及其父母翻到"工作表 1.1：侦探是做什么的？"并向他们介绍贯穿于整个儿童统一方案的侦探主题。你可以选择借助《儿童自助手册》中的材料作为指南，用下面的方式介绍这个概念。

"在这个团体里，你将学习成为一名'情绪侦探'！有人知道侦探是做什么的吗？"

给儿童及其父母一些时间对这个问题展开头脑风暴（对年龄更小的儿童来说，他们可能不太理解侦探的概念，父母可以帮忙解释侦探是做什么的）。邀请团体成员回答问题。一种答案可能是：侦探是寻找线索和尝试解开谜题的人。儿童可能还会说侦探是帮助人们解决问题的人。

"有时，我们的情绪就像一个个谜题，就像侦探要去解决的谜题一样。在这个团体中，我们将成为'情绪侦探'，这样一来，当强烈的情绪出现时，我们可以更好地注意并且应对这些情绪。"

然后，更具体地描述"情绪侦探"的概念。可以用下面这种方式描述。

"在我们这里，解谜和你在电视或其他书本上看到的那种解谜不一样，这本书中的小朋友杰克和尼娜会帮助我们解开情绪之谜，这些情绪或感受是每个人都有的，你可能把它叫作伤心、害怕、担心或愤怒。为了帮助大家解谜，每个人都会拿到属于自己的侦探手册。这里面有你会用到的所有表格以及其他有用的信息，我们在成为'情绪侦探'的每一周里都会用到这些材料。《儿童自助手册》后半部分是供你们的爸爸妈妈使用的材料，他们会帮助你学习如何成为一名'情绪侦探'。你和家人可以把这本《儿童自助手册》带回家，不过要记得每周都要带过来！"

保密

接下来，讨论保密的重要性和保密限制。介绍这部分时可以将保密原则比作"侦探条例"，与贯穿本疗法的主题保持一致。

首先介绍你会如何为来访者保密（例如，笔记、家庭练习和表格等会私密保存），然后说明与会谈场地所在诊所或机构相关的保密限制。接着要求来访者为其他团体成员遵守"侦探条例"。

用苏格拉底式提问的方式介绍这部分信息可能会特别有帮助，让儿童举例说明他们可以和哪些人谈论关于整个团体的内容，可以和哪些人谈论关于其他团体成员的事情（答案是不能和任何人谈论）。例如，和家人谈论自己的情绪以及在团体中学习的内容是可以的，但是不可以谈论与其他团体成员有关的任何内容，甚至不可以与自己的家人或者该团体成员认识的人谈论这些内容。你还可以假设一些场景，询问团体成员的某种做法是否违背了"侦探条例"。（例如，你在参加团体之前就认识其中一名成员，并且在团体之外见过他的朋友。你可以和他的朋友谈论这位团体成员和这个团体的事情吗？这么做是否违反了"侦探条例"？）

治疗结构和模型

在第 1 次儿童会谈中，你需要让儿童来访者及其父母了解**会谈的结构**（同时让其理解父母会谈与儿童会谈同时、依次或分开进行时，治疗结构会有所不同）。建议给每一名团体治疗师分配几位团体成员（取决于家庭成员与治疗师人数的比例），将他们作为主要的工作对象，以便在家庭成员缺席团体会谈时有专人可以联系，也有专人沟通家庭练习的情况以及团体中其他需要单独完成的活动。

然后，你要给儿童及其父母讲解**治疗模型**，讲解方式可以像下面这样。

"在会谈期间，我们每周都会见面并且一起工作。我们一起来讨论解决每个孩子和家长经历的一些感受和问题。这里的每个人可能都会时不时地感受到伤心、恐惧或愤怒（当然也有快乐和愉悦）。但你们每个人都是不同的！因此，你们害怕和担心的事情可能是不一样的，你们对情绪做出的反应可能也是不同的。我们会学习一些方法，帮助我们用与以往不同的方式来应对自己的情绪和问题。"

◎ 第 1 次儿童会谈的目标 2

明确首要问题和治疗目标。

我的情绪侦探目标

接下来，让儿童和父母翻到"工作表 1.2：我的情绪侦探目标"，让他们一起写下儿童希望在治疗期间解决的三个问题领域。问题需要具体并且与儿童统一方案的治疗模型相关。如果需要，你可以在本书第 1 章找到关于如何确定适宜的首要问题的详细指导。你需要和分配给你的家庭合作，帮助他们确定这个问题清单。你还应该说明这个问题清单目前是保密的，不过团体会在最后讨论其中一些目标。让儿童先将工作表中的"目标"部分留空不填。

治疗师备忘录

正如本书第 1 章所述，有些年龄较小的孩子可能不愿意把他们烦恼的事情称作"问题"，或者对这个框架感到生气。如果遇到这种情况，你可以重新编排这个练习，让他们直接制订治疗的"三个首要目标"。

与每一个家庭单独工作，让儿童和父母为每一个首要问题领域进行严重程度的评分。这些评分应记录在每周首要问题追踪表（见本章末尾的附录 11.1）上。在接下来

的每次会谈中要求每个儿童把每周首要问题追踪表带来，让父母和儿童在每次会谈开始时为本周的问题进行严重程度评分。

完成这项活动后，如果父母会谈和儿童会谈同时进行，父母会离开并前去参加父母会谈（具体内容会在下文讨论），剩下儿童和治疗师一起开展儿童会谈。如果儿童会谈和父母会谈依次进行，父母仍然需要离开治疗室，让儿童单独参加接下来的团体会谈环节。

治疗师备忘录

父母离开可能会引发某些儿童的焦虑或其他强烈的情绪。留意这些迹象并在会谈中积极地解决。有些儿童在面对一群陌生人之前需要更多的时间预热，你可能需要让某些家庭在第 1 次团体会谈时提前 10 ~ 15 分钟到达，以便这样的儿童有足够的时间熟悉新环境，再让他们与不熟悉的人互动。重要的是，你要强化儿童统一方案本身充满乐趣这一特点，并且在当前的治疗阶段示范主动接近的行为，而不是强化回避行为。

🎯 第 1 次儿童会谈的目标 3

在团体成员之间以及治疗师和团体成员之间建立良好的关系。

治疗师备忘录

为了保持一致，本书先介绍儿童团体的内容，然后介绍父母团体的内容。不过，这并不意味着对应的内容要按照这个顺序呈现，因为儿童团体会谈可以在父母团体会谈之前、之中和之后进行，具体由使用儿童统一方案的治疗师和 / 或机构决定。

只有儿童时

对情绪的正常化

在本次会谈只有儿童来访者的环节开始时，首先应回顾"情绪侦探"的概念，这名侦探的工作是弄清楚如何注意、理解和应对强烈的情绪。你可以用下面这段话开场。

"我们之前讨论过，在这个团体中我们都将成为情绪侦探。现在让我们谈一谈这是什么意思。首先，谁知道'情绪'是什么？如何知道自己有了某种情绪？"

邀请儿童回答上面的问题，提醒他们，情绪是我们身体感受到的东西，有时感觉会非常强烈。这可能是一个好机会，你可以简单地介绍一下情绪包含的三个成分：想法、身体感觉和行为。让儿童命名一些不同的情绪可能也会有所帮助。尽管本治疗手册将身体感觉或"身体线索"的概念与情绪区分开，但是不需要具体讨论这两者的区别。

"好的，现在谁能告诉我，我们所说的侦探是什么人？他们是做什么的？可以再看一下《儿童自助手册》来寻找答案！"

这是一个非常好的机会，可以让儿童对那些著名的侦探及其助手展开头脑风暴，比如夏洛克·福尔摩斯和华生医生；爱探险的朵拉；哈利·波特、罗恩和赫敏；神探南希；小间谍哈里特；史努比狗及其小伙伴；或者其他相关的例子。询问儿童下面的问题。

"你认为侦探单打独斗更成功，还是和其他人合作更成功，比如杰克和尼娜？"

这里需要强化一个理念，即整个团队一起合作可能会帮助儿童更快、更有效地解开情绪之谜。因此，让他们意识到在场的治疗师、儿童的父母、兄弟姐妹和朋友以及其他团体成员都能为其解开情绪之谜提供帮助。

团队建设活动

接下来，你可以发起团队建设活动，促进团体成员之间形成凝聚力和建立更好的关系。第 1 次儿童会谈应尽可能充满趣味性，因此你可以在整次会谈以及团队建设活动中表现得有点傻乎乎的，当然还要富有热情。团队建设活动的第一项活动——给团体起名——可以显得傻乎乎的，很好玩；但第二项活动——建立团体规则——则要相对严肃和认真一些。

1. **团体的名字**：为了强化团队身份，每个团体都应该起一个自己的名字。鼓励儿童选择与侦探主题相关的名字（例如，"解谜者"），或者某种勇敢的或可以很好地应对压力的动物、事物或活动的名字（例如，"老虎"）。确保既有"严肃"的名字，又有"冒傻气"的名字可供选择，在后续治疗中的问题解决活动里，我们在鼓励儿童想出任何可能的解决办法时也会这样做。在白板上写下可供选择的名字，然后（快速）投票或达成一致。

接下来介绍侦探规则，这是作为一个新团体要进行的第一项活动。

2. **侦探规则**：为了始终保证团体的安全空间，规则是必要的。介绍这一主题时，你可以这样说：

> "我们需要制定一些团体规则，确保每个人都感到安全，能从这个团体中获得最大收获。"

现在，由团体对规则展开头脑风暴，并将规则逐条列在白板或黑板上。除了由团体自行讨论的规则之外，鼓励团体制定以下规则：

- 倾听
- 不随便用手碰别人
- 轮流发言
- 尝试一切事情
- 共同合作
- 享受乐趣

介绍"感想真轻松"技术

请团体翻到《儿童自助手册》的图 1.1（"感想真轻松"技术）。在这张图里，"感想真轻松"几个字作为简称出现，每一个字都有所指代。在这里，它们分别代表的是"观察我的感受""看看我的想法""使用侦（真）探思维和问题解决""体验我的情（轻）绪""保持放松快乐"。在介绍"感想真轻松"技术时，强调"谜题"指的是难以理解的事物，而"感想真轻松"这个口诀是线索，可以帮助我们解谜。下面是一种有效的介绍方式。

"有时候，当出现了一个谜题时，甚至是像'谁偷走了饼干罐里的饼干'或'这栋建筑里有多少道门'这样看起来很傻的问题，你可能认为你知道答案。但是作为一个专业的侦探，我们不能仅凭感觉，而要使用线索，也就是用'感想真轻松'这个口诀去找到解开谜题的'证据'或信息。"

你可以继续这样说：

"就像我们之前说到的谜题一样，我们也需要使用线索，也就是用'感想真轻松'口诀来解开情绪之谜。所以在整个团体会谈期间，杰克和尼娜会帮助我们学习'感想真轻松'技术，这些特殊的技术将帮助我们成为像他们一样棒的情绪侦探！这些技术还能帮助我们了解和应对强烈的情绪，比如害怕、焦虑、伤心或愤怒等。"

接下来，让儿童自愿读出每个字所代表的含义：

- 观察我的**感**受
- 看看我的**想**法
- 使用侦（**真**）探思维和问题解决
- 体验我的情（**轻**）绪
- 保持放**松**快乐

治疗师备忘录

你的团体中可能有不能阅读或阅读困难的儿童。针对这些儿童，请提供更简单的方式让他们参与，例如，指出白板上写出的"感想真轻松"这几个字，或者让他们举手并分享他们认为某个"感想真轻松"技术所指代的含义。

向儿童说明，我们会在接下来的几周学习使用"感想真轻松"技术，用更有利的方式应对强烈的情绪，同时减少效果不好的情绪应对方式。

让团体成员翻到"工作表1.3：如何应对强烈的情绪"。首先，请儿童自愿读出表中列出的例子（伤心的行为反应），然后让儿童展开头脑风暴，思考有哪些更有帮助的和帮助不大的方式来应对不同的强烈情绪，比如害怕、伤心或愤怒。在一张大的白板或白纸上写下每一个儿童分享的例子。

制作情绪探案工具包

会谈进行到这里时，就到了让儿童制作自己的情绪探案工具包的时间了。给儿童分发小盒子（比如空的塑料容器或鞋盒）、贴纸、记号笔、蜡笔、彩色铅笔、胶水和其他可用的美术用品。向儿童说明除了他们收到的《儿童自助手册》之外，这个工具包是供他们保存团体会谈材料（例如奖励的代币，后文会具体说明）的地方。接下来，让儿童利用提供的材料按照自己喜欢的方式装饰他们的工具包。鼓励他们把自己的名字贴在工具包上，或者确保他们今后能够认出属于自己的工具包。你可能需要在团体会谈期间把这些工具包放在办公室里保管，并且确保在接下来的团体会谈中继续使用它，让儿童在最后一次会谈结束后再把它们带回家。

当儿童在装饰工具包时，你可以介绍"感想真轻松"技术的重要性。每当儿童学习并掌握了一项"感想真轻松"技术时，每一名团体成员都会得到其中一个对应的文字徽章，可以保存在自己的情绪探案工具包中。这些文字可以帮助团体成员记住这些"感想真轻松"技术，强化他们正在努力成为情绪侦探的目标！你需要向团体成员说明，将来无论在何时感觉自己的情绪难以应对时，他们都可以拿出这个工具包来回顾在这个治疗项目中学到的技术。

介绍两次会谈之间的家庭练习的重要性

要取得最佳治疗效果，儿童需要在两次会谈之间练习"感想真轻松"技术。虽然在会谈中参与和练习是有帮助的，但在两次会谈之间完成家庭练习可以让儿童强化学到的技术，并将其迁移应用到其他更自然的场景中。借助儿童可以理解的例子（例如，学习骑自行车、练习踢足球或为节目进行彩排），向他们解释在两次会谈之间练习这些技术的重要性，并说明这样的练习可以让他们在使用技术应对强烈情绪时感觉更有把握。还要让儿童知道，每完成一项家庭练习，每个人都可以赢得一块拼图并将其放进情绪探案工具包。在团体会谈结束时，每个人都可以把自己的拼图块拿出来，把它们放在一起可以揭开大家一起赢得的一项大奖。

描述家庭练习的目的时，可以用以下方式。

"你已经做过很多家庭练习了。为什么要做家庭练习呢？我们在团体中做的家庭练习是为了帮助我们练习在这里学到的技术。练习得越多，我们就越能成为厉害的侦探。如果不练习，我们可能在需要的时候忘记这些技术。所以，我们练习得越多，在遇到困难时就越容易想起它们。"

对遵守规则的奖励

介绍扑克牌或其他类似代币的概念，它们可以用来强化遵守规则、积极参与以及其他任何需要强化的积极行为。一般来说，在团体环境中的儿童应该因同类行为始终如一地得到奖赏。不过，有些儿童在会谈中的行为更具挑战性，因此他们可能需要额外的目标和奖励来维持注意和参与度。在每次会谈或每两次会谈结束时，儿童可以用扑克牌兑换奖品箱或类似奖品商店中的奖品。你可以从网上或当地的商店购买价格不贵的奖品（例如，贴纸、小玩具、便宜的小摆件或动物玩偶），然后将它们放到奖品箱里。团体带领者应确定奖品的兑换规则，并且应在整个治疗期间始终遵守这个规则。例如，你可能规定每次会谈用3枚代币或每两次会谈用5枚代币兑换一件小奖品。将奖品兑换的门槛设置得高一些，可以激发儿童遵守团体规则的动力，但也不要设置得过高，导致获得奖品的机会有限。

如果在儿童会谈中还有剩余时间，在等待父母回来之前，儿童可以继续装饰自己的情绪探案工具包。

父母回来加入时

◎ 第1次儿童会谈的目标 4

向儿童介绍情绪的目的，开始建立对情绪的觉察。

关于情绪的心理教育

当父母再次回到儿童会谈中时，让儿童打开《儿童自助手册》，翻到图 1.2（正常、自然和无害）。然后开始提供一些关于情绪的基础的心理教育，介绍尽管情绪可能让人感到非常强烈且难以承受，或者引起不适，但情绪是：（1）正常的，（2）自然的，（3）无害的。建议使用与"情绪侦探"主题一致的方式介绍这些情绪。

"我们在团体里做的许多活动都与理解和应对我们强烈的情绪有关。所以我们会经常谈到情绪（这就是为什么我们称自己为'情绪侦探'）！"

鼓励儿童自愿为团体大声朗读这三个词（正常的、自然的、无害的）。然后解释为什么情绪是正常的、自然的和无害的。可以用下面这种方式解释。

1. 情绪是**正常的**：每个人总是会体验到各种情绪。

   "我们每个人在每一天都可能体验到许许多多不同的情绪。这是作为人正常的一部分。谁能说说你今天注意到的一种情绪？"

2. 情绪是**自然的**：每种情绪都有一个目的或目标。

   "我们感受到的情绪可以很强烈。情绪之所以令人有这种感觉，是因为它们总想让我们做一些事情。在这个团体中，我们把情绪想让我们做的事情叫作'情绪性行为'。如果你正看见一头狮子想要破门而入，想想会发生什么？你会产生什么情绪？你觉得为什么会产生那种情绪（比如害怕等）？"

   给儿童一些时间回答问题，然后指出情绪的功能。（例如，在真正危险的情况下，恐惧告诉我们要逃跑或者与让我们感到危险的东西战斗。）如果时间允许，或者团体更经常体验到伤心或愤怒，你还可以在这里引出关于这些情绪的例子，讨论这些自然的情绪可能发挥的功能。

   "情绪都有一个目的或目标，虽然我们常常意识不到这一点。情绪会让我们做出一些事情。在狮子的例子中，我们的恐惧在试图保护我们，让我们远离危险。在这种情况下，为了保护自己，大家觉得我们会做出什么样的情绪性行为呢？"

   先给儿童一些时间回答问题，再继续下一项内容。

3. 情绪是**无害的**。尽管情绪常常很强烈，有时让我们感觉不舒服，但它们本身并不危险。

   "有些情绪让人感觉不好，例如，伤心、害怕或愤怒。它们让我们感觉非常不舒服，正因为如此，我们想尽快摆脱这些情绪。不过，情绪实际上并不危险，它们实际上在用某种方式试图帮助我们或为我们提供一些信息。"

介绍对情绪的识别

当团体会谈进行到这里时，父母已经重新回到了儿童会谈中，并且都接受了关于情绪概念的心理教育，这时就要引入"工作表 1.4：我在家时的情绪"。让儿童（或无法阅读的儿童的父母）大声读出情绪词语。然后简要介绍每一种情绪的目的和相应的例子。（对于无法阅读的儿童来说，用尽可能多的方式让他们参与进来很重要，例如，让他们分享自己体验到的某些情绪的例子。）

快乐

- 在什么时候会感受到：当我们对发生的或我们做的一些事情感觉高兴或愉快时。
- 情绪性行为：持续地做让我们感觉好的事情，并且经常与其他人分享这些事情。
- 这类行为的目的：让我们持续地做我们享受或能得到奖赏的事情，以及与其他人分享这些活动 / 情境。
- 说出一个关于快乐及其情绪性行为的例子。（例如，你和最好的朋友一起在户外骑车。你会有哪些感受？你想要做什么？）

生气

- 在什么时候会感受到：当有人伤害或恶意对待我们或者我们关心的人或事，或者我们预期这样的事情会发生时。
- 情绪性行为：大喊 / 尖叫 / 抗争等。
- 这类行为的目的：反应和防卫，保护我们自己或任何受到威胁的人或事。
- 说出一个关于生气及其情绪性行为的例子。（例如，你看见有人欺负你的妹妹。你会有哪些感受？你想要做什么？）

害怕

- 在什么时候会感受到：当我们认为自己处于危险中时。
- 情绪性行为：逃跑或回避危险的情境。
- 这类行为的目的：保证我们的安全！
- 说出一个关于害怕及其情绪性行为的例子。（例如，你看见家附近出现一个陌生人。你会有哪些感受？你想要做什么？）

伤心

- 在什么时候会感受到：当我们感到失望或经历失去，或者认为这样的事情将来可能发生时。
- 情绪性行为：感觉疲惫、麻木、想要睡觉或休息以及哭泣，等等。
- 这类行为的目的：帮助我们得到休息，这样可以为失去的人或事哀悼，然后继续生活下去；从感到无望的情境中逃离，从而回避未来不舒服的感觉。
- 说出一个关于伤心及其情绪性行为的例子。（例如，你发现最好的朋友要搬走了。你会有哪些感受？你想要做什么？）

在这部分结束时，再次回顾情绪性行为及其自然的目的（如果时间允许），包括：

1. 快乐：享受好的情绪，与他人分享
2. 生气：保护自己和我们所爱的人
3. 害怕：远离危险
4. 伤心：让我们的身体得到休息

强调儿童统一方案的一个主要目的是认识这些情绪性行为，并开始学习其他更有帮助的行为，以便在感受到强烈情绪时取代那些帮助不大的或不太需要的情绪性行为。

回到"工作表 1.2：我的情绪侦探目标"

让儿童和父母重新翻到本次会谈之前介绍过的"工作表 1.2：我的情绪侦探目标"。再次让父母和儿童一起针对每一个核心问题为儿童写出两三个目标。你需要回顾本书第 1 章关于 SMART 目标的概念和每一个问题领域基于 SMART 原则的结构性目标，以及儿童统一方案总体的治疗要素。5 分钟后，请每位成员向整个团体分享其中一个目标。

强调家庭练习的重要性

再次强调完成家庭练习的重要性。解决儿童或父母可能提出的任何关于家庭练习的困难（例如，儿童在学校已经有太多作业了，不确定何时练习，等等）。可以用下面这种方式总结这部分内容。

"就像我们之前说过的，家庭练习会帮助我们成为更好的情绪侦探。如果不多加练习，我们就不能更好地掌握这些技术。在我介绍本周的家庭练习和针对家庭练习的奖励之前，有人有任何问题吗？"

如果你还没有向父母和儿童介绍完成家庭练习后可以获得的团体奖励（如拼图块），可以这样说：

"家庭练习是这个团体的一项团队活动。如果你完成了家庭练习并把它带到会谈中，你就会得到一块拼图，每个人会拿到同一幅拼图中不同的拼图块。一旦大家拿到了所有拼图块，就可以把它们拼在一起，获得拼图上画的奖品。"

儿童的家庭练习：我在家时的情绪

布置《儿童自助手册》中的"工作表 1.4：我在家里的情绪"作为每晚睡前需要完成的家庭练习。每一个儿童都要检查自己在一天当中体验到的每一种情绪。此外，儿童每周需要注意到自己在那一周体验到的一种特殊情绪，并识别情绪性行为。

在本次会谈结束时，让家庭成员与各自的治疗师会面（如果时间允许），回顾本次会谈，解答家庭可能提出的主要疑问。

第 1 次父母会谈的总体目标

第 1 次父母会谈的主要目标是向父母介绍治疗结构和情绪的三个成分。另一个同样重要的目标是建立父母之间以及父母和治疗师之间的良好关系。

- **目标 1**：向父母介绍治疗结构和"感想真轻松"技术。
- **目标 2**：向父母介绍情绪三成分模型。
- **目标 3**：讨论回避行为及其他情绪性行为的循环。

第 1 次父母会谈的内容（按目标划分）

第 1 次父母会谈的目标 1

向父母介绍治疗结构和"感想真轻松"技术。

团体成员相互认识

这是父母第一次离开自己的孩子单独在一个团体里会面。这是一次绝佳的机会，父母可以相互认识，公开讨论各自孩子所处的困境，得到其他经历了相似的养育难题的父母的支持。给每位父母或照料者几分钟的时间介绍自己，并简要地解释为什么现在决定为孩子寻求治疗。

治疗师备忘录

儿童统一方案的父母团体的一个重要功能是为照料者创造一个环境，可以为彼此的困难提供支持和共情。许多父母在治疗开始时会感觉很沮丧和泄气。他们往往认为自己孩子的问题并不常见，因此在自己的困境中备感孤独。当父母听说其他孩子及其父母也在为类似的问

题而挣扎时，一般都会感觉松了口气。尽管我们忍不住想要为团体中这样相互支持的环节提供大量的时间，但我们发现，通常最好的方式是让这个环节尽量保持简洁和结构化。在父母团体中需要介绍许多重要的技术，让父母学习这些技术以便在家中更好地支持孩子是最重要的。

介绍本疗法

父母和治疗师相互认识之后，治疗师要向父母强调，照料者在帮助儿童取得治疗成功方面所发挥的重要作用。你可能需要介绍以下几点。

- **出勤**：因为本疗法的每一个技术都建立在前一个技术的基础上，所以照料者**参加每一次会谈**是非常重要的。同一位或几位照料者每周持续参与治疗也是很有帮助的，因为这样至少有一位照料者会得到"全部剂量"的治疗。事先把《儿童自助手册》中的图 13.1（治疗日程）或类似材料准备好并发给每一位父母也是很有必要的。
- **技术习得与练习**：让照料者知晓父母会谈的目的之一是让父母学习孩子正在学习的技术，这样他们就可以作为"教练"督促和支持孩子在家持续使用这些技术。父母可能也需要将这些技术运用在自己的经历中，这样可以加深对技术的理解，也能体会到有时使用这些技术并不容易。
- **养育策略**：强调养育一个情绪化的孩子是令人沮丧和困惑的体验。父母常常不确定该如何帮助孩子管理他们强烈的伤心、愤怒或焦虑情绪。在本疗法中，针对体验到强烈情绪的孩子，父母将学习到有用的养育策略，从而对自己帮助孩子管理这些情绪的能力更有信心。让父母知道，尽管这些策略从临床经验和实证研究上来看是有帮助的，但父母才是自己孩子问题的专家。适合某一位父母的策略不一定适合另一位父母。

如果时间允许，请父母阅读《儿童自助手册》第 103—106 页"熟悉本疗法"的部分，或者请父母在会谈结束后的一周内阅读这部分，并在下次会谈时提出阅读过程中的疑问。

介绍"感想真轻松"技术

请父母翻到《儿童自助手册》的图 13.2（针对父母的"感想真轻松"技术），并介绍"感想真轻松"技术。向父母说明儿童会在治疗过程中解开情绪之谜，"感想真轻松"中的每一个字代表了儿童将要学习的一项技术。针对每一项技术展开简短的讨论，涵盖以下要点。

1. 观察我的**感**受主题：了解情绪的目的，情绪的三个成分，回避行为及其他情绪性行为的循环，做出与情绪让你做的相反的行为。
2. 看看我的**想**法主题：更清晰地觉察想法，练习思维的灵活性。
3. 使用侦（**真**）探思维和问题解决主题：挑战无益的或不现实的想法，问题解决。
4. 体验我的情（**轻**）绪主题：觉察当下，情境性情绪暴露。
5. 保持放**松**快乐主题：预防复发，庆祝治疗取得的成果。

⊚ 第 1 次父母会谈的目标 2

向父母介绍情绪三成分模型。

介绍情绪的三个成分

在第 2 次儿童会谈中，儿童将学习情绪的三个成分（想法、身体感觉和行为）以及诱发因素的概念。先在第 1 次父母会谈中向父母介绍情绪三成分模型，这样父母就可以从本周开始观察孩子情绪性反应的不同成分。在本次会谈中介绍情绪三成分模型，还可以帮助父母在下一次会谈中面对孩子的强烈情绪时开始注意和追踪自己的情绪性反应。

让父母翻到《儿童自助手册》的"工作表 13.1：针对父母的感受技术"，解释情绪体验的每一个成分。针对每一个情绪成分举例，比如：

1. 受邀参加聚会，但孩子不认识任何人（诱发因素）

2. 担心不得不和不认识的人在一起，但又没有话说（想法）

3. 在聚会当天手心出汗，心跳加快（身体线索）

4. 孩子告诉你，他感觉不好，真的不想去（行为）

　　或者

1. 孩子的朋友在吃午饭时和其他小伙伴坐在一起（诱发因素）

2. 认为朋友不再喜欢自己了（想法）

3. 眼睛湿润，喉咙发紧（身体线索）

4. 让父母来接自己，回家后一个人待在房间里（行为）

请每一位父母分享孩子感到焦虑、伤心、愤怒或其他强烈情绪的一个例子。请父母讨论诱发因素，并将情绪体验分解为三个成分。（如果时间允许，你还可以让父母分享自己情绪体验的例子。）

治疗师备忘录

　　向父母解释，儿童刚开始识别诱发因素时可能比较困难。这可能是因为诱发因素是一个内部事件（如某个想法或某段记忆），这个事件在外人看来并不重要；也可能是因为儿童无法将事件和自己体验到的情绪联系在一起。父母可以帮助孩子思考可能存在什么样的诱发因素，父母和孩子都能通过练习来提高识别情绪体验的诱发因素的能力。

🎯 第 1 次父母会谈的目标 3

讨论回避行为及其他情绪性行为的循环。

介绍情绪性行为

在本疗法中，我们把情绪想让我们做出的行为叫作"情绪性行为"。向父母介绍这个概念，强调情绪性行为并不总是适应不良或无效的。例如，如果有一辆车正向我们疾速驶来，逃离才是最明智的做法；如果所爱的人去世了，我们需要从哀伤中恢复，暂停手头的事情适当休息也是有益的。不过，如果在某种情境中采取了并不需要的情绪性行为，儿童就会陷入情绪性行为的恶性循环。

例如，**回避行为**是情绪障碍儿童为了减少痛苦而使用的一种最常见的情绪性行为。强调回避行为之所以是一种如此常见的情绪性行为，原因之一就是它能在短期内迅速缓解痛苦，因为儿童将自己从引起痛苦的情境或对象中抽离了出来。儿童发现回避行为能让自己感觉更好，因此会持续使用这类行为来管理情绪。

然而，回避行为的恶性循环在长期会产生不良后果。利用下面这些情境向父母介绍可能产生的后果。

1. 如果孩子感到紧张并决定回避下面这些情境，会发生什么呢？
   a. 情绪侦探的第 1 次会谈
   b. 足球训练
   c. 开学第一天
   d. 朋友的生日聚会
2. 如果孩子感到伤心并决定回避下面这些情境，会发生什么呢？
   a. 骑自行车
   b. 和朋友一起玩
   c. 做家庭作业

回避行为会很快缓解不舒服的情绪，"教会"了我们一种成功的应对策略。但是，如果回避了情境，我们就无法了解自己害怕的东西或其他负面结果是否真的会发生（例如，"没有孩子会喜欢我""我要迷路了""我是不会玩得开心的"），也就无法知道情境本身是安全的或者可以给予一些正面反馈。因此，我们以为应对情境唯一成功的办法就是采取回避行为。最终，我们可能会错过第 1 次会谈 / 训练 / 社交事件中的重要体验，而且会由此进一步认为，如果现在才加入，一定会落后于其他人。

在会谈中，你会教儿童及其父母怎样应对和打破回避行为的循环。父母可以（而且应该）在任何可能的时候示范勇敢的行为，尽管这种行为一开始可能很难做到。要向父母解释清楚，父母会谈旨在讨论面对情绪时的成功和阻碍，而不是回避它们。

一些儿童可能不会直接回避让他们感觉不舒服的情境，但可能依赖其他行为（如回避眼神交流）、物体（如毛绒动物玩偶）或人（如父母）来忍受令人痛苦的情境。这些行为叫作**安全行为**，是另一种类型的情绪性行为，因为这些行为有助于在短期减轻痛苦，但在长期会让儿童更难做到在不采取安全行为的前提下忍受情境。

你可能还想在这里指出，另一些儿童可能不会回避引发强烈情绪的情境，但会从言语上或者身体上"攻击"让他们感到愤怒或沮丧的情境或人。尽管儿童采取了更加主动的行为来减轻痛苦，但长此以往，这类攻击性行为常常会导致他形成**愤怒行为的循环**，因为儿童始终没有机会学习在体验不舒服的情绪时采取亲社会或更具适应性的方式来调节情绪。

父母的家庭练习：针对父母的感受技术

请父母在本周完成《儿童自助手册》中的"工作表 13.1：针对父母的感受技术"。在这项家庭练习中，父母需要注意孩子体验到强烈情绪的一个时刻，然后识别诱发因素以及孩子情绪体验的三个成分。

附录 11.1：每周首要问题追踪表

每周首要问题追踪表	
儿童：	父母：
1. 2. 3.	1. 2. 3.
完全没有问题　　　　　　　　　　　　有点问题　　　　　　　　　　　　问题非常严重	
0　　　1　　　2　　　3　　　4　　　5　　　6　　　7　　　8	

	儿童评分	父母评分	
第 1 周	1. _____ 2. _____ 3. _____	1. _____ 2. _____ 3. _____	本周有哪些进展顺利的事？
第 2 周	1. _____ 2. _____ 3. _____	1. _____ 2. _____ 3. _____	本周有哪些进展顺利的事？
第 3 周	1. _____ 2. _____ 3. _____	1. _____ 2. _____ 3. _____	本周有哪些进展顺利的事？
第 4 周	1. _____ 2. _____ 3. _____	1. _____ 2. _____ 3. _____	本周有哪些进展顺利的事？
第 5 周	1. _____ 2. _____ 3. _____	1. _____ 2. _____ 3. _____	本周有哪些进展顺利的事？
第 6 周	1. _____ 2. _____ 3. _____	1. _____ 2. _____ 3. _____	本周有哪些进展顺利的事？

第 7 周	1. _____	1. _____	本周有哪些进展顺利的事？
	2. _____	2. _____	
	3. _____	3. _____	
第 8 周	1. _____	1. _____	本周有哪些进展顺利的事？
	2. _____	2. _____	
	3. _____	3. _____	
第 9 周	1. _____	1. _____	本周有哪些进展顺利的事？
	2. _____	2. _____	
	3. _____	3. _____	
第 10 周	1. _____	1. _____	本周有哪些进展顺利的事？
	2. _____	2. _____	
	3. _____	3. _____	
第 11 周	1. _____	1. _____	本周有哪些进展顺利的事？
	2. _____	2. _____	
	3. _____	3. _____	
第 12 周	1. _____	1. _____	本周有哪些进展顺利的事？
	2. _____	2. _____	
	3. _____	3. _____	
第 13 周	1. _____	1. _____	本周有哪些进展顺利的事？
	2. _____	2. _____	
	3. _____	3. _____	
第 14 周	1. _____	1. _____	本周有哪些进展顺利的事？
	2. _____	2. _____	
	3. _____	3. _____	
第 15 周	1. _____	1. _____	本周有哪些进展顺利的事？
	2. _____	2. _____	
	3. _____	3. _____	
第 16 周	1. _____	1. _____	本周有哪些进展顺利的事？
	2. _____	2. _____	
	3. _____	3. _____	

第 12 章

第 2 次会谈：了解你的情绪

（感受技术：观察我的感受）

所需材料

- 每一次儿童会谈：

  1. 每个儿童的情绪探案工具包

  2. 扑克牌

  3. 拼图

  4. 奖品箱

  5. 大张白纸或白板，用于记录儿童在团体活动中的回答

- 仅用于第 2 次儿童会谈：

  6. 大尺寸的情绪温度计

  7. 《儿童情绪障碍跨诊断治疗的统一方案——自助手册》的第 2 章

     a. 情绪温度计（见《儿童自助手册》中的图 2.1）

     b. 针对儿童的感受技术（见《儿童自助手册》中的工作表 2.1）

     c. 情绪与行为循环图（见《儿童自助手册》中的图 2.2）

     d. 奖励清单（见《儿童自助手册》中的工作表 2.2）

- 儿童的家庭练习：

  8. 解开情绪之谜——情绪前中后三阶段追踪表（见《儿童自助手册》中的表单 2.1）

- 每次会谈要做的评估：

  9. 每周首要问题追踪表（从第 1 次会谈开始，给每个儿童使用相同的表单。见本

书第 11 章末尾的附录 11.1）

- 父母会谈：

10.《儿童情绪障碍跨诊断治疗的统一方案——自助手册》的第 13 章

    a. 双重情绪前中后三阶段追踪表示例（见《儿童自助手册》中的图 13.3）

- 父母的家庭练习：

11. 双重情绪前中后三阶段追踪表（见《儿童自助手册》中的工作表 13.2）

治疗师的准备

在准备本次会谈时，你应该用记号笔和厚纸板制作一个大温度计。厚纸板的长度应该足够让所有儿童来访者在纸板铺好后站在旁边（3 ~ 4 米）。在厚纸板上，画一个大温度计或类似的刻度，沿着边缘标上 0—8 的数字（表示情绪的强度）。这个温度计将用于稍后的情绪温度计活动。如果你的时间有限，或与年龄大一些的青少年一起工作，你可以打印出一张温度计的图片，并根据这张图片的尺寸调整下文描述的活动。

第 2 次儿童会谈的总体目标

本次会谈的主要目标是提供有关情绪结构和功能的教育。儿童团体成员开始练习识别自己的情绪和评估情绪的强度，以及将情绪分解成不同的成分（例如，想法、身体线索和行为）。儿童还会通过检查在某种情绪之前、之中和之后发生的事情，学习理解自己情绪体验的过程。本次会谈还会介绍回避行为及其他情绪性行为的循环。

- **目标 1**：学会识别不同的情绪和评估情绪的强度。
- **目标 2**：继续将情绪体验正常化。
- **目标 3**：介绍情绪体验的三个成分。

■ **目标 4**：帮助儿童理解回避行为及其他情绪性行为的循环。

■ **目标 5**：确定儿童在治疗过程中做出新的、有益的行为后希望获得的奖励。

第 2 次儿童会谈的内容（按目标划分）

第 2 次儿童会谈的目标 1

学会识别不同的情绪和评估情绪的强度。

儿童与父母在一起时

在第 2 次儿童会谈开始时，首先欢迎团体成员回来，然后逐一协助父母和儿童为他们的三个首要问题的严重程度进行评分，继续表扬和鼓励儿童朝着自己的目标努力。这些评分应该填写在从第 1 次儿童会谈就开始使用的每周首要问题追踪表（见本书附录 11.1）中。此外还要检查每个儿童是否完成了家庭练习。鼓励没有完成练习的儿童下次完成。给每个完成了练习的儿童发一块拼图。

简要回顾在第 1 次儿童会谈中介绍的内容（例如，"情绪侦探"主题，对不同类型的强烈情绪的介绍，以及这些情绪会促使我们做出有益或无益的行为这一概念）。简要回顾这部分内容之后，如果儿童会谈和父母会谈同时进行，父母就离开房间去参加父母会谈。如果单独进行儿童会谈，父母则前往等候区。

只有儿童时

情绪温度计活动

和儿童一起回顾上周团体讨论的事实，即情绪是正常的，每个人随时都会有情绪。然后向他们解释，尽管每个人都有情绪，但不同的儿童会对迥然不同的事情感到害怕、伤心或愤怒。接着告诉儿童，团体将一起玩一个游戏，练习识别每个团体成员在面对不同情况或事情时的感受。提醒团体成员，每个人都是不同的，所以每个成员可能会给出不同的答案。事实上，在这个游戏中，没有正确或错误的答案！

使用《儿童自助手册》中的图 2.1（情绪温度计）作为引导，介绍情绪温度计的概念。你可以选择用下面这种方式介绍情绪温度计的概念。

"就像正常的温度计在热的时候水银柱会升高一样，随着我们的情绪越来越强烈，情绪温度计指示的数字也会变大。我们可能在不同的时间或产生不同的想法时，感受到更强烈的情绪。让我们一起来看看杰克的例子吧！当尼娜要坐过山车的时候，她觉得害怕的程度是 4 分；但是当杰克坐过山车的时候，他觉得害怕的程度是 0 分。不过杰克害怕虫子，当他看到蜜蜂的时候，他的情绪温度计指示的数字就会变大！"

接下来，拿出你制作的大型情绪温度计，把它铺在房间中间的地板上。向团体成员说明，大家将用它来测量自己情绪的"温度"，从冷 / 无（0），到凉爽 / 低（2），到温暖 / 中（4），到热 / 高（6），到非常热 / 非常高（8）。每次向团体提出一个可能诱发情绪的情境，如：

1. 吃冰激凌
2. 看到朋友受伤
3. 去看牙医
4. 开学第一天
5. 输掉一场比赛（如跳棋、足球）。

请儿童报告（通过站在情绪温度计旁的对应位置）他们在上面几种情况下的情绪感受有多么强烈，或者他们在温度计上的"温度"有多高。团体中的所有儿童可以同时评估他们的情绪强度，让多个儿童站在同一个数字或不同的数字旁边，体现他们在上述诱发因素中感受到的情绪强度。你也可以加入这个活动，展示你对每个情境的反应。一定要向儿童指出不同强度的评分之间的相似性和差异性。以此为契机，与儿童讨论情绪的正常体验，他们在上述情境中会有什么样的情绪，以及每个团体成员对这些情境的体验有何不同。

第 2 次儿童会谈的目标 2

继续将情绪体验正常化。

和儿童一起回顾，情绪是正常的、自然的、无害的。回顾这一观点时，可以参考下面这段话。

"我们上一次谈到了情绪，以及它们总是有一个目的。情绪告诉我们周围正在发生什么事。一种情绪之所以会让我们感到不舒服或讨厌，是因为这种情绪想让我们做一些事情，比如逃开、休息、斗争或寻求帮助。这些情绪不想被忽视，因为它们想让我们做一些事情。但有时候，即使我们周围并没有出现问题或危险的事情，我们也会产生强烈的情绪。"

警报游戏

警报游戏用来让儿童开始区分真正有威胁的情况（**真警报**）和那些只是让人感觉有威胁但实际上无害的情况（**假警报**）。向儿童解释，我们的大脑有一个警报系统，当看起来有非常糟糕或危险的事情发生时，这个警报就会响起。问题是，对一些儿童来说，他们的警报系统过于敏感，特别容易响起或响得过于强烈。这就是所谓的假警报。打个比方，即使没有人试图破车而入，汽车警报器可能也会在任何人或任何东西靠近它的时候响起。同样，我们的恐惧警报有时会在没有真正危险发生的时候响起，伤心警报会在没有非常糟糕或可怕的事情发生在我们身上时响起，或者愤怒警报会在我们实际上并不需要保护自己的时候响起。对这个游戏做出以下说明并举例。

"我希望你们仔细听一些故事，帮助我判断哪些情况实际上是危险的、非常糟糕的或者会给人带来真正的麻烦。如果故事描述的是一些实际上非常糟糕或具有威胁性的事情，这就是一个真警报。另一方面，如果杰克和尼娜只是感觉情况非常糟糕或危险，而事情很可能一切安好，这就是一个假警报。由你们来决定：是真警报还是假警报。"

例子：

- 杰克要去商店，这时，他看到一辆车飞快地从拐角处开过来！他害怕自己会被撞到，所以他跑开了。

  是真警报还是假警报？（真）

- 尼娜要去参加一个生日聚会，她担心自己穿的衣服不合适。她害怕每个人都会嘲笑她，所以她决定不去了。

  是真警报还是假警报？（假）

- 杰克在课间玩捉人游戏时摔倒了。他并没有真的受伤，但是他的衬衫上有一块污渍，膝盖也擦伤了。他感到非常沮丧，对自己很生气，无法平静下来。他去找护士，要求回家。

  是真警报还是假警报？（假）

- 尼娜看到街对面有些孩子有说有笑。她认为他们在嘲笑自己。她感到很伤心，因为她觉得不管自己做什么，其他孩子就是不喜欢她。她回到家，独自在房间里度过了一天中剩下的时间。

  是真警报还是假警报？（假）

- 杰克在走廊上被另一个孩子绊倒了。那个孩子马上道歉，说他是不小心的。杰克非常生气。他认为那个孩子一定是故意的，于是对他大喊大叫。

  是真警报还是假警报？（假）

- 尼娜走进教室，另一个孩子走到她跟前，用很刻薄的外号叫她。这个孩子对尼娜很不好，过去也对她很刻薄。尼娜感到很伤心，决定告诉老师。

  是真警报还是假警报？（真）

在完成警报游戏后，和儿童一起思考真假警报之间有什么不同以及如何区分它们。向儿童强调，当我们的生活中真的存在危险或真的出了问题时，真警报就会响起，我们感受到的强烈情绪有助于我们做好准备：到安全的地方去、休息一下、保护自己或寻求帮助。而当我们的身体想让我们回避某些东西时，即使没有真正的危险或伤害发生，假警报也会响起。有时，在危险实际存在的情况下，我们的身体会发出比预期更强烈或更迅速的感受。我们可以更仔细地观察自己对强烈情绪的反应有哪些"成分"，以帮助我们判断自己面对的是真警报还是假警报。

◎ 第 2 次儿童会谈的目标 3

介绍情绪体验的三个成分。

情绪的成分

从警报游戏转到讨论我们情绪性反应的三个成分，你可以说：

"即使是假警报，也可能让我们感到害怕、焦虑、愤怒或伤心，就像真警报出现时的反应一样。不管怎样，关注情绪的不同成分是很有帮助的。这样可以提供更多线索，让我们知道强烈或不舒服的情绪一直存在的原因是什么，即使可能只是假警报。让我们一起看看《儿童自助手册》，帮助大家更好地理解我的意思。"

请儿童翻到《儿童自助手册》中的"工作表 2.1：针对儿童的感受技术"。解释这样一个观点：尽管情绪可能让人难以承受和令人困惑，但作为侦探，团体成员可以仔细地观察并开始意识到一种情绪有不同的成分。应该告诉儿童，通过开始意识到他们何时会体验到强烈的情绪以及这些情绪性反应有哪些成分，他们就能够理解为什么自己的情绪感觉如此强烈，以及如何更有效地应对这些情绪。讨论可以参考下面这段话。

"大多数时候，情绪对我们来说是一大谜团。当一种情绪出现时，一切都发生得太快了。通常，我们的情绪感觉如此强烈，以致很难想象它有不同的成分。但是，通过仔细观察这些情绪，并将它们分解开，或许能够弄清楚我们能做些什么来帮助自己！"

诱发因素

接下来，介绍**诱发因素**的概念。诱发因素是可能导致我们感受到强烈情绪的情境、人、地点、想法或事物。在介绍这部分内容时请记住，诱发因素对儿童来说可能是外部因素，也可能是内部因素（想法或身体感觉）。介绍这一概念时可以参考下面这段话。

"在每一种强烈的情绪出现之前都有一个'诱发因素'，这个诱发因素就是我们认为导致自己感受到这种强烈反应的东西。例如，如果因为有一头狮子要破门而入，所以你感到害怕，这头狮子就是诱发因素。它就是导致你感到害怕的东西。诱发因素可能是某种情境，比如乘坐电梯，也可能是听到一些消息、看到一些东西、想到一些事情，甚至只是和某人交谈。诱发因素不一定是我们身体以外的东西。有时，诱发因素也可能是身体的一种感觉或我们的一个想法，比如心跳加快或某些伤心的想法。还有很多可能的诱发因素。有时，诱发因素可能比较明显或容易识别，比如一头狮子；有时它也可能不那么明显，比如想起今天早些时候某人说过的话，甚至只是我们的呼吸比正常时候感觉更急促了。

这里有一个找出诱发因素的技巧：
● 如果想一个关于情绪的句子，
● 比如：我（害怕／高兴／伤心／惊讶／愤怒）是因为……
● 出现在'因为'后面的可能就是诱发因素的一部分。"

接着，可以举一个例子（例如，你因为刚输掉一场比赛或朋友不与你分享东西而愤怒／沮丧），让儿童找出诱发因素。然后，可以请儿童针对提出的情境展开头脑风暴，讨论可能存在的诱发因素。如果时间允许，可以使用与儿童来访者更相关的情境，让这些内容更适合每个人自身的情况，直到儿童清楚地理解诱发因素是导致强烈情绪及随后对情绪做出的反应的一个重要因素。

情绪的三个成分

在纸、白板或黑板上画三个圆圈，在每个圆圈上方分别写出以下名称：（1）想法，（2）身体线索，（3）行为。同时，让儿童在自己的《儿童自助手册》的"工作表 2.1：针对儿童的感受技术"上跟着这样做。然后向儿童解释情绪的这些不同成分。在解释了情绪反应的每个成分后，让儿童通过一个例子来找出其中的成分（例如，在电梯里感到害怕，取得了不好的成绩后生气，为朋友的离开而难过）。可以通过下列方式进行。

"想法就是我们所想的东西，指的是一个人思考或对自己说的一些东西，这些东西会使人感受到情绪或使情绪更加强烈。想法可能关于过去发生的事情，也可能关于当下正在发生的事情，或者关于未来可能发生的事情。想法也可以描述为漫画或卡通片中人物头顶上的思想泡泡中的文字。与强烈情绪有关的想法的例子包括：

恐惧时——那条蛇会咬我；

伤心时——我再也不能玩那个玩具了，因为它坏了；

愤怒时——姐姐／妹妹在吃晚饭的时候对我很刻薄。

身体线索是身体的感觉，指的是当我们体验到一种情绪时，身体的不同部位感受到的东西。不同情绪的身体线索包括：

恐惧时——恶心、头晕、心跳加速、呼吸急促；

伤心时——喉咙发紧、疲倦、头痛、哭泣；

愤怒时——感到身体发热、紧张或肌肉紧绷。

行为是我们所做的事情，指的是我们因体验到某种情绪而采取的（或可能想要采取的）行动。与情绪有关的行为的例子包括：

恐惧时——逃避／逃跑；

伤心时——躺下或哭泣；

愤怒时——大喊大叫，扔东西。"

治疗师备忘录

　　提醒儿童，情绪的目的是让我们去做一些事情（通常是为了减轻想法和身体线索的严重程度）。

　　下面再举一个例子，说明情绪的三个成分。

　　"现在是周五放学后，尼娜下周一要在课堂上做一个很长的读书报告，但她不喜欢在别人面前讲话。尼娜还没有开始准备这个读书报告。每当她开始做准备时，她就会担心周一的时候其他孩子会嘲笑她，她还担心自己听起来很愚蠢（这些是她的想法）。当尼娜想到周一的报告时，她感觉到自己的肌肉和胃都紧张起来了（这些是她的身体线索）。为了试图让这些感觉消失，她决定看一会儿电视，让注意从读书报告和学校的同学身上转移开（这是她的行为）。这个例子说明了当你知道了一个将要发生的事件，并且提前考虑到它会是什么样子的时候，可能会发生什么。"

　　需要解释一下，与上述例子不同的是，情绪有时会迅速发酵。你可以用以下例子来说明这一点。

　　"想象一下，你必须去牙医那里做定期检查。牙医告诉你：'你的牙齿有一处很严重的龋齿，我现在就把它补上！'你可能会感到情绪出现得非常快、非常强烈。

　　a. 诱发因素：牙医告诉你，他要给你补牙。

　　b. 想法：你的想法可能是'哦，不，会很疼的，我不想补牙'。

　　c. 身体线索：你可能注意到手在出汗 / 胃在不停地翻搅。

　　d. 行为：你可能会去找妈妈，或者告诉牙医现在没时间，要改天再来。"

🎯 第 2 次儿童会谈的目标 4

　　帮助儿童理解回避行为及其他情绪性行为的循环。

使用《儿童自助手册》中的图 2.2（情绪与行为循环图），介绍回避行为及其他情绪性行为，比如攻击行为的循环。介绍时可以参考下面这段话。

"正如我们所见，每一种情绪都由三个部分组成。在通常情况下，我们之所以会产生某种强烈的情绪，比如感到伤心、愤怒或害怕，是因为情绪对我们有帮助，而这种情绪引导我们做出的行为能让我们感到安全或以其他方式保护我们。但有时候，就像我们在警报游戏中学习到的那样，情绪性行为并不能帮助我们。相反，它们会阻止我们去做喜欢的事情，比如参加聚会或者和我们喜欢的伙伴一起玩；有时，情绪性行为可能会让我们陷入困境。

很多时候，情绪似乎在告诉我们，需要做一些事情来回避让我们感到紧张或伤心的情况。有人知道'回避'是什么意思吗？（暂停并等待回答。）回避是指有时因为我们感受到的强烈情绪真的很讨厌或令人不安，所以我们想远离某种情况或者与它保持距离。我们宁愿待在家里或和父母在一起，或者待在其他感觉更安全或受到保护的地方。

为了在短期内感觉更好，回避似乎是非常有用的。例如，如果我们不去参加聚会，就不必整天担心有人取笑我们，或者为可能没有那么多人可以聊天而难过。问题是，回避（或逃离，甚至分散自己的注意）一个特定的诱发因素并不能让我们弄清楚在那种情况下真正会发生什么。例如，我们确定人们会在聚会上取笑我们吗？或者我们能肯定不会有更多的人或新来的人与我们交谈吗？或许不能。还可能发生什么呢？在我们没有尝试之前，我们很难知道。

有时候，情绪不会让我们想要回避某种情况，而是可能促使我们做其他的事情，比如对抗或大喊大叫。例如，正当你玩电子游戏玩到非常关键的地方时，妈妈要求你关掉游戏去做作业，你可能会对她非常生气。你的愤怒可能会非常强烈，以致你马上采取行动，大喊大叫或摔门而去。这是一种不同类型的情绪性行为，往往在我们生气时，我们会感觉真的很难阻止自己做出这些行为。然而，就在此刻，大喊大叫或摔门对你是有帮助的还是没有帮助的呢？

让我们来思考一下长期的回避或大喊大叫等情绪性行为。如果因为不想让别人对我们有不好的看法，就从不参加任何聚会，会发生什么呢？你认为妈妈会对你的大喊大叫和摔门有什么反应？如果长期这样下去，可能会发生什么？情绪性行为可能会让我们在当下感觉更好，但长此以往会让我们感觉更糟糕，或者在将来带给我们更多困扰，而我们并没有在情绪性行为发生的时候学会如何以更有益的方式应对。

但是，我们在这里与情绪侦探合作，可以帮助我们选择更多、更有用的行为方式。从长远来看，这些行为方式对我们更有利。所以大家都步入了正轨！"

此时，让每个儿童在"工作表 2.1：针对儿童的感受技术"上，根据情绪的三成分模型填写至少一个与自己相关的情绪情境，直到父母回来。

父母回来加入时

🎯 第 2 次儿童会谈的目标 5

确定儿童在治疗过程中做出新的、有益的行为后希望获得的奖励。

奖励清单

让父母和儿童两两一组，给他们分发"工作表 2.2：奖励清单"。指导父母和儿童集思广益，针对儿童做出新的、有益的行为和 / 或勇敢的行为给予适当的奖励。在这一环节中还可以讨论：当儿童感受到强烈的情绪时，如何做出相反的行为或做出不同的事情来努力改变情绪性行为。做出这样的行为需要很大的勇气并付出很多努力，如果没有一些具有吸引力的奖励，儿童可能很难做到。

治疗师备忘录

本书第 13 章（第 3 次儿童会谈）将更全面地介绍相反的行为。因此，这里只需简单讨论一下这个概念与奖励的关系即可。

与每个家庭进行工作，为儿童做出的新的、有益的行为和 / 或勇敢的行为确定至

少 5 种可以在治疗过程中使用的奖励。一般来说，理想的奖励是低价或免费的，可以包括享受特殊的时间、权利或活动，例如，奖励一支雪糕，决定一家人去哪里吃饭（或在家里吃什么），选择租一部电影，和父母一起去公园，得到一个小玩具或纪念品，或者和父母一起读一本书，等等。对于那些想要将看电视、打游戏或使用电子设备作为奖励的儿童，建议父母明确地将这种奖励安排在儿童做出期待的有益的行为或勇敢的行为之后再提供，而不要在行为未完成之前随意允许他们做这些事。

儿童的家庭练习：解开情绪之谜——
情绪前中后三阶段追踪表

第 2 次会谈的最后一个环节是布置接下来一周的家庭练习。儿童需要完成《儿童自助手册》中的 "表单 2.1：解开情绪之谜——情绪前中后三阶段追踪表" 中列出的家庭练习。请儿童选择在接下来的一周中体验到的一种情绪，使用解开情绪之谜——情绪前中后三阶段追踪表确定情绪出现 "之前"（诱发因素）、"之中"（情绪性反应或体验的三个成分）和 "之后"（情绪性行为的后果）的内容。对于 "之后" 部分，请儿童找出能想到的情绪性行为的所有后果，包括短期和长期的后果。使用儿童刚才在会谈中写在《儿童自助手册》中的 "工作表 2.1：针对儿童的感受技术" 上的情绪体验，与每个儿童及父母一起讨论如何完成这个工作表，这样做可能有助于儿童更好地完成家庭练习。让儿童和父母了解到，在接下来的治疗中，儿童每周都要使用这个表单记录一种情绪体验。

第 2 次父母会谈的总体目标

本次会谈的主要目标是向父母介绍这样一个观点，即尽管他们的本意是帮助孩子应对情绪困扰，但他们在应对孩子的强烈情绪时采取的养育行为可能意外地维持甚至加重了孩子的痛苦。向父母介绍 "工作表 13.2：双重情绪前中后三阶段追踪表"，这个工作表用来记录父母在应对孩子的强烈情绪时采取的情绪性养育行为。在会谈结束前，你需要简要地介绍一种常见的情绪性养育行为（批评）和与之相反的养育行为

（表扬/正强化），并为会谈结束时建立奖励清单做准备。

- ■ **目标 1**：向父母介绍"工作表 13.2：双重情绪前中后三阶段追踪表"。
- ■ **目标 2**：向父母介绍四种情绪性养育行为及其相反的养育行为。
- ■ **目标 3**：讨论将提供正强化作为与批评相反的养育行为。

第 2 次父母会谈的内容（按目标划分）

◎ 第 2 次父母会谈的目标 1

向父母介绍"工作表 13.2：双重情绪前中后三阶段追踪表"。

治疗师备忘录

在本次会谈和接下来的每一次会谈开始时，你都应该先与父母简要地沟通一下儿童过去一周在症状/功能上的重大变化，同时也要检查家庭练习。通常，这个环节应该控制在 10 分钟以内，以便留出足够的时间讨论新的内容。

情绪性养育行为

在本次会谈中，向父母介绍他们应对孩子痛苦的一些行为和养育策略——以下称为**情绪性养育行为**——可能不是最有效的，有时甚至适得其反，导致孩子的痛苦加重。在开始讨论这部分内容时，我们建议你首先与这些正在尽最大努力养育自己的孩子的父母结成联盟。你应该将父母在养育有情绪障碍的孩子时面临的困难正常化，同时也要赞扬父母为支持孩子和应对孩子的行为付出的最大努力。

使用你们刚刚回顾过的"工作表 13.1：针对父母的感受技术"，可能是展开讨论的一个有效方法，因为它强调了孩子的情绪性反应对父母来说是多么难以捉摸和令人痛苦。根据父母分享的例子，你可以强调以下几点：（1）识别或理解孩子情绪的诱发因素有多么困难；（2）情绪体验可以迅速加剧；（3）当孩子有强烈的回避欲望时，鼓励"接近行为"极具挑战性；（4）了解应对痛苦导致的躯体症状令人非常困惑。鉴于孩子的情绪体验在父母看来如此难以捉摸，而孩子对自己的情绪往往知之甚少，难怪父母常常对如何最有效地应对孩子的痛苦感到不知所措！虽然父母在这些情况下往往会出于减轻孩子痛苦的愿望而采取行动，但他们采取的一些策略在无意中限制了孩子与令人不安的情境或刺激发生互动，结果从长期来看意想不到地强化了孩子的情绪障碍症状。

双重情绪前中后三阶段追踪表

向父母介绍《儿童自助手册》中的图 13.3（双重情绪前中后三阶段追踪表示例）。关于如何向父母介绍此图的进一步指导，参见本书第 9 章的"目标 1"。在你和父母讨论完图 13.3 中的示例后，请他们在会谈中完成"工作表 13.2：双重情绪前中后三阶段追踪表"，使用的情绪体验的例子与家庭练习的"工作表 13.1：针对父母的感受技术"中的相同。父母完成双重情绪前中后三阶段追踪表后，请他们分享自己的情绪反应、养育行为以及这些行为的短期和长期后果。在父母分享时，要格外强调一种情况，即父母的回应方式在短期内减轻了孩子的痛苦，但是强化了孩子在将来更多地使用回避行为或其他情绪性行为来应对情绪的做法。你应该温和地指出这种回应方式的结果，同时也要将父母所经历的沮丧、焦虑、伤心或愤怒正常化。

◎ 第 2 次父母会谈的目标 2

向父母介绍四种情绪性养育行为及其相反的养育行为。

四种情绪性养育行为

现在，父母已经开始认识到自己长期以来对孩子情绪的一些行为和反应会产生反作用了，接下来向父母介绍在管理孩子的强烈情绪时特别无效的四种情绪性行为。请父母翻到《儿童自助手册》父母篇的表 13.1（常见的情绪性养育行为及其相反的养育行为）。

治疗师备忘录

在开始讨论前需要注意的是，对于讨论如何调整养育行为来更有效地管理孩子的症状，并促进孩子更独立地应对情绪，一些父母可能会非常敏感。一些父母在会谈中可能变得防御，因为感觉自己的养育行为受到了批评。而且事实上，他们过去可能从家人、老师或朋友那里得到过无数建议甚至批评，因而"准备好了"防御性地做出反应。一些父母可能感到被误解或不被认同，因为他们相信自己已经尝试了所有方法，但没有一个有效！

为了促进对情绪性养育行为的开放性讨论，强调以下几点会有所帮助。

1. 这四种情绪性养育行为极为常见（即使在没有情绪障碍的孩子的父母中也是如此），而且它们的本意是好的，往往都是为了减轻孩子的痛苦。

2. 所有父母都可以学习更有效地管理孩子痛苦的方法并从中受益。本疗法讨论的策略并不是父母自然而然就会采取的策略，学习这些策略对所有父母都是有帮助的。

3. 为人父母有时让人压力巨大、疲惫不堪、焦虑不安。父母也可以有自己的情绪，因此他们有时候会采取一些方式来尽可能减少自己对孩子痛苦的情绪性反应。我们并不期望父母在治疗结束时能够完美地使用这些策略，我们只是鼓励父母意识到自己的局限性。

在简要地介绍表 13.1 中列出的四种情绪性养育行为时，如有必要，可以讨论每种行为的例子以及短期和长期后果。接着再简要介绍四种与之相反的养育行为，并且强调你们将在整个治疗过程中更深入地讨论这些行为。

🎯 第 2 次父母会谈的目标 3

讨论将提供正强化作为与批评相反的养育行为。

批评

向在场的父母直言，他们之所以来到这里，目的是提高孩子的功能水平和生活质量，因为孩子现在有一些状况不是很好，有一些问题需要解决。这些问题将在整个治疗中得到解决，但是，尤其在治疗早期，关注孩子做得不错的事情或孩子有效应对的方法是很重要的。通常，患有情绪障碍的儿童会认为他们"什么都做不好"。这可能是一些不切实际或有害的想法造成的（在第 5—6 次会谈中将进一步讨论），但儿童之所以这样认为，也可能是因为老师、朋友、教练甚至父母有时把注意集中在他们做错的事情上，而不是做对的事情上。有情绪障碍的儿童也可能对感知到的批评特别敏感，也更有可能将模棱两可的表达或陈述理解为批评。

增加正强化

向父母解释，我们希望他们开始练习在孩子成功地使用或尝试使用技术时给予孩子更多关注（强化），而在孩子捣乱、烦人或过分担心时少加关注甚至忽略。父母往往为了减少孩子的这类行为，或者因为难以忍受孩子的痛苦，而对这类行为给予过多的关注。但是要指出的是，关注可能会意外或反常地增加问题行为或情绪，即使父母认为他们的这种关注是否定的或纠正性的。关注是一种强大的强化剂，没有得到积极关注的孩子往往宁可得到消极的关注，也不希望完全不被关注。通过对技术的使用给予更多的积极关注，对轻微的不当行为置之不理，父母会鼓励孩子继续采取积极行为，增加孩子的自尊感和自我效能感。

你可以和父母一起讨论关注和强化孩子的各种方法。与父母一起集思广益时，一定要强调以下强化方法：看着孩子、微笑、点头、口头表扬（例如，"虽然和老师说话很难，但你做得很好"）和奖励（有形和无形的）。

向父母解释，当团体稍后重新聚在一起时，父母和孩子将花一些时间一起制订一份奖励清单。制订这份奖励清单的目的是明确父母和治疗师在整个治疗过程中可以使用的强化措施，以鼓励孩子在体验强烈情绪的情况下做出勇敢的或更有帮助的行为。为了打消父母的担忧，向父母说明这些奖励并不需要很昂贵，鼓励父母和孩子举出一些非金钱奖励的例子（例如，在放学后的晚上看一场电影，某一天晚上可以晚睡一点，决定晚餐吃什么，在没有其他兄弟姐妹的情况下与父母单独活动），并向父母说明，在孩子成功地接近或应对某种情境后，奖励可以逐步取消。

父母的家庭练习：双重情绪前中后三阶段追踪表

作为家庭练习，请每一位父母完成至少一份《儿童自助手册》中的"工作表 13.2：双重情绪前中后三阶段追踪表"，重点关注孩子在接下来的一周中的情绪体验。

第 13 章

第 3 次会谈：利用科学实验改变我们的情绪和行为

（感受技术：观察我的感受）

所需材料

- 每一次儿童会谈：

  1. 每个儿童的情绪探案工具包

  2. 扑克牌

  3. 拼图

  4. 奖品箱

  5. 大张白纸或白板，用于记录儿童在团体活动中的回答

- 仅用于第 3 次儿童会谈：

  6. 智能手机 / 音乐播放器（为了唱歌跳舞准备）与扬声器

  7.《儿童情绪障碍跨诊断治疗的统一方案——自助手册》的第 3 章

     a. 相反的行为（见《儿童自助手册》中的工作表 3.1）

     b. 科学实验的组成部分（见《儿童自助手册》中的工作表 3.2）

     c. 测量快乐的情绪温度计（见《儿童自助手册》中的图 3.1）

     d. 尼娜的情绪和活动日记（见《儿童自助手册》中的图 3.2）

     e. 活动清单（见《儿童自助手册》中的工作表 3.3）

     f. 我的活动清单（见《儿童自助手册》中的工作表 3.4）

- 儿童的家庭练习：

8. 我的情绪和活动日记（见《儿童自助手册》中的工作表 3.5）

9. 解开情绪之谜——情绪前中后三阶段追踪表（见《儿童自助手册》中的表单 2.1；从第 2 次会谈开始使用相同的表单）

10. 相反的行为计划表（见《儿童自助手册》中的表单 3.1）——可选

■ 每次会谈要做的评估：

11. 每周首要问题追踪表（从第 1 次会谈开始给每个儿童使用相同的表单，见本书第 11 章末尾的附录 11.1）。

■ 父母会谈：

12. 《儿童情绪障碍跨诊断治疗的统一方案——自助手册》的第 13 章

　　a. 十种强化孩子的方法（见《儿童自助手册》中的工作表 13.3）

■ 父母的家庭练习：

13. 双重情绪前中后三阶段追踪表（见《儿童自助手册》中的工作表 13.4）

14. 十种强化孩子的方法（见《儿童自助手册》中的工作表 13.3）的下半部分

治疗师的准备

在准备本次会谈时，你应该选择一首适合儿童的积极乐观的歌曲，并准备好可以在会谈中播放歌曲的设备。

第 3 次儿童会谈的总体目标

本次会谈的主要目标是教儿童做出与情绪性行为相反的行为的技术，然后在一个聚焦于伤心的"科学实验"中应用这一技术。虽然在本次会谈开始时，你会花一些时间讨论在其他情绪下做出相反的行为的情况，但我们把重点放在伤心这种情绪上，主要是因为大多数儿童都能联想到某些时候感到厌烦或伤心的经历，而且对他们来说，看到改变行为会如何改变这种情绪也相对容易。本次会谈也有助于为后续治疗中针对其他情绪的情境性暴露打下基础。关于情绪聚焦的行为实验的原理，以及选择在本次会谈之后而不是等到治疗后期就开始暴露工作的进一步讨论，请参阅本书第 3 章。

- ■ **目标 1**：学习相反的行为的概念。
- ■ **目标 2**：介绍利用科学实验改变情绪性行为和做出相反的行为的理念。
- ■ **目标 3**：回顾行为与情绪之间的联系，确定令人愉快的活动。
- ■ **目标 4**：教儿童如何在科学实验中追踪自己的情绪和活动。

第 3 次儿童会谈的内容（按目标划分）

◎ 第 3 次儿童会谈的目标 1

学习相反的行为的概念。

儿童与父母在一起时

在第 3 次儿童会谈开始时，首先欢迎团体成员回来，然后逐一协助父母和儿童为他们的三个首要问题的严重程度评分，继续表扬和鼓励儿童朝着自己的目标努力。这些评分应该填写在从第 1 次儿童会谈就开始使用的每周首要问题追踪表（见本书附录 11.1）中。此外还要检查每个儿童是否完成了家庭练习。简要回顾上一次会谈的练习，让每个儿童在团体中呈现自己的解开情绪之谜——情绪前中后三阶段追踪表（表单 2.1）。让儿童简单解释情绪出现之前、之中和之后的体验。给每个完成了练习的儿童发一块拼图。

只有儿童时

继续欢迎儿童参加今天的会谈，提醒他们记住因诱发因素导致的情绪性反应的三个成分，并解释今天的团体会谈将着重于情绪性反应的"行为"部分。然后介绍相反的行为或与情绪通常想让我们做的不同的事情这一概念。对这一概念的介绍可以参考下面这段话。

"大家可能记得我们讨论过，每一种情绪或强烈的感受都伴随着某种情绪性行为。就像当我们感觉难过时想躺下休息。有时候，当我们感受到强烈的情绪，特别是恐惧或愤怒时，我们会立即做些什么，而不是停下来思考能做点什么别的事情。再比如，我们在害怕的时候会下意识地想逃跑，有时候这确实是当时最能帮助到我们的行为。但有时，做一些不同的事情其实对我们有更大的帮助——或者至少可以帮助我们学习如何处理强烈的情绪。"

让儿童翻到《儿童自助手册》的"工作表3.1：相反的行为"，然后和儿童一起思考，他们是否注意过自己的强烈情绪想让其做某件事情，但他们做了别的事情来代替。让儿童互相交流。对儿童来说，一开始这可能是一个很难掌握的概念。如果儿童对理解这个概念有困难，你可以分享一些合适的例子。比如，在课堂上很紧张但决定主动发言；或者在某个周六很难过，但决定打电话叫朋友一起出去玩。

"做一些与情绪促使你做的不一样的事情就是'相反的行为'。正如我们一直讨论的，有时，情绪反馈给我们的是假警报，它会告诉我们某些情况很糟糕、很危险，但事实并不是这样的。当这种情况发生时，情绪会驱使我们去做很多其实根本不需要做的事。相反的行为可以帮助我们看清：相较于情绪想让我们最先做的事情，其他一些行为会不会对我们更有帮助。在《儿童自助手册》的第28页，尼娜给我们举了一个例子，让我们知道在愤怒这种情绪下的相反的行为是什么样的。"

引导儿童讨论至少3～4种不同情绪的相反的行为。以下是一些示例。

- 伤心时——散步，给朋友打电话。
- 焦虑时——接近使你焦虑的情境。

■ 愤怒 / 沮丧时——冷静地表达你的观点，道歉。

让儿童在"工作表 3.1：相反的行为"中写下他们关于如何做出相反的行为的想法。向他们解释，这周将练习在感觉伤心、低落或厌烦时做出相反的行为。同时，你也可以鼓励他们，当注意到情绪性行为并不能帮助他们时，尝试做出相反的行为。

◎ 第 3 次儿童会谈的目标 2

介绍利用科学实验改变情绪性行为和做出相反的行为的理念。

首先询问儿童，是否注意到在平常的一天或一周内，情绪与所做的活动之间的联系。

"放假时因为下雨被困在家里，你会感受到怎样的情绪？放假时外出玩耍又会感觉如何？当你在做某项特别享受的活动时，比如画画、运动或跳舞，你又有怎样的情绪？做什么事情或玩什么会让你感觉最开心呢？"

> ### 治疗师备忘录
>
> 在这个时候，不要为了确保来访者能完全理解情绪与活动之间的联系而有压力，因为在接下来的活动中，他们有机会自己去建立这个联系。只需让儿童开动脑筋，想一想情绪与行为之间的不同联系，并以此引入下一部分的内容。

有助于改变情绪性行为的科学实验

为了介绍情绪和活动之间的联系，邀请儿童参加第一个科学实验，看看如果尝试做出新的或不同的行为会发生什么。关于利用科学实验探索相反的行为这一概念，你可以参考以下方式向儿童介绍。与团体一起浏览"工作表 3.2：科学实验的组成部分"，同时让儿童在表格里写下一个科学实验的组成部分，以及每一部分如何应用于有关情绪的科学实验中。

"什么是科学实验？有人做过科学实验吗？（等待团体里有人举例。）太好了！好的，今天杰克要帮助我们思考科学实验的各个组成部分，我们也将一起思考每个部分如何在一个关于情绪的科学实验中发挥作用！

任何科学实验都是从提出一个问题（1）开始的。就我们的情绪而言，这个问题可能是，当我感觉伤心、愤怒或恐惧时，如果我做出了与一般情况下不同的事情，会感觉如何？科学实验的第二步是对可能发生的情况做出猜想（2）。有时也叫作假设。所以，如果我在聚会上感觉害怕，在一般情况下，我会待在家里，或者避免参加这个聚会，但我可以尝试做的不同的事情就是去这个聚会上待10分钟，看看情况会不会比我想象中的好。我猜，刚开始时，这对我来说可能很难，但是后来待的时间越长，就会感觉越容易或者恐惧越少。接下来的实验步骤是尝试我的实验（3）和观察实验结果（4）。一切都按照我的猜想发展下去了吗？或者说还有什么惊喜吗？

最终，根据实验的进展，我可能想要再次尝试实验（5），同时对实验做出必要的修改，确保下一次会有更好的结果。所以，如果我参加那个聚会但并没有立刻感觉很好，然后决定非离开不可，也许这时我需要问自己，我是否能在里面待足够长的时间来让自己感觉更好？我是否应该在里面寻找能让聚会变得更有趣的朋友或家人？或许，我应该再尝试一次。如果实验进行得顺利，我会发现新的、不同的行为会帮助我感觉更好，那么我应多加练习！"

你可以告诉团体成员，他们将在本次会谈中尝试这个科学实验，看看当改变自己的行为或正在做的事情时，会感觉如何。告诉他们在科学实验中要密切关注自己的身体感觉和体验到的任何情绪。

让儿童翻到《儿童自助手册》中的图3.1（测量快乐的情绪温度计），然后开始这次实验。用情绪温度计上的刻度0—8分来衡量快乐的程度：0=不快乐，2=有一点快乐，4=有些快乐，6=很快乐，8=非常、非常快乐。在白板或一张大纸上记录儿童对快乐情绪的评分。

> ## 治疗师备忘录
>
> 　　虽然有些儿童可以感受到图 3.1 中"快乐"一词所传达的情绪，但也有些儿童可能对于平静或兴奋这样的词语反应更明显。对于那些不理解"快乐"这种感觉的儿童，你可以在团体活动之后让他们说明是否感觉到了更加平静或兴奋的情绪。

　　告诉儿童，你们将尝试一项有关情绪的科学实验。为了演示行为是如何影响情绪的，你要和儿童在一段欢快的乐曲中起舞，看看做一些与伤心想让我们做的（比如躺着）相反的事情，会不会让我们更加快乐。使用"工作表 3.2：科学实验的组成部分"作为指导，以跳舞为例讲解科学实验的组成部分。（"跳舞"不是必须的，但是要带领儿童在音乐结束前一直随着音乐摇摆。）可以参考以下方式进行。

　　"好了，刚刚我们说过，所有科学实验都以提出一个问题（1）开始。在这个实验中，我们要提出的问题是，行为能否改变我们在情绪温度计上的快乐水平。为此，我们今天要举办一个小型的舞蹈派对来试一试！科学实验的第二步是做出一个猜想（2），猜想一下会发生什么。大家认为我们在跳舞的时候，快乐的水平会发生什么变化呢？你觉得会发生怎样的改变呢？（给儿童一点时间来回答这个问题，但是如果无人回答，可以提示一下，随着一首欢快的歌曲跳舞会让人感觉更开心。）科学实验的下一步是尝试实验（3）和观察实验结果（4）。所以现在让我们开始尝试吧！"

　　跟随一首适合儿童的大约 2 分钟的歌曲跳舞。歌曲和舞蹈结束后，让儿童在快乐情绪温度计 0—8 的刻度上重新评估自己的情绪。请注意观察，儿童是在参与活动之前坐在原地感觉更好，还是在跳舞或跑动之后感觉更好。请儿童思考为什么他们认为自己的情绪水平改变了（或保持不变）。你可以参考以下方式展开这部分讨论。

　　"一切都按照我们猜想的那样发生了吗？（收集儿童的反馈。）根据这次实验的进展，我们可能需要再次尝试实验（5），同时做出一定的改动，确保下次会得到更好的效果。如果这次实验的效果已经很好了，那么我们会发现通过新的、不同的行为可以帮助我们感觉更好，并且应该多练习这个实验！但是如果这次实验的效果不佳，下一次或许可以尝试做些别的有趣的事情，来改变我们快乐的水平。"

治疗师备忘录

对于有社交焦虑或者害羞的儿童来说，把跳舞作为科学实验是很困难的，他们会害怕跳舞带来的负面社会评价，或者整个人的活动会受到抑制。这个活动并不应该是一项艰巨的暴露任务，因此可以更改活动的具体内容来消除他们的这些顾虑（比如，让儿童面对着墙壁跳舞，或是原地跑步来代替跳舞），也可以将整个活动改为让儿童在走廊里赛跑或与治疗师赛跑。

治疗师备忘录

请注意，有时候，一些儿童在参加这项活动后，可能不会表示自己的快乐等级有所提高，还有一些儿童可能会说感觉有点更糟了。如果发生这种情况，可以借此机会向儿童指出，我们每个人都会喜欢不同的事物。一些儿童可能享受跳舞，这让他们感觉更好，还有一些儿童可能因为这种活动产生其他的情绪（例如，焦虑略有增加）。让儿童知道，所有好的科学实验都有一个特点，就是有时可以改变实验来获得更好的结果。所以如果某个儿童对这项实验的反应并没有那么快乐，那么可以让他尝试一个能让他享受的活动（比如，踢足球或者和朋友聊天），这样或许会让他感觉更快乐。

第 3 次儿童会谈的目标 3

回顾行为与情绪之间的联系，确定令人愉快的活动。

通过示例展示随着时间的推移，活动与情绪之间的联系

介绍《儿童自助手册》中的图 3.2（尼娜的情绪和活动日记）。你可以参考下面这段话。

"大家一定记得我们的情绪侦探之一尼娜吧。尼娜最近一直感觉很沮丧。她感觉非常疲倦，非常难过，对上学和未来都充满担忧。尼娜询问了她的治疗师，可以做些什么让自己感觉好一些。

治疗师建议尼娜在会谈中列出一张有趣活动的清单，并在她的情绪和活动日记（让儿童看图 3.2）上记录在一周内参加过哪些活动。她也需要记录自己每天的情绪评分。"

在看尼娜的日记时，让（可以做到的）儿童读出活动的类型和数量以及每天的情绪评分，并让他们报告是否看出了尼娜的活动类型或活动数量与情绪评分之间的变化趋势。鼓励有阅读困难的儿童讲出尼娜参加的活动数量，或者开动脑筋，想想尼娜还可以做的其他有趣的活动。

你可以继续问几个问题，例如：

1. 她参与了什么类型的活动？
2. 哪些活动让她快乐？
3. 哪些活动（或者缺少了哪些活动）会让她的快乐减少？
4. 尼娜的科学实验得到了什么结果？活动数量的多少是否改变了她的快乐程度？

介绍令人愉快的活动

介绍"工作表 3.3：活动清单"[1]。讨论当儿童感受到特别强烈的情绪，尤其是伤心时，可以参与哪些活动来改变情绪，并让儿童思考不同类型的活动如何更适合不同的情况。讨论可以这样开始：

"阅读尼娜的日记让我们了解到一件事，即她每天做的活动的数量和类型会影响

---

[1] 在《儿童情绪障碍跨诊断治疗的统一方案——自助手册》英文原著的工作表 3.3 中，所列的个别活动并非我国儿童所熟悉的活动，例如，打曲棍球、打橄榄球等，所以为了便于我国读者使用该工作表，已将这些具有文化差异性的活动替换成我国儿童更熟悉的活动，例如，参观名胜古迹、打羽毛球、画画、跳绳和放风筝等等。——译者注

她感受到的伤心或情绪低落的程度。我们绝大部分人也是这样的。了解我们的活动与像伤心这种情绪的强度之间有怎样的联系，可以让我们有机会选择自己喜欢的活动，从而有助于我们感觉更好，并利用科学实验尝试新的有益的行为。让我们来讨论一下所有可以选择的不同类型的活动，供这周在自己的活动和情绪的科学实验中使用。"

使用"工作表 3.3：活动清单"作为指导，列举大多数人喜欢的活动类型（例如，帮助他人、学习新事物、与别人一起做事情以及活动身体）。以团体为单位，在每个类别中说出至少一项人们可能喜欢的活动（可以是大致的想法，也可以是每个团体成员具体的想法）。

◎ 第 3 次儿童会谈的目标 4

教儿童如何在科学实验中追踪自己的情绪和活动。

讨论如下观点：有时候，做科学实验在一开始会比较困难。比如，在情绪低落或烦躁时利用活动让我们感觉更好。

"当我们感到伤心、低落、疲倦或厌烦时，可能很难立即起身去跑 1 公里、踢足球、动手做一件艺术作品或者做功课。我们可能只想坐在沙发上看电视或者打电子游戏。我们可能只想玩电脑。我们也可能只想睡觉。

但是我们刚刚学习了，这些活跃的、吸引人的、健康的活动可以帮助我们改善情绪，帮助我们感觉多一些快乐和少一些伤心。请记住：这就是相反的行为的作用！因此，最适合去尝试这些活动的时间，正是我们感觉伤心、沮丧、疲倦或厌烦的时候。而且要记住，本周的科学实验只是你的第一次尝试。科学实验的一个特点是，有时要在第一次尝试后做出调整和改变，这样科学实验才会更加成功。这么做是可以的！"

向儿童说明，他们本周将要开展一项科学实验，看看当感觉伤心和情绪低落的时候，从事一项活动是否有助于改善与伤心、低落或厌烦有关的情绪。讨论考虑以下两点的重要性，即从事的活动最好：（1）有趣、令人愉悦或兴奋；（2）不需要太多事前准备和他人协助。还要强调另外一件重要的事，即将实验安排在最关键的时刻进行——让儿童努力找出自己在一天中的什么时候或在什么情境中最容易受到伤心和厌烦情绪的影响，然后帮助他们解决在这些时间里影响活动进行的潜在障碍。可以用下面这种方式讨论影响活动进行的障碍。

"比如，你已经制订了一张很棒的活动清单，然后在这周的某一天里，朋友对你不友好，你感觉很沮丧。于是，你查看活动清单并决定：我想去练习攀岩。但是你的父母很忙，没法带你去攀岩馆。而且，攀岩的确很贵。当你没法自己开车或者没有钱，不能做你想做的有趣的事情时，情况会变得非常艰难。

因此，你需要针对此类科学实验制订计划！有一些活动需要提前计划好。通常在你感到厌烦或沮丧的时候安排这些活动是一个好主意，但是不要在你感觉恐惧的时候安排这些活动（活动的目的不是分散注意，我们希望你直面恐惧而不是回避恐惧！）。回想上一周感觉最厌烦或伤心的时候。是放学后无所事事只能看电视的时候吗？还是周末早上比父母醒得都早的时候？

其他活动可能很容易立即开始。确保你和父母在清单中列出了足够多既有趣又轻松的活动，这样如果你无法搭便车去某个地方，也可以找出其他事情来做。

最后，你的清单上可能会有一些比较困难的活动，比如学习一项新技能，或是把已经做完的事情做得更好。有时，这些事情是最难开始做起来的，因为我们在难过的时候会不想去做困难的事情。"

让儿童重点关注他们为什么想在本周的科学实验中从事这些类型的活动，特别是更有挑战性的活动（例如，专注于学习新事物，或是把已经知道该如何做的事做得更好，从而使自己感觉更好；如果多加练习并且坚持下去，他们就可以完成所有的活动了）。

接下来，强调持续练习的重要性。可以参考下面这段话来展开讨论。

"最后来谈一个重要的词：坚持。有时候，我们开始了新的活动或实验，但是很快就放弃了。也许我们觉得弹吉他很有趣，每天早起一点练习拼写有好处。可是持续几天或几周后，我们就意识到练习新事物需要付出很多努力。需要记住的重要一点是，练习新技能意味着坚持不懈地尝试和行动！就算某一天练习得少一些，或者尝试练一首不同的曲子也没关系，最重要的是要坚持下来！

最后，记住科学实验的规则。如果没有效果，不要轻易放弃！可以尝试调整计划并再次尝试。最终，这些实验会让不开心的日子越来越少，开心的日子越来越多。"

继续帮助团体中的儿童建立活动清单

让儿童使用"工作表 3.3：活动清单"和"工作表 3.4：我的活动清单"，来制作一张完整的活动清单，包含很容易完成的活动和需要提前计划的活动。你需要和每个儿童一起制订本周以何种方式 / 在何时完成有难度的活动。

治疗师备忘录

请注意，有些儿童安排的活动可能太多了，而不是太少了。有时候，这些儿童会发现活动过多实际上会导致情绪恶化，因为他们几乎没有时间休息，不一定享受所有正在做的活动，或者活动压力太大，等等。对于这样的儿童，需要让他们将重点放在最能让他们享受乐趣的活动上，而不是单纯增加活动数量。你可能需要协助儿童区分他们真正喜欢的活动、正在做的但并不喜欢的活动，以及可能想要去做的而不是他们正在做的活动。在会谈的最后，你可能需要与这些儿童的父母合作，讨论哪些活动是有价值的、令孩子感到愉快的并且值得持续去做的。

父母回来加入时

告诉父母，孩子们今天学习了科学实验，他们将在家中开展自己的科学实验，看看这周每一天的活动是否会改变快乐的水平。

然后，提醒儿童可以用尼娜的情绪和活动日记作为示范。告诉父母和儿童，在下一次会谈中，整个团体会讨论从事更有趣的活动是否让每个儿童的情绪有所改变了。你可以通过以下方式展开讨论。

　　"好了，孩子们，还记得我们之前看的'尼娜的情绪和活动日记'吗？尼娜在日记里记录了自己每天的情绪强度，做过的活动类型和次数，以及她注意到的活动与情绪之间的联系。这周，你们将有机会记录自己的日记（工作表 3.5）。在每一天结束时，也就是上床睡觉前，你可以记录自己这一天总体的情绪水平、做过的活动类型和次数，以及你所发现的情绪与活动之间的任何联系。父母们，你们需要帮助孩子记住在每天晚上填写这个日记，孩子可能还需要你们帮助他们回忆当天做了哪些活动。孩子们，这周在你们感觉伤心或厌烦的时候，需要抓住两次机会，从'我的活动清单'中选择一个活动进行科学实验。努力留意并在'我的情绪和活动日记'下方记录相反的行为如何影响了你们的心情。下周带着日记回来，这样就可以讨论你们留意到了什么。

　　除了日记，我们还希望你们继续在上次使用过的'表单 2.1：解开情绪之谜——情绪前中后三阶段追踪表'中记录你们的情绪体验。"

儿童的家庭练习：我的情绪和活动日记以及
解开情绪之谜——情绪前中后三阶段追踪表
（可选择继续布置做相反的行为实验）

　　本次会谈的主要家庭练习是《儿童自助手册》中的"工作表 3.5：我的情绪和活动日记"。儿童还应该在"表单 2.1：解开情绪之谜——情绪前中后三阶段追踪表"中增加一条记录。对于在情绪障碍症状（如强迫症状、伤心和愤怒）方面存在重大问题的儿童，持续练习相反的行为会有所助益。你可以使用"表单 3.1：相反的行为计划表"，给这样的儿童每周布置更多持续追踪相反的行为的练习。

> ### 治疗师备忘录
>
> 请注意，第 4—8 次儿童会谈包含重要的技术，用于辅助开展进一步的更有挑战性的科学实验，包括暴露练习。从第 9 次儿童会谈开始，我们会将更多的重点放在与恐惧、焦虑和回避行为有关的科学实验上。因此，尽管在治疗的这个节点完全可以将重点放在暴露而不是与伤心有关的实验上，或者在与伤心有关的实验之后进行暴露，尤其是在使用儿童统一方案开展个体治疗时。但是在开始暴露工作之前，请考虑儿童及其家庭是否做好了准备。

第 3 次父母会谈的总体目标

本次会谈的主要目标是向父母介绍科学实验的概念，即利用科学实验观察在情绪状态中做出与适应不良的行为不同的"相反的"行为会发生什么。在孩子这周开始参与一系列针对伤心和退缩的相反的行为科学实验时，父母将学习如何为孩子提供支持。在会谈结束前向父母介绍"工作表 13.3：十种强化孩子的方法"，帮助父母计划如何在这周强化孩子做出的与情绪让他们做出的不同的行为。

- **目标 1**：向父母介绍利用科学实验做出与情绪性行为相反的行为这一理念。
- **目标 2**：讨论父母可以如何支持孩子完成针对伤心情绪的科学实验。
- **目标 3**：向父母介绍"工作表 13.3：十种强化孩子的方法"，并且帮助父母制订本周的强化计划。

第 3 次父母会谈的内容（按目标划分）

🎯 第 3 次父母会谈的目标 1

向父母介绍利用科学实验做出与情绪性行为相反的行为这一理念。

> **治疗师备忘录**
>
> 在本次会谈和接下来的每一次会谈开始时，你都应该先与父母简要地沟通一下儿童过去一周在症状 / 功能上的重大变化，同时也要检查家庭练习。通常，这个环节应该控制在 10 分钟以内，以便留出足够的时间讨论新的内容。

本次会谈的第一个目标就是向父母介绍在本次会谈以及接下来的会谈里会遇到的一些新术语。第一个术语就是"相反的行为"，它是指做出与受到情绪支配的行为冲动不同的或相反的行为。提醒父母，正如第 1 次会谈中讨论的那样，所有情绪都伴随着相应的行为冲动——也就是说，情绪会试图让我们做些什么，比如减少当前体验到的情绪，或者让我们摆脱引发这种情绪的情境。如果按照情绪采取的行动是适应性的或有效的，或者能保护我们的安全，这会是一件好事。你可能希望让父母说出一些按照情绪采取的行动是适应性的或有益的例子。但是，在通常情况下，情绪提供的是关于当前情境的假警报，并且会让我们做一些多余的或者根本不需要做的事。如果总是按照情绪采取行动，我们将永远无法弄清楚这一点。在这些情境中，父母应该鼓励孩子做出与情绪让孩子做的相反的行为，因为从长远来看，这样才会真正减少强烈的情绪或毫无帮助的情绪。

针对团体中的儿童经常容易体验到的不同情绪，包括伤心、焦虑、愤怒以及其他情绪，和父母讨论这些情绪下的行为冲动和相反的行为的例子。请父母翻到《儿童自助手册》第 13 章的表 13.2（常见的情绪性行为及其相反的行为），以此表作为参考展开讨论。建议鼓励父母思考何时适合做出与情绪性行为冲动相反的行为，并讨论行为结果。

向父母解释，本疗法会鼓励儿童在各种情境下采取与情绪让他们做出的行为不同或相反的行为，也会教儿童做出相反的行为的技术。本次会谈会让儿童开展一个关于伤心和退缩的科学实验，以此鼓励他们做出相反的行为。正如所有科学实验一样，儿童将利用本次会谈中的科学实验收集信息，检验他们关于某些事情的想法是否正确。当感到难过时，儿童经常会做一些情绪驱动行为，例如，把自己孤立、睡觉、躺着或者看电视。情绪低落的儿童通常认为，参加更积极的、社交性的或有吸引力的活动会让他们感觉更糟糕。在本周的科学实验中，我们会让儿童参与更加愉悦的、对自己更有意义的活动，然后观察情绪是否会有所改变，从而检验他们的那些信念或假设是否正确。

治疗师备忘录

你还可以请父母参加一次"舞蹈派对"，与儿童在本次儿童会谈中完成的活动类似。请父母评估自己在一曲欢乐的舞蹈前后的心情分数，并讨论他们注意到的心情上的任何变化。

第 3 次父母会谈的目标 2

讨论父母可以如何支持孩子完成针对伤心情绪的科学实验。

向父母解释，在本周的家庭练习中，儿童将完成两项主要任务：（1）通过完成每日的情绪和活动日记来监测自己的情绪和活动水平；（2）开展两项科学实验，当感觉低落、伤心或者厌烦时，选择做与情绪让他们做的活动有所不同的活动，看看会发生什么。为了说明一个完整的情绪和活动日记是什么样子的，可以向父母展示尼娜的情绪和活动日记（《儿童自助手册》中的图 3.2）。告诉父母，每个儿童都要完成自己的日记，就像尼娜的日记一样，目的是观察自己的情绪和活动水平之间的联系。此外，告诉父母，儿童在儿童会谈中正在制订一份有趣或愉快活动的清单，内容主要围绕四种不同类型的活动：帮助他人（服务类活动）、学习新事物（成长类活动）、与别人一起做事情（社交类活动）以及活动身体（体育类活动）。儿童可以使用这份清单（再加上父母建议的活动）来选择在本周科学实验中可以从事的活动。

向父母强调，帮助儿童在每种类别中确定一系列活动的重要性。父母应该确保儿童至少可以确定一些便宜（或免费）的活动，这些活动要容易执行，而且可以在父母无法在场提供帮助的情况下独立完成。对于成长类活动，父母还应该帮助儿童确定他们有能力完成的现实目标。最后，强调提前为活动做好计划的重要性，这样可以避免儿童在情绪低落时被"卡住"。

　　"为了帮助孩子成功地完成实验，你可以帮忙确定他们在活动清单上列出的各种各样的活动。我们希望孩子知道哪些活动比较容易立即去做。总的来说，我们要确保在孩子的清单上有很多既有趣又轻松的活动，这样即使没有人在场协助，或者他们没办法去某个地方，他们也能找到事情可做，哪怕是在家附近进行的活动。

　　你还可以帮助孩子提前计划活动，促进科学实验顺利进行。通常，在孩子感到厌烦或低落的时候开展科学实验是一个好主意，但是不要在孩子感到恐惧的时候这么做（实验的目的不是分散注意；我们希望直面恐惧而不是回避恐惧）。你可以在这周利用自己对孩子的了解和观察，帮助他确定何时开展科学实验最有效。当孩子在本周完成情绪和活动日记后，你可以在将来利用这个日记帮助孩子识别他的模式。如果你注意到孩子在某些特定的时间里会感觉厌烦或伤心（比如，放学后无事可做或者周末比你起得早的时候），鼓励他在这段时间里做一次相反的行为科学实验，看看做出不同于情绪让自己做的行为会发生什么。

　　最后，这份清单上可能还包含一些有难度的活动，比如，学习新技能，或者让孩子把已经做过的事情做得更好。有时候，这些是最难开始去做的事情，因为在伤心的时候，我们都不想做有难度的事。然而，从事这些活动来建立掌控感和成就感是很重要的。"

　　为了让父母对孩子在做出不同于情绪让他们做的行为时所面临的困难产生共情，你需要向父母解释，当我们感到厌烦、疲倦、沮丧或伤心的时候，想要振作起来从事一些活动往往真的很困难。你可以让父母分享他们的经验，请他们举例说明自己很难参与某项活动的情况，即使他们知道活动会对情绪产生积极的影响。之后，父母可以向孩子解释，为什么在情绪低落时需要做这些活动，做完之后感觉如何，这样有助于促进科学实验的开展。

🎯 第 3 次父母会谈的目标 3

向父母介绍"工作表 13.3：十种强化孩子的方法"并且帮助父母制订本周的强化计划。

与父母沟通他们对孩子在上一次会谈中制订的奖励清单的反应，解决父母对于孩子所选的奖励或者给孩子奖励这件事的担忧。由于在伤心和退缩时做出相反的行为是有难度的，因此本周是强化孩子努力练习的好机会。如果父母难以理解为什么要对孩子做本就愉快的活动给予奖励，请提醒他们，当孩子情绪低落或伤心时，他们往往很难看到这些活动本身具有的强化性特点。惯性也会让孩子很难做出与情绪性行为相反的行为。在这些时候，用奖励或其他强化方式鼓励孩子可以起到很大的帮助作用！

请父母翻到《儿童自助手册》中的"工作表 13.3：十种强化孩子的方法"。让他们阅读此工作表，并建议他们在本周尽可能多地尝试使用不同类型的强化方法。你可以协助他们制订一个在本周如何强化孩子参加科学实验的计划。

父母的家庭练习：双重情绪前中后三阶段追踪表和
十种强化孩子的方法

要求每位父母继续完成至少一份《儿童自助手册》中的"工作表 13.4：双重情绪前中后三阶段追踪表"作为家庭练习。父母还应完成《儿童自助手册》中的"工作表 13.3：十种强化孩子的方法"的下半部分，记录在本周使用的不同的强化方法，以及孩子对不同方法的反应。

第 14 章

第 4 次会谈：我们的身体线索

（感受技术：观察我的感受）

所需材料

- 每一次儿童会谈：

  1. 每个儿童的情绪探案工具包

  2. 扑克牌

  3. 拼图

  4. 奖品箱

  5. 大张白纸或白板，用于记录儿童在团体活动中的回答

- 仅用于第 4 次儿童会谈：

  6. 大卷白纸和美术用品，用于"身体绘图"

  7. "感"字徽章

  8.《儿童情绪障碍跨诊断治疗的统一方案——自助手册》的第 4 章

     a. 什么是身体线索？（见《儿童自助手册》中的图 4.1）

     b. 成为"身体侦探"（见《儿童自助手册》中的图 4.2）

     c. 寻找你的身体线索（见《儿童自助手册》中的工作表 4.1）

     d. 如何进行身体扫描（见《儿童自助手册》中的图 4.3）

     e. 监测我的身体感觉（见《儿童自助手册》中的表单 4.1）

- 儿童的家庭练习：

  9. 在家寻找你的身体线索（见《儿童自助手册》中的工作表 4.2）

　　10.解开情绪之谜——情绪前中后三阶段追踪表（见《儿童自助手册》中的表单2.1；从第2次会谈开始使用相同的表单）

■ 每次会谈要做的评估：

　　11.每周首要问题追踪表（从第1次会谈开始给每个儿童使用相同的表单，见本书第11章末尾的附录11.1）

■ 父母会谈：

　　12.《儿童情绪障碍跨诊断治疗的统一方案——自助手册》的第13章

　　　　a. 共情孩子的情绪痛苦（见《儿童自助手册》中的工作表13.5）

■ 父母的家庭练习：

　　13.双重情绪前中后三阶段追踪表（见《儿童自助手册》中的工作表13.6）

　　14.共情孩子的情绪痛苦（见《儿童自助手册》中的工作表13.5）的下半部分

治疗师的准备

　　在准备本次会谈时，为每个儿童准备一张大纸（约1.5米长）、记号笔和其他美术用品（为"身体绘图"活动做准备）。如果没有或不想使用大纸，也可以使用《儿童自助手册》中提供的身体轮廓图（工作表4.1：寻找你的身体线索）。在会谈结束时，儿童将得到第一枚"感想真轻松"徽章，表明他们已经掌握了感受技术。通常，徽章是文字形状的贴纸或纸牌，儿童可以把它贴在情绪探案工具包上，用来展示学习的进度。这对于儿童及其家庭来说应该是一个值得庆祝的成就，你也应该予以关注。

第4次儿童会谈的总体目标

　　本次会谈的主要目标是教儿童及其父母识别伴随强烈情绪产生的生理感觉（或**身体线索**）。为此，团体成员在本次会谈中会参与许多活动，练习识别身体线索的技术（例如，身体扫描、身体绘图和感觉暴露）。设计这些活动的目的是增强儿童对生理感觉的觉察力和耐受度，避免在强烈情绪引发不适感觉时，采取回避和其他无益的情绪性行为。

- ■ **目标 1**：讲解身体线索的概念及其与强烈情绪的关系。
- ■ **目标 2**：学习识别不同情绪下的身体线索。
- ■ **目标 3**：教授身体扫描技术，提高对身体线索的觉察。
- ■ **目标 4**：帮助儿童练习在不使用回避和分心策略的情况下体验身体线索。

第 4 次儿童会谈的内容（按目标划分）

◎ 第 4 次儿童会谈的目标 1

讲解身体线索的概念及其与强烈情绪的关系。

儿童与父母在一起时

在第 4 次儿童会谈开始时，首先欢迎团体成员回来，然后逐一协助父母和儿童为他们的三个首要问题的严重程度评分，继续表扬和鼓励儿童朝着自己的目标努力。这些评分应该填写在从第 1 次儿童会谈就开始使用的每周首要问题追踪表（见本书附录 11.1）中。此外，还要检查每个儿童是否完成了家庭练习。简要回顾上一次会谈的练习，让每个儿童在团体中与大家一起回顾《儿童自助手册》中的"工作表 3.5：我的情绪和活动日记"以及"表单 2.1：解开情绪之谜——情绪前中后三阶段追踪表"。给每个完成了练习的儿童发一块拼图。

> ## 治疗师备忘录
>
> 在回顾家庭练习的过程中，你可能需要提醒父母不要代替孩子回答，但要在孩子解释一个情境比较困难时提供帮助。

只有儿童时

介绍身体线索

首先提醒儿童关于情绪的三个成分，让他们知道今天的学习重点将放在情绪的"感受"成分上。让儿童翻到《儿童自助手册》的图 4.1（什么是身体线索？），并以此为指导给儿童解释：我们会将某种情绪的身体感觉称为"身体线索"，因为它们是探索我们正在感受什么情绪的重要线索。本次团体会谈的重点是教儿童成为更好的"身体侦探"，或者更好地理解在强烈的情绪（如伤心、恐惧或愤怒）之前、之中和之后可能体验到的身体感觉的类型。在会谈将要结束时，儿童会参加一些科学实验，观察自己通过进行活动产生强烈的身体感觉时会发生什么。

向儿童介绍一个观点：尽管身体线索常常让人感到不舒服，有时甚至令人恐惧，但身体线索实际上在告诉我们重要的信息，甚至可以帮助我们生存。回想一下**战或逃反应模式**，这就是身体线索如何帮助我们保证安全的一个例子。战或逃反应是身体内部的一种反应，当我们认为自己受到某种形式的攻击或威胁时就会产生。当我们产生这种反应时，大脑指挥神经系统（交感神经系统）将一些化学物质释放到体内，以便我们进行攻击或逃离威胁。

回顾一些体现战或逃反应的身体线索的例子，包括：

- 心跳加速
- 呼吸加快
- 食物在体内消化得更慢
- 更多血液流向双腿和大肌肉群
- 脑供血减少
- 颤抖
- 口干

你可以通过以下方式描述战或逃反应。

"发生这些身体变化的目的是：（1）让更多血液流到肌肉中，离开不需要那么多血液的其他身体部位；（2）给身体补充能量；（3）提供额外的速度和力量——这一切都是为了逃跑或与攻击者战斗！这正是人体的奇妙之处。当你处于危险境地时，这些惊人的身体变化非常有帮助。但是有时候，当周围没有真正的威胁时，你可能也会感觉到这些身体线索，就像是假警报。在本次会谈中，你将更多地了解在这种情况下你的身体线索有哪些，以及在没有发生任何真正糟糕的事情或危险的情况时，对于不舒服的身体线索，你应该做些什么。"

向儿童介绍这种现象：两个孩子可能都感到非常伤心或焦虑，但他们会觉察到截然不同的身体线索。身体线索也可能是难以捉摸的，因为产生同一种感觉的原因可能多种多样。例如，如果你的胃感觉怪怪的，原因可能包括：

■ 饥饿
■ 生病
■ 焦虑／担心
■ 愤怒
■ 伤心

如果你手心出汗，原因可能包括：

■ 体育活动
■ 温度
■ 生病
■ 焦虑／担心

让儿童翻到《儿童自助手册》的图 4.2（成为"身体侦探"）。向儿童解释，现在他们已经了解了身体线索是什么——当感到恶心、饥饿或某种情绪时，身体产生的感觉——就做好成为一名身体侦探的准备了。以图 4.2 为指导，解释：（1）身体侦探也是情绪侦探，他们擅长觉察自己何时感受到身体线索；（2）他们也擅长理解不同的身体线索可能告诉自己正在体验什么情绪。向儿童说明，身体线索可以提供重要的信息，告诉我们自己可能正在体验什么情绪，但是每个儿童首先需要觉察到这些身体线索。因此，要让儿童明白，要成为一名"情绪侦探"，需要提高对身体线索的觉察，然后开展科学实验，帮助他们在感受到强烈情绪时，更好地理解并做出有益的事情。你可以这样说：

"今天，我们将做一些科学实验，更好地了解我们的身体如何对周围不同的事物和情况做出反应，也包括当我们感受到强烈情绪的时候。在做这些科学实验时，我们可以把自己想象成一名身体侦探，尝试破解为什么我们的身体会有这样的反应！"

与儿童以团体为单位一起阅读图 4.2 中列出的不同情绪。然后，让儿童分享他们体验过的身体线索。最后，让儿童在图 4.2 的底部写下他们最常感受到的身体线索。

◎ 第 4 次儿童会谈的目标 2

学习识别不同情绪下的身体线索。

身体绘图活动

向儿童解释，当体验不同的情绪时，他们应当从识别身体提供的线索开始。使用《儿童自助手册》的"工作表 4.1：寻找你的身体线索"中提供的身体轮廓图，或者在一张大纸上画出每个儿童的身体轮廓，让儿童用记号笔和蜡笔描绘和装饰自己的身体轮廓图。让儿童辨认自己身体的特定部位，以及在这些部位体验到的不同情绪的身体线索，并让他们用例子把身体的不同部位标记出来。在开始这项活动前，先阅读下面的提示，让儿童思考自己身体的哪个部位可能会体验到与以下情境和情绪有关的身体线索。

通用的例子：

■ 杰克要在班里做一场大型演讲

　　——他会在身体的哪个部位感受到紧张？

　　——或者兴奋？

个人的例子：

■ 你因为宠物离世而难过。你会在身体的哪个部位感受到难过？你感受到了
什么？

■ 你最好的朋友度完长假回来了，你见到他很兴奋。你会在身体的哪个部位感受
到兴奋？你感受到了什么？

■ 即使你告诉姐姐不要进你的房间，她也还是进来了，你非常生气。你会在身体
的哪个部位感受到生气？你感受到了什么？

治疗师备忘录

　　你可以建议儿童用不同的颜色标记不同的强烈情绪所产生的身体线索（例如，红色代表
愤怒，蓝色代表伤心，绿色代表焦虑 / 恐惧）。

治疗师备忘录

　　有些儿童即使按照标准提示也很难想出他们所体验到的身体线索。如果遇到这种情况，
可以让儿童想象一些让他们感受到强烈情绪的具体情境或事物，这些更具体的例子可能对儿
童完成自己的身体绘图有帮助。另一种做法是，如果儿童仍然不能用自己的例子完成这个任
务，你可以描述你在不同的情境中有怎样的身体线索。

🎯 第 4 次儿童会谈的目标 3

教授身体扫描技术，提高对身体线索的觉察。

身体扫描活动

身体扫描是一种觉察当下的技术，与将在第 8 次会谈中介绍的技术类似。本次会谈介绍的身体扫描技术既是一种建立对身体线索觉察的方法，也是一种"保持"和接近而不是回避身体感觉的方法。就像其他觉察当下的技术一样，身体扫描的主要目标是注意、说出和体验正在发生的任何感觉，并在观察这些感觉自然消退的过程中保持在当下。你可以通过下面这种方式介绍身体扫描活动。

"当我们感受到强烈的情绪时，通常会有很多其他的事情正在发生，以致我们很难只注意到身体里的线索！当我们想要注意这些线索时，可以做一种叫作'身体扫描'的练习。在扫描身体时，我们在做的是注意身体的感觉，对自己说一些有关它们的事情，并感受它们。一开始可能感觉不太舒服，尤其在我们习惯了努力摆脱或忽略身体线索的情况下。但是注意到身体的线索是很重要的，因为如果我们在一开始都不知道情绪的存在，就无法弄清楚应该如何应对情绪！"

让儿童翻到《儿童自助手册》的图 4.3（如何进行身体扫描），并以此图为指导，开始教儿童在一个中立的背景下练习身体扫描技术。指导儿童闭上眼睛，觉察自己的身体，进而专注于身体线索。然后，引导儿童完成以下步骤。

"从头顶开始，沿着你的身体慢慢向下移动。

注意任何感觉紧绷和不舒服的身体部位。确保注意一直向下移到你的脚趾。

当你注意到每个身体线索时，用 0—8 分给它们的强度打分。

对自己说一些每个身体线索的感受。

停留在感受中，体验每一个身体线索，即使是不舒服的。注意身体线索如何随着时间变化。

在你练习体验身体线索之后，再次评估每一个线索的强度。你注意到了什么？"

在练习身体扫描之后，让儿童讨论他们注意到的不同的身体线索，以及这些身体线索是如何随着时间变化的。

🎯 第4次儿童会谈的目标4

帮助儿童练习在不使用回避和分心策略的情况下体验身体线索。

第4次儿童会谈的最后一个目标是帮助儿童认识到，虽然身体线索会让人感到不舒服，但它们是无害的，也是可以耐受的。引发不适的身体感觉的活动可以用来证明这一点。这类活动叫作"感觉暴露"，用来帮助儿童直面和应对不舒服的身体感觉，并被设计成科学实验来帮助儿童注意到自己的身体线索（例如，即使身体感觉让人不舒服，但它们没有害处，且会自行消失）。可以用以下方式提出这一概念。

"当我们害怕、伤心或愤怒时，经常会有身体线索。我们需要明白，在没有危险的情况下也可能体验到这些令人厌恶的身体线索，因此不需要为了安全而逃避它们。例如，当我感到呼吸短促时，并不需要尽快离开，即使我觉得需要这么做。当我的身体感到沉重时，可以站起来做一些事情，即使我觉得什么也做不了。当我的脸真的很热的时候，并不需要对别人大喊大叫，即使我感到愤怒，也确实想要大喊大叫。我们会做一些练习，这些练习可能会让你产生一些感觉（比如，手心出汗，心跳加速），和你在愤怒或焦虑时的感觉一样。同时，我想让你们明白，你不需要做任何事情来改变这些生理感觉——它们会自行消失的！

记住，你们在做这些科学实验时体验到的感受是正常的、自然的，不会伤害到你们。"

告诉儿童，他们要像在上次会谈时做相反的行为科学实验一样，以团体的方式进行科学实验。但是这一次是让他们感觉身体线索，看看身体感觉是否会自行出现和消失，而无须做任何事情让它们消失。

练习感觉暴露

以团体为单位，至少从以下感觉暴露活动（科学实验）中选择三个进行尝试：

- 左右摇头 30 秒
- 原地跑 1 分钟 / 做 50 个开合跳
- 屏息 30 秒
- 转圈 1 分钟
- 靠墙直角坐 30 秒
- 头部放在膝盖之间 30 秒，然后迅速抬起头（到一个直立的位置）

在感觉暴露之前和之后使用身体扫描技术，让儿童以非评判的方式密切关注身体的感觉。让他们填写"表单 4.1：监测我的身体感觉"，记录每一次感觉暴露。然后，允许因暴露而产生的身体感觉逐渐减少。鼓励儿童让感觉自然地消失。告诉儿童，当感觉从最初的强度下降了一半时，就举起手。

让儿童自愿说出他们在每次练习的前中后阶段所体验到的身体感觉、这些感觉的强度（0—8 分）以及他们体验到的焦虑（或其他情绪）的强度（0—8 分）。

与儿童讨论这样一个事实：我们在这个实验中感觉到的身体线索在暴露期间和暴露刚结束时都很强烈，然后随着时间的推移逐渐减少；与此类似，当我们接近一直回避的情绪性情境时，也会发生同样的情况。我们最初可能会感觉到相当强烈的焦虑、伤心或愤怒，但如果给这些情绪一个机会并停留在这种情境中，它们通常会自然缓解。

父母回来加入时

当父母重新回到团体时，告诉儿童，他们可以获得第一个徽章——"感"字徽章——因为他们已经完成了"观察我的感受"部分的治疗，并且学会了如何解开发生在身体内部的感受之谜。给每个儿童发一枚"感"字徽章，让他们把徽章贴在自己的情绪探案工具包上或放进工具包里。

**儿童的家庭练习：在家寻找你的身体线索和
解开情绪之谜——情绪前中后三阶段追踪表
（可选择继续布置做相反的行为实验）**

本次会谈的主要家庭练习是完成《儿童自助手册》中的"工作表 4.2：在家寻找你的身体线索"。儿童应完成在会谈中学习的一个科学实验，以此来练习身体扫描，并在身体轮廓图上画出他们在这个实验中体验到的身体线索。此外，父母应该在《儿童自助手册》中的"表单2.1：解开情绪之谜——情绪前中后三阶段追踪表"中记录一次情绪体验。

和所有会谈一样，如果时间允许，可以与各个家庭单独沟通来结束会谈。

第 4 次父母会谈的总体目标

本次会谈的主要目标是建立父母对情绪体验中身体成分的觉察。你将教父母练习身体扫描——一种觉察当下的练习——这样他们就能帮助孩子识别情绪的身体成分。同时介绍躯体化的概念，即将情绪体验表达为身体体验。父母要学会识别孩子何时在以抱怨躯体症状的方式表达情绪，并学会如何在孩子于强烈情绪中挣扎时向他们表达共情。

- **目标 1：**向父母介绍躯体化的概念，帮助他们识别孩子何时在以抱怨躯体症状的方式表达情绪。
- **目标 2：**教父母如何进行身体扫描。
- **目标 3：**向父母介绍感觉暴露，并在会谈中练习感觉暴露。
- **目标 4：**教父母如何在孩子于强烈情绪中挣扎时表达共情。

第 4 次父母会谈的内容（按目标划分）

🎯 第 4 次父母会谈的目标 1

向父母介绍躯体化的概念，帮助他们识别孩子何时在以抱怨躯体症状的方式表达情绪。

治疗师备忘录

在本次会谈和接下来的每一次会谈开始时，你都应该先与父母简要地沟通儿童过去一周在症状 / 功能上的重大变化，同时也要检查家庭练习。通常，这个环节应该控制在 10 分钟以内，以便留出足够的时间讨论新的内容。

向父母解释，孩子这周将进一步了解关于情绪体验中的"身体线索"成分（在治疗中，我们称之为感受或身体感觉）。需要强调的是，儿童在对身体线索的觉察程度和识别能力上差别很大：有些儿童很难识别任何身体感觉，另一些儿童可能对自己身体里发生的一切又过于敏感。鼓励父母考虑自己的孩子属于哪种情况。对于不太能觉察到情绪中身体成分的儿童，本次会谈的活动将有助于提高他们对身体线索的觉察。对于身体感觉过度敏感的儿童，本次会谈的活动将帮助他们学习如何更客观地观察自己的身体感觉，并认识到这些感觉的确会随着时间的推移而减少。

一些父母发现，当孩子体验到强烈的情绪时，并不总是能说出他们感到焦虑、沮丧或烦躁。通常，孩子会将这些情绪表达为躯体症状。例如，一个对上学感到焦虑的孩子可能会在早上频繁地抱怨头痛或恶心；另一个在伤心或抑郁中挣扎的孩子可能会告诉父母，她感觉疲惫或肌肉酸痛。这些可能是因为儿童没有觉察到自己正在体验的情绪，也可能是因为儿童不知道如何描述这种情绪。在这个阶段以及整个治疗过程中，儿童将学会更好地识别和表达他们所感受到的情绪。

请父母找出孩子看起来经常体验到的躯体症状。以下是有情绪障碍的儿童经常体验到的躯体症状：

- 胃痛

- 恶心

- 呕吐

- 头痛

- 肌肉酸痛

- 疲惫

- 头晕

　　与父母讨论，当孩子抱怨这些躯体症状时，他们会有怎样的困惑。很多类似的抱怨也会发生在身体有疾病的儿童身上，因此很难分辨儿童是身体有疾病（比如，感冒或流感）还是有强烈的情绪。向父母解释，区分身体疾病和强烈情绪的一种方法是注意儿童抱怨躯体症状的时机。如果一个儿童在某一特定事件之前或之后（如在上学前、足球比赛前或与朋友争吵后）经常抱怨躯体症状，那么这些躯体症状很有可能与触发事件密切相关。父母可以向孩子指出他们观察到的这些症状的任何模式（例如，"我注意到你经常在周末快结束的时候感到恶心"），以此帮助孩子更好地意识到触发事件和躯体症状之间的联系，并且与他们探讨可能触发这些感觉的与情绪有关的事件（例如，"你觉得自己是否可能因为明天要回到学校而感到紧张？"）。

　　请父母回想他们在孩子的躯体症状中注意到的任何模式。你还应该强调，躯体症状与某种情绪有关并不意味着孩子没有经历恶心、肌肉疼痛等症状。与情绪相关的身体感觉可能跟与疾病相关的感觉一样让人不舒服！还需要提到的是，对于身体有状况或疾病的儿童来说，强烈的情绪感受往往会使他们的症状恶化。

◎ 第 4 次父母会谈的目标 2

教父母如何进行身体扫描。

　　告诉家长，下次当孩子抱怨躯体症状时，他们可以成为"侦探助手"，帮助孩子识别与他可能感受到的情绪有关的其他身体线索。身体扫描是一种非评判的觉察。在这种觉察中，儿童会练习像科学家或侦探一样，以一种更客观的方式关注身体线索，而不会做任何事情来摆脱这些身体感觉。向父母解释，当儿童练习身体扫描时，他们会注意到这些感觉，自言自语或大声地说出和这些感觉相关的事情，体验它们而不是试图把它们赶走。

向父母解释，他们现在也要学习如何进行身体扫描，这样就可以协助孩子进行这项练习了。使用类似在本次儿童会谈的目标 3 中给儿童使用的指导语，引导父母在中立的背景下练习身体扫描。在练习身体扫描之后，鼓励父母描述他们注意到的身体感觉，以及是否有冲动要做些什么来摆脱这些身体感觉。与父母讨论，停留在身体感觉中并关注它们，而不做任何试图让它们消失的事情，这对于父母来说是否会很困难。

与父母讨论下周何时与孩子一起练习身体扫描会有帮助。如果孩子有躯体症状（如胃痛、头痛和恶心），父母还可以使用身体扫描来鼓励孩子以更客观的方式描述这些感觉，并帮助孩子注意到自己可能正在体验的情绪中其他的身体线索。如果孩子看起来正在体验一种强烈的情绪，如伤心、愤怒或焦虑，但是无法识别，父母也可以鼓励孩子练习身体扫描。

◎ 第 4 次父母会谈的目标 3

向父母介绍感觉暴露，并在会谈中练习感觉暴露。

让父母知道在今天的会谈中，孩子将会参加一些引起不舒服的身体感觉的活动，目的是帮助他们认识到，虽然身体线索会让人感到不舒服，但它们是无害的。这些活动叫作"**感觉暴露**"，因为它们要将儿童暴露在不舒服的身体感觉中，目的是帮助他们意识到自己可以忍受这些感觉，并且随着时间的推移，这些感觉最终会弱下来。这种暴露练习也是另一种形式的"科学实验"，鼓励儿童假设或猜想自己的身体线索有多强烈以及自己会对这些线索做出怎样的反应，接着做一个实验来引出这些身体线索，然后看看他们的假设是否正确。

强调感觉暴露有时可能会让儿童感到痛苦，因为他们还不习惯只是注意不舒服的身体感觉而不采取行动或做一些事情来减少这些感觉。对父母来说，意识到这一点很重要。如果他们注意到孩子在家里做感觉暴露时体验到了痛苦，应该鼓励孩子停留在不舒服的身体感觉中而不是试图逃离。父母想要做些什么来减少孩子的痛苦是很自然的反应，但是如果在感觉暴露练习中这样做，就会强化与以往相同的有问题的情绪性行为循环，而这种循环正是孩子需要接受治疗的原因。感觉暴露的目的是了解让人不舒服的身体线索并不危险。当儿童感到呼吸急促或头晕时，他们不需要躺下或尽快离开；当他们感到身体沉重时，可以站起来做一些事情，即使他们觉得自己做不到。

　　以团体为单位与父母一起练习 2 ~ 3 次感觉暴露。你可以使用与儿童团体会谈相同的感觉暴露练习，但这并不是必须的。这个练习的目的是教父母如何练习感觉暴露，这样他们就可以促进孩子在家里的练习，并且建立父母的共情，让他们理解停留在不舒服的身体感觉中而不做任何事情来摆脱它们有多么困难。鼓励父母在感觉暴露的前后使用身体扫描，以非评判的方式密切关注身体的感觉。让父母在暴露之后立即按 0—8 的等级对自己身体感觉的强度评分，并告诉他们在感觉下降到一半时举起手。你可以带一份"表单 4.1：监测我的身体感觉"给父母看，或者让他们在《儿童自助手册》的儿童篇中查看此表单。

◎ 第 4 次父母会谈的目标 4

教父母如何在孩子于强烈情绪中挣扎时表达共情。

　　当孩子频繁体验到强烈的情绪时，尤其当这些情绪伴随着强烈的躯体痛苦或回避行为及其他情绪性行为时，父母感到沮丧和不耐烦是很自然的。父母通常认为，处理强烈情绪的一个有效方法是弱化甚至否认症状（例如，"你的胃不是真的疼""没什么可生气的""做到这个并不难"）。说这种话的父母（所有的父母都会时不时地说这种话）之所以这样做，是因为他们认为如果尽可能弱化这些症状，孩子就会跟着这样做，也就不会那么烦恼了。虽然这种策略偶尔会起作用，但往往会让孩子对自己的内心体验更加困惑和怀疑，因为他们的感觉与父母所说的感觉存在差异。这些话也经常被视为对孩子的批评，会让孩子感觉自己犯了错、无能和不被认同。

　　强调当孩子体验到强烈情绪时对他们表达共情的重要性。表达共情意味着你承认孩子的情绪体验，并且理解孩子在某种情境或某个诱发因素下为什么会有这样的感受。需要让父母了解，表达共情并不意味着他们认同孩子表达情绪的方式，或者认为情绪性反应与诱发事件是完全相称的。事实上，表达共情的一个重要目的就是鼓励孩子识别并使用适当的应对技术。

阅读"工作表 13.5：共情孩子的情绪痛苦"。和父母一起讨论表达共情的每一个步骤。如果需要，也可以使用角色扮演的方式。

父母的家庭练习：双重情绪前中后三阶段追踪表和共情孩子的情绪痛苦

请每位父母在家庭练习中至少完成《儿童自助手册》中的"工作表 13.6：双重情绪前中后三阶段追踪表"中的一条记录。父母还应该完成《儿童自助手册》中的"工作表 13.5：共情孩子的情绪痛苦"的下半部分。

第 15 章

第 5 次会谈：看看我的想法

（想法技术：看看我的想法）

所需材料

- 每一次儿童会谈：

1. 每个儿童的情绪探案工具包

2. 扑克牌

3. 拼图

4. 奖品箱

5. 大张白纸或白板，用于记录儿童在团体活动中的回答

- 仅用于第 5 次儿童会谈：

6. 打印 3 ~ 4 种视错觉图片

7. "想"字徽章

8.《儿童情绪障碍跨诊断治疗的统一方案——自助手册》的第 5 章

   a. 什么是仓促判断？（见《儿童自助手册》中的工作表 5.1）

   b. 思维陷阱和情绪侦探（见《儿童自助手册》中的图 5.1）

   c. 针对儿童的想法技术（见《儿童自助手册》中的工作表 5.2）

   d. 匹配想法和思维陷阱（见《儿童自助手册》中的工作表 5.3）

   e. 成为灵活思考者的步骤（见《儿童自助手册》中的工作表 5.4）

- 儿童的家庭练习：

9. 针对儿童在家使用的想法技术（见《儿童自助手册》中的工作表 5.5）

10. 解开情绪之谜——情绪前中后三阶段追踪表（见《儿童自助手册》中的表单 2.1；从第 2 次会谈开始使用相同的表单）

■ 每次会谈要做的评估：

11. 每周首要问题追踪表（从第 1 次会谈开始给每个儿童使用相同的表单，见本书 第 11 章末尾的附录 11.1）

■ 父母会谈：

12.《儿童情绪障碍跨诊断治疗的统一方案——自助手册》的第 14 章

　　a. 针对父母的想法技术（见《儿童自助手册》中的工作表 14.1）

　　b. 理解习得行为（见《儿童自助手册》中的工作表 14.2）

　　c. 建立家庭强化系统的指南（见《儿童自助手册》中的图 14.1）

　　d. 建立有效的家庭行为管理系统的指南（见《儿童自助手册》中的图 14.2）

■ 父母的家庭练习：

13. 针对父母的想法技术（见《儿童自助手册》中的工作表 14.1）

14. 理解习得行为（见《儿童自助手册》中的工作表 14.2）

治疗师的准备

第 5 次儿童会谈结束时，儿童应收到第二枚"感想真轻松"徽章，表明他们已经掌握了想法技术。通常，徽章是文字形状的贴纸或纸牌，儿童可以把它贴在情绪探案工具包上，用来展示学习的进度。这对于儿童及其家庭来说应该是一个值得庆祝的成就，你也应该予以关注。

第 5 次儿童会谈的总体目标

本次会谈的主要目标是向父母和儿童介绍灵活思维的概念。具体来讲，本次会谈会教儿童认识到，他们对模糊情境最初的消极或威胁性解释不一定是真实或准确的。

这对父母和儿童来说都是一个很难理解的概念，所以你需要慢慢介绍这个概念，并举出很多例子加以说明。

- ■ **目标 1**：介绍灵活思维的概念。
- ■ **目标 2**：教儿童识别常见的"思维陷阱"。

第 5 次儿童会谈的内容（按目标划分）

◎ 第 5 次儿童会谈的目标 1

介绍灵活思维的概念。

儿童与父母在一起时

在第 5 次儿童会谈开始时，首先欢迎团体成员回来，然后逐一协助父母和儿童为他们的三个首要问题的严重程度评分，继续表扬和鼓励儿童朝着自己的目标努力。这些评分应该填写在从第 1 次会谈就开始使用的每周首要问题追踪表（见本书附录 11.1）中。此外还要检查每个儿童是否完成了家庭练习。在开始第 5 次儿童会谈时，如果时间允许，可以利用这个机会让每个家庭回顾到目前为止在首要问题上取得的进展。鼓励在首要问题上取得进展的儿童和父母继续这一艰巨的任务，并根据需要努力克服任何影响进展的阻碍。让没有完成练习的儿童下次完成（或者在回顾首要问题时快速完成）。给每个完成了练习的儿童发一块拼图。简要回顾上次会谈讨论的内容，并鼓励每个儿童在团体内分享自己的家庭练习（工作表 4.2：在家寻找你的身体线索）。

治疗师备忘录

在回顾首要问题和家庭练习的过程中，你可能需要提醒父母不要代替孩子回答，但要在孩子解释一个情境比较困难时提供帮助。如果孩子在讨论首要问题或家庭练习时遇到困难，鼓励孩子尽可能多地说出自己最初感到舒服的内容，并提醒父母和孩子，讨论这些话题时的舒适感会在治疗过程中逐渐提高。

只有儿童时

视错觉活动

本书的第 5 章和表 5.1 详细说明了视错觉活动的基本原理，并提供了一系列推荐的视错觉现象以及对其可能的解释。在本次儿童会谈前，如果可能，请回顾这些材料，以便充分理解该活动的目的。从表 5.1 中选择三四种视错觉现象，将其图片一次一张地分发或展示给儿童。让他们观察每一张图片，注意他们对图片的第一印象或"脑海中闪现"的第一样东西。然后，询问儿童是否可以在图片中看到其他东西，或者除了最初的解释之外，是否有其他的解释。你可以使用以下问题来引导讨论。

- 看到这张图片时，你首先想到或看到的是什么？（借此机会指出，儿童首先看到的东西可能有所不同。因此，对于同样的情境，我们每个人会有不同的*自动解释*。）
- 有人看到图片里的其他东西了吗？
- 如果你一开始没有看到图中的另一样东西，那么你花了多长时间才看到它？
- 一旦你在图片中看到了一样东西，是不是很难再看到其他的东西？

开始讨论这样一个概念：在任何既定的情境中，不止一种猜想或解释可能是正确的。然而，我们经常以为第一种解释是最准确的，而没有考虑其他的可能性。

让儿童翻到《儿童自助手册》的"工作表 5.1：什么是仓促判断？"并以此表为

指导，询问儿童这个概念是否也适用于情绪性情境。仓促判断在日常生活中经常发生。比如，如果一个儿童看到另两个儿童在操场上密切地交谈，他可以对这个情境给出很多不同的解释。他可能认为那两个儿童在谈论一些与他无关的事情或者可能认为他们在谈论他。

向儿童解释，当我们感受到强烈的情绪时，我们尤其可能会聚焦在对一种情境的假设或解释上，而不去思考是否还有其他解释。我们所关注的对于真实情况的假设通常不是更令人愉快的那一种！换句话说，当我们感受到强烈的情绪时，更有可能认为那两个儿童在谈论我们！

请注意，在体验到强烈情绪的情况下，我们很难想到除了仓促的判断之外的其他解释（例如，孩子们可能因为一个有趣的笑话而开心大笑，这与杰克并没有任何关系，杰克却可能认为孩子们在嘲笑他）。

"我们以为仓促的判断一定是正确的，而且我们越认为它是正确的，感觉就越糟。为了摆脱困境，我们必须了解并擅长识别一些常见的仓促判断。如果更能识别它们，我们就更能记得去寻找其他的可能性。"

接下来，提供另外一些模糊的情境片段（见《儿童自助手册》的工作表 5.1），说明如何从多个角度解读这样的情绪性情境。

"杰克从一群笑着的孩子旁边走过。他认为他们一定在取笑他。"

"杰克在走廊里向朋友挥手，但朋友没有向他挥手。他认为朋友一定生他的气了。"

"杰克在一场乒乓球比赛中以 0∶3 输掉了比赛。他认为自己一定是一个糟糕的球员。"

针对每一种情境，让儿童在工作表 5.1 中找出并写下以下内容。

■ 杰克对于这个情境的第一判断或者解释。

■ 对于这个情境的其他可能的判断或解释。

在讨论过程中不经意地强调，在一个既定情境中可能存在多种真实的解释，这种情况很常见，也很正常，"情绪侦探"的工作就是要考虑情绪如何让我们过度使用或相信了最初的仓促判断。

🎯 第 5 次儿童会谈的目标 2

教儿童识别常见的"思维陷阱"。

介绍思维陷阱

回顾这一概念，即每个人在思考时都会"走捷径"或者仓促判断，这让我们的日常生活变得更容易。因为它能让我们不用花太多时间思考应该做什么就迅速采取行动。你可以选择用以下方式进一步解释这个概念。

"我们有特定的方式看待周围发生的事情，这让我们的生活变得更简单。这些方式对大脑来说就像'走捷径'一样，而且非常有用。当我们感受到强烈的情绪时，大脑通常会迅速地对正在发生的事情做出解释，即使还没有找到线索告诉我们正在发生什么。但是这些仓促的判断或捷径有时会让我们陷入麻烦，因为我们对发生的情况没有完全考虑好，导致我们得出了错误的结论。这就是为什么我们称它们为思维陷阱。"

接下来，让儿童阅读《儿童自助手册》中的图 5.1（思维陷阱和情绪侦探），通过描述每种思维陷阱的特点，向他们介绍常见的思维陷阱，可以通过以下方式进行。

"过早下结论：跳跃的杰克。在这种思维陷阱中，你认为坏事发生的概率比实际高得多。例如，在新闻中，你听到某个房子被抢劫的消息，你就觉得你的房子很有可能也会被抢劫。

读心术：'通灵'的苏琪。在这种思维陷阱中，你认为自己知道别人对某个情况的想法，即使并没有任何事实支持这种想法。例如，你最好的朋友忘了跟你说再见，你就认为他不再喜欢你了。

想到最坏结果：灾难达雷尔。在这种思维陷阱中，你认为最糟糕的事情已经发生或将要发生，而你无法应对。例如，你认为考试成绩不好会导致自己被退学。

忽略积极方面：消极的尼娜。这种思维陷阱导致人们只关注某个情况消极的一面，而将积极的一面最小化或忽略。例如，你没有把注意放在去露营的乐趣上，而是集中在消极的方面（离开父母，不得不认识新朋友）。"

让儿童翻到"工作表 5.2：针对儿童的想法技术"。与儿童一起通读每种思维陷阱所给出的例子，并让儿童写下他们可能经历过的每种思维陷阱的一个例子。然后让儿童分享彼此的例子。

在时间允许的情况下，和儿童玩这四种思维陷阱的游戏，改善他们对四种思维陷阱的记忆和使用。让儿童翻到"工作表 5.3：匹配想法和思维陷阱"，然后在工作表上连线，将左栏中的每个思维陷阱人物和右栏中最有可能掉入的思维陷阱连起来（答案："通灵"的苏琪——C；跳跃的杰克——B；灾难达雷尔——D；消极的尼娜——A）。为了让这个活动更吸引人，你可以将团体成员分成两个小组完成任务，看哪个小组最先完成。

让儿童阅读"工作表 5.4：成为灵活思考者的步骤"，并以此表为指导，向儿童解释，我们希望参与"情绪侦探"项目的儿童能够爬出自己的思维陷阱。为了做到这一点，需要通过三个步骤进行练习。再次以工作表 5.3（也在工作表 5.4）中"跳跃的杰克"的思维陷阱为例，帮助儿童学习灵活思维的前两个步骤。可以通过以下方式展开。

"第一步是让他们成为识别思维陷阱的专家。有人能告诉大家，杰克被困在哪个思维陷阱里了吗？让我们把它写下来。"

团体一起讨论并确定这个陷阱是"过早下结论"。

"第二步是寻找其他可能真实的解释，使思维变得更加灵活。"

让儿童练习对思维陷阱提出不同的解释。

然后，第三步是用"侦探思维"寻找证据，这部分将在下一次会谈中更详细地讨论。

你可以通过以下方式简要地介绍什么是"侦探思维"。

"下一次，我们将使用'情绪侦探'技术寻找线索，这些线索会告诉我们关于思维陷阱的想法是真的还是假的。然后，我们将学习基于事实和证据看待困难情境的方法。今天只需要知道，有时，我们确实会掉进这些陷阱。每个人都会！重要的是学会注意到我们的思维陷阱，并意识到它们并不总是事实；其他解释也可能是真实的。"

如果时间允许，请儿童举一些例子，看看他们何时在用一种不现实或没有帮助的方式思考问题，然后让其他儿童帮忙识别他掉入了哪种思维陷阱。儿童可以在"工作表5.2：针对儿童的想法技术"中写下自己的例子。

父母回来加入时

在本次会谈结束时告诉儿童，他们获得了第二个徽章——"想"字徽章——因为他们完成了"看看我的想法"部分的治疗。向儿童解释，这个徽章表明，他们学会了怎样觉察自己可能掉入思维陷阱的时刻，并且能够意识到对不同的情境可以有不止一种思考方式。给每个儿童发一枚"想"字徽章，让他们把徽章贴在自己的情绪探案工具包上或放进工具包里。

和所有会谈一样，如果时间允许，可以与各个家庭单独沟通他们的进展或担忧，然后结束会谈。

儿童的家庭练习：针对儿童在家使用的想法技术和
解开情绪之谜——情绪前中后三阶段追踪表
（可选择继续布置做相反的行为实验）

本周的家庭练习是在《儿童自助手册》中的"工作表 5.5：针对儿童在家使用的想法技术"中填写自己的思维陷阱。在家里找一段安静的时间，儿童可以和父母一起选择他们掉入每一种思维陷阱的时刻，并将其填入工作表。儿童还应该在《儿童自助手册》中的"表单 2.1：解开情绪之谜——情绪前中后三阶段追踪表"中增加一条记录。

第 5 次父母会谈的总体目标

本次父母会谈的主要目标是向父母介绍认知灵活性的概念，强调孩子对情境的最初解释可能不是最现实或最准确的。父母将学习在本次儿童会谈部分介绍的四种思维陷阱，以便帮助孩子识别他们歪曲的思维。本次会谈还会讨论情绪性养育行为（不一致的强化和规则）和与之相反的养育行为（一致的强化和规则）。

- **目标 1**：向父母介绍认知灵活性的概念。
- **目标 2**：向父母介绍儿童常见的四种思维陷阱。
- **目标 3**：探讨不一致的情绪性养育行为和与其相反的养育行为，后者以一致的强化和规则为特点。

第 5 次父母会谈的内容（按目标划分）

◎ 第 5 次父母会谈的目标 1

向父母介绍认知灵活性的概念。

> ## 治疗师备忘录
>
> 在本次会谈和接下来的每一次会谈开始时，你都应该先与父母简要地沟通儿童过去一周在症状/功能上的重大变化，同时也要检查家庭练习。通常，这个环节应该控制在 10 分钟以内，以便留出足够的时间讨论新的内容。

灵活思维

向父母介绍一个概念，即随着时间的推移和经验的积累，我们发展出了关于世界的观念或者内化了所获得的**启发**，来帮助我们适应环境。一个简单的例子是红绿灯。我们知道红灯"停"和绿灯"行"，对此无须有意识地思考，而且这会让驾驶更加容易。请父母想象一下，如果每次遇到红灯、绿灯或黄灯时都必须停下来思考它们的意思，该有多麻烦！虽然这些**自动解释**或仓促判断（我们在儿童团体中这样命名它们）非常有用，但它们也会让我们陷入可能有问题的模式。当我们的经验不准确，或者将它们应用到不适合的情境中时，就会发生这种情况。

视错觉现象

利用各种视错觉现象（与儿童团体中呈现的相同或类似）探讨自动解释的概念。请父母看这些图片，描述或写下他们首先想到的东西，然后请每一位父母分享第一印象。注意不同反应之间的差异，并强调没有一种解释是完全对或完全错的。不论出于什么原因，人们都会将自己的注意集中在环境中的不同元素上，而且转移注意比保持注意困难得多。在这些情境中会有多种"替代性解释"，但这些解释往往很难被觉察到，因为我们最初的"自动解释"太强大了。

将这些概念与情绪联系起来，解释我们正在体验的情绪也会对我们关注的环境以及如何理解环境产生"偏见"或影响。需要强调的是，仓促判断的情况在情绪性情境中更为常见。这是有依据的，因为当处于真正有威胁或危险的情境中时，根据情绪迅速采取行动从而获得安全或传递我们的需要是很重要的。在这些"真警报"的情境中，迅速识别威胁对于我们的生存很重要，没有必要花太多时间思考我们的解释。然而，在"假警报"（没有真正的危险或威胁发生，但情绪告诉我们有危险或威胁）的情境中，按照自动解释采取行动可能会让我们陷入麻烦。如果时间允许，请父母分享强烈的情绪使他们对某一情境的感知或解释产生误解的例子。

🎯 第 5 次父母会谈的目标 2

向父母介绍儿童常见的四种思维陷阱。

思维陷阱

请父母翻到《儿童自助手册》的"工作表 14.1：针对父母的想法技术"。讨论我们不时会掉入的一些典型的认知歪曲或"思维陷阱"。当这些陷阱导致我们产生不舒服的感觉和情绪驱动的反应时，我们需要识别并应对它们。几个关于思维陷阱的例子如下所示。

- 过早下结论——高估某件事情发生的可能性。

治疗师备忘录

区分"过早下结论"和"想到最坏结果"的一个好方法是，"过早下结论"这种思维陷阱可能会导致好的或者坏的结论（例如，如果一个儿童在餐桌上看到迪士尼的宣传册，可能会想到一家人要去迪士尼玩）。区分这两种思维陷阱的另一个方法是，"想到最坏结果"意味着自动想到可能发生的**最坏**的情况，而"过早下结论"并不一定意味着你想到了可能发生的最坏的情况。如有必要，请用例子进一步说明这两者的区别。

- 读心术——相信自己知道别人在想什么，即使证据有限或没有证据。
- 想到最坏结果——认为可能出现的最坏结果将要发生的倾向。在通常情况下，这种思维陷阱会与前面提到的"过早下结论"同时出现，也就是会过早得出最坏的结论。

> **治疗师备忘录**
>
> "想到最坏结果"这种思维陷阱的另一个重要特点是,当人们往最坏的方面想象的时候,通常会认为如果担心的结果真的发生了,自己将无法应对。在现实中,往往没有证据表明他们无法应对,他们有时会忽视过去成功应对相同或类似情况的事实。

■ 忽略积极方面——关注消极方面而忽略积极方面的倾向。

> **治疗师备忘录**
>
> 可以使用以下例子:某人在演讲后既受到赞扬又受到批评,但当被问及演讲如何时,他只描述了受到的批评。

请父母分享自己掉入思维陷阱的例子,然后再让他们列举孩子在什么时候会掉入思维陷阱。需要强调的是,当孩子掉入思维陷阱时,他们的想法并不总是错误的,只是通常情况下还有另一种解释。要强调并不只有一种可能性是正确的。

父母经常掉入关于孩子或孩子的强烈情绪的思维陷阱。询问父母是否曾对孩子的行为和孩子的能力过早下结论。除了鼓励父母帮助自己的孩子挑战他们的想法外,还应该鼓励父母挑战自己的想法。

🎯 第 5 次父母会谈的目标 3

探讨不一致的情绪性养育行为和与其相反的养育行为,后者以一致的强化和规则为特点。

强化和惩罚的类型

向父母介绍强化和惩罚的概念,这是两种塑造儿童行为的方法,可以使儿童更有可能做我们希望他们做的事情。向他们具体描述正强化、负强化、正惩罚和负惩罚的概念。在介绍不同类型的强化和惩罚时，"工作表 14.2：理解习得行为"可以帮助父母更好地理解。在解释这些概念时可以强调，强化用来增加期望的行为，而惩罚用来减少不期望的行为。

- **正强化**指的是对父母愿意再次看到的行为举动给予表扬、关注或奖励。例如，如果一个经常拖延做作业的孩子放学后马上坐下来开始学习，父母可能会说："朱莉娅，我喜欢你今天马上开始做作业的样子。"提醒父母，他们已经开始增加对正强化的练习和使用。
- **负强化**指的是引入一种不想要的刺激（例如，吼叫），当儿童做出想要的行为（例如，坐下来开始做作业）时，这种刺激才会消失。
- **正惩罚**指的是在儿童做出了不想要的行为后（例如，他在应该专心做作业的时候玩手机），引入一种不想要的刺激（例如，吼叫）。
- **负惩罚**指的是在儿童做出不想要的行为后（例如，他在应该做作业的时候玩手机），取消强化措施（例如，看电视、玩游戏和吃甜点）。

请父母思考哪种行为管理策略是他们用得最多的，哪种是用得最少的。说明本疗法主要关注的是增加正强化，尽管本次会谈也会对负惩罚和其他管教策略进行简要的介绍。

治疗师备忘录

请父母注意，虽然我们认识到，许多有情绪困难的儿童也存在行为上的挑战，但本疗法并不是一种侧重于行为管理的方法。因此，如果对行为问题的讨论过多而偏离了主题，或者对一位团体成员的问题的关注超出了其他成员，那么以后需要再额外找时间与一个或多个家庭继续讨论这个话题。

情绪性养育行为：不一致的强化和惩罚

与父母简要地沟通他们在奖励或强化积极行为、尝试使用技术以及有效地应对方面所做的努力。请父母描述他们试图强化的行为类型，以及他们是否注意到，由于频繁使用强化，孩子身上发生了一些变化。也请父母反思并讨论是什么阻碍了他们前后一致地表扬和管教孩子。在有情绪障碍的孩子主动或有效地应对一些情境时，一些父母可能没有给予足够的表扬。也许这些情境对一般的孩子来说并不困难，但对于一个陷入强烈情绪中的孩子来说会特别困难。父母有时也可能没有注意到并表扬孩子所迈出的每一小步，特别是当孩子还在经历强烈的情绪痛苦时。然而，如果父母没有注意到孩子成功的时刻且没有做出反应，就会在无意中降低孩子在未来继续尝试或使用有效的应对方法的可能性。

在另一方面，父母可能不愿意对有情绪障碍的孩子的顽皮或不当行为实行管教（例如，取消特权）。有时，这是由于父母自己也有强烈的情绪。父母可能会感觉压力很大，不太愿意对孩子的不良行为实施惩罚，因为他们预期如果这样做，孩子可能会生气或出现异常。另一些父母可能会因为惩罚孩子而感到内疚，这可能导致他们从一开始就避免惩罚或过早地收回惩罚。还有一些父母不愿意惩罚孩子的不良行为，因为他们认为这些行为是孩子难以控制的情绪导致的。然而，不论原因是什么，如果不能始终如一地管教孩子的顽皮或不恰当的行为，就是在告诉孩子，这些行为是可以接受的或者有时是可以不受惩罚的，结果使这些行为得到维持。

相反的养育行为：一致性规则和惩罚

一致的强化

当试图增加勇敢或顺从的行为时，建立强化系统是一种有效的方法，因为这能确保我们始终如一地提供强化。如果表扬和奖励是一致的，儿童就会知道，做有难度的事情之后，会得到想要的结果。这种关联使得儿童更有可能继续停留在以前会回避的情境中，并尝试使用情绪探案工具包中的工具来有效地应对情绪。

请父母参考《儿童自助手册》中的图 14.1（建立家庭强化系统的指南），以此图为指导，讨论本疗法提供的一致的强化方式（例如，完成家庭练习会获得拼图，在团体中做出期待的行为会获得代币或扑克牌）。向父母解释，当孩子开始进入情境性暴露时，父母和孩子需要一起计划孩子在完成暴露的每一步后可以获得什么奖励。这是关于奖励或强化系统的一个例子。要向父母讲明，当孩子开始完成暴露步骤时，重要的是在完成暴露之后尽快提供奖励，从而巩固学习效果，增加孩子在暴露时继续表现出勇敢或适当行为的可能性。在认可孩子的成功时，应该对孩子的行为做出具体的、贴标签式的表扬和鼓励。

与此同时，父母可能希望在家里也建立强化系统，这样他们就可以更持续地奖励孩子使用技术、接近困难情境或做出良好的行为。可以创建一个代币制度（例如，一个装弹珠或其他物品的罐子，这些代币可以用来兑换更大的奖励）或奖励图表来实施这种强化系统。让父母了解，如果他们选择这样做，重要的是一次最多关注两三种行为，并持续和立即强化这些行为（例如，在奖励图表上贴一张贴纸或往罐子里放一颗弹珠）。

一致的行为管理

下面是一些关于行为管理策略的内容，你可以在本次会谈中与父母讨论。需要强调的是，使用行为管理技术时，如果做法不一致，可能会从长远上加重问题行为，因此父母必须坚定地承诺持续一致地使用这些技术。请父母参阅图 14.2（建立有效的家庭行为管理系统的指南），并讨论以下重要内容。

1. **制定适当的家庭规则**：如果父母很少或几乎没有针对侵犯或反抗行为建立过规则，那么可以先从只建立一个明确的、基于行为的家庭规则（例如，禁止打人）开始，并在每次规则被打破时强制执行该规则。一旦建立并维护了一个初始规则，其他规则就可以随着时间的推移逐渐增加。我们强烈建议父母思考他们是否清楚地与孩子讨论过家庭规则。如果没有，就先从一两条规则开始讨论，要向孩子讲清楚规则和违反规则之后的明确后果。

2. **使用有效的指令**：父母要求孩子做事的方式很重要！有些父母想让孩子做某件

事，但是以问询或请求的方式表述的，给孩子留下了拒绝的余地。如果孩子没有马上做，父母也很容易放弃，然后自己亲自去做。这会让孩子认为，他们实际上不必非要遵从父母，因为父母会替自己把事情做好。你要向父母解释，在给孩子下达指令时，清晰且一致地表达非常重要。介绍以下关于有效指令的规则：

a. 引起孩子的注意（例如，"艾米丽，看着我"）；

b. 在引起孩子的注意后，用坚定但不愤怒的语气要求孩子做某件事；

c. 一次只发出一条指令，并在很短的时间里让行为发生（例如，"艾米丽，关掉电脑"）；

d. 短暂地等待之后，如果孩子没有遵守指令，就把指令再说一遍；如果孩子遵守了指令，就给予奖励；

e. 如果在催促之后孩子仍然没有遵守指令，可以给出一个后果警告（例如，"如果你不关掉电脑，晚上就不可以看电视 / 用电子设备"）。

　　父母应该做好准备，表扬和 / 或奖励孩子遵守指令的行为；但如果孩子没有遵守指令，也必须承担后果。

3. **让儿童付出反应代价**：如第 2 条"使用有效的指令"部分所述，一种兑现行为后果的方式是在一段指定的时间内取消儿童喜欢的活动或项目。通常，这段时间应该是短暂的（不超过一天），而且父母应该确保在取消这个特权之前清楚地传达了指令并进行过警告。

　　请父母注意他们这周是如何强化和管教孩子的，并练习以更加一致的方式这么做。

父母的家庭练习：针对父母的想法技术和理解习得行为

　　要求所有父母在完成《儿童自助手册》中的"工作表 14.1：针对父母的想法技术"时，举例说明在每一种思维陷阱中，父母的一个想法和孩子的一个想法。同时，请父母在完成《儿童自助手册》中的"工作表 14.2：理解习得行为"时，举例说明在一周（或过去）的时间里，他们使用的每一类强化或惩罚策略。

第 16 章 ▶ 第 6 次会谈：使用侦探思维

（侦探技术：使用侦探思维和问题解决）

所需材料

■ 每一次儿童会谈：

1. 每个儿童的情绪探案工具包

2. 扑克牌

3. 拼图

4. 奖品箱

5. 大张白纸或白板，用于记录儿童在团体活动中的回答

■ 仅用于第 6 次儿童会谈：

6. 谜题游戏的线索

7. 《儿童情绪障碍跨诊断治疗的统一方案——自助手册》的第 6 章

    a. 谜题游戏——线索（见《儿童自助手册》中的工作表 6.1）

    b. 针对儿童的侦探技术（见《儿童自助手册》中的工作表 6.2）

    c. 侦探思维练习（见《儿童自助手册》中的工作表 6.3）

    d. 何时使用侦探思维（见《儿童自助手册》中的图 6.1）

■ 儿童的家庭练习：

8. 针对儿童在家使用的侦探技术（见《儿童自助手册》中的工作表 6.4）

9. 解开情绪之谜——情绪前中后三阶段追踪表（见《儿童自助手册》中的表单 2.1；从第 2 次会谈开始使用相同的表单）

- 每次会谈要做的评估：

10. 每周首要问题追踪表（从第 1 次会谈开始给每个儿童使用相同的表单，见本书第 11 章末尾的附录 11.1）

- 父母会谈：

11.《儿童情绪障碍跨诊断治疗的统一方案——自助手册》的第 15 章

　　a. 针对父母的侦探技术（见《儿童自助手册》中的工作表 15.1）

　　b. 使用强化来鼓励独立行为（见《儿童自助手册》中的图 15.1）

- 父母的家庭练习：

12. 针对父母的侦探技术（见《儿童自助手册》中的工作表 15.1）——可选

13. 鼓励独立行为（见《儿童自助手册》中的工作表 15.2）

治疗师的准备

在本次儿童会谈开始时，儿童将一起使用情绪侦探技术解决一个非情绪性谜题。我们根据本次儿童会谈的目标 1 提供了一些关于谜题的建议。在会谈开始之前，你要为儿童选择一个需要解决的谜题，并做好初步的必要准备。你可能需要使用计算机或其他材料，这取决于你选择的谜题是什么。如果需要引导儿童找到有用的证据，提前考虑儿童在哪里以及如何找到线索来解决谜题也会很有帮助。

第 6 次儿童会谈的总体目标

本次会谈的主要目标是向儿童及其父母介绍认知重评技术，以下称为"侦探思维"（例如，针对在某个会引发强烈情绪的情境中可能发生的事提出一个想法或"最佳猜想"，收集事实和线索去查明这个"最佳猜想"是否可能是真相，分析这些线索，并最终决定到底可能发生什么以及一开始提出的"最佳猜想"有多少可能是真相）。首先通过一个非情绪性活动（谜题游戏）教授这个技术，在这个游戏中，儿童运用侦探思维步骤解决一个有趣的谜题。这个游戏的目的是介绍两个概念：（1）有些情境可能是模糊不清的；（2）我们可以运用观察和收集事实信息的能力来更好地理解在这些情境中什么是真实的，尤其在没有被强烈情绪击垮时。然后，儿童学习如何将侦探思维应用到与个人相关的情绪性情境中，将自己的情绪性想法当作一个猜想，收集证据来看看其他可能是事实的情况。当儿童处在情绪性情境中的情绪高峰时，这个技术应用起来会更加困难，所以无论是对于儿童还是对于父母，强化以下观念会有帮助，即最好经常练习解决谜题，并在感觉情绪过于强烈或要被情绪击垮之前就使用侦探思维。

- **目标 1**：通过非情绪性的"谜题游戏"介绍侦探思维的概念。
- **目标 2**：将侦探思维技术应用到更多情绪性的、与个人相关的事件中。

第 6 次儿童会谈内容（按目标划分）

第 6 次儿童会谈的目标 1

通过非情绪性的"谜题游戏"介绍侦探思维的概念。

儿童与父母在一起时

在第 6 次儿童会谈开始时，首先欢迎团体成员回来，然后逐一协助父母和儿童为他们的三个首要问题的严重程度评分，继续表扬和鼓励儿童朝着自己的目标努力。这些评分应该填写在从第 1 次会谈就开始使用的每周首要问题追踪表（见本书附录 11.1）中。同时检查每个儿童是否完成了家庭练习。让没有完成练习的儿童下次完成（或者在回顾首要问题时快速完成）。给每个完成了练习的儿童发一块拼图。简要地回顾上次会谈讨论的内容，鼓励每个儿童在团体内分享自己的家庭练习（工作表 5.5：针对儿童在家使用的想法技术）。

只有儿童时

谜题游戏——线索

说明谜题游戏的目的，即通过一个非情绪性练习的机会，以年幼的儿童能够接受的方式介绍一个具有挑战性的新技术（"侦探思维"或认知重评）。在向儿童介绍谜题游戏的概念时，你可以这样说：

"我们今天要使用'情绪侦探'技术来解决谜题。其实我们最终是要解开自己的情绪之谜！但是有的时候，在我们感受到非常、非常强烈的情绪之前，练习一项新技术往往更容易。所以，我们先玩一个有趣的谜题游戏，这个游戏将向我们介绍新的侦探技术。这个游戏类似在上次会谈中看那些（视错觉）图片，尝试猜想还会发生什么。只是这一次，我们会作为一个团体一起寻找身边的线索，这些线索会提供更多信息，提示我们在某一特定情境下真实地发生了什么，从而帮助我们解决谜题。"

询问儿童解决谜题的侦探思维有哪些步骤。帮助儿童形成类似下面的步骤，并把这些步骤写在白板或黑板上，让儿童记住。

- 首先，定义或描述谜题是什么。
- 接着，对谜题的答案做出一个最佳的猜想。
- 然后，寻找证据或收集线索来验证猜想是否成立，或者是否有其他可能也是真实的。也就是说，要寻找事实（询问他人、上网搜索等）和其他可能性（还有什么可能是真的呢？）。
- 最后，当找到所有的线索后，回到最初的猜想并检验它是否正确。

接下来，征求团体成员的意见，在你们目前所处的临床设置中，在短时间内（10～15分钟）可以尝试一起解决哪些谜题，或者选择下面列出的谜题游戏中的一项。

如何构建谜题游戏

总体而言，你需要选择一个具有以下特点的谜题游戏：（1）儿童不会立即知道答案；（2）有多种方式可以解开谜题；（3）能够在会谈所处的环境中寻找线索或事实证据。可以与儿童来访者一起解决的谜题游戏不胜枚举。

- 确定有多少人在你们所在的建筑或楼层内工作。
- 找出在某个特定空间里有多少人有孩子或在某所学校上学。
- 确定在某家特定的商铺里有多少东西正在销售。
- 找出地球上某种动物或昆虫有多少不同的类别（可以用计算机）。
- 查到你们所在的建筑是何时建造的。
- 查到在某个特定的城市、国家、大洲或全球有多少人居住。
- 弄清楚人在太空中有多重。
- 确定你们所在的建筑或楼层有多少个房间。
- 在一个封闭的盒子中放置一个或多个物体，但留出一个大小合适的洞，刚好能让儿童把一只手伸进去，但是看不到盒子里面放了什么。然后让儿童根据你提供的以及在收集证据的过程中获得的线索（例如，晃动盒子、把手伸进去感受）猜想盒子里装了什么。

使用"工作表 6.1：谜题游戏——线索"，首先让儿童试着初步猜测谜题的答案可能是什么。然后，把团体分成几个小组或者把包括治疗师在内的整个团体作为一个大组，一起合作填入尽可能多的线索来帮助解决谜题。线索可以通过询问他人、上网搜索、思考已经公布的提示或从你们所在的环境中获得。

当团体重新回到一起后，给儿童一点时间在工作表上填写他们对谜题答案的"最佳猜想"（你应该已经知道了正确答案）。无论儿童的答案是否正确，表扬并鼓励所有儿童积极参与了寻找证据的环节。强调正确答案并非只有一个，并强调获取信息的方法（例如，询问专家或直接查找相关信息）会导致不同的结果：

"尽管我们事先有了一个对谜题答案的猜想，但在收集了所有线索后会发现，起初的猜想并不总是正确的。这就是为什么不要总是相信我们对某个情境的最初想法或仓促判断是真实的——那可能只是一个思维陷阱！"

谜题游戏后的进一步讨论

让儿童猜猜我们为什么要努力再次解决谜题。提醒儿童，在现实生活中，有许多情境是需要我们寻找线索去了解到底发生了什么的，当非常强烈的情绪阻碍了我们看清周围发生的事情时，尤其如此。但有一种叫作侦探思维的技术，特别是在反复多次练习后，我们就可以在每次开始感到担心、伤心或愤怒时，几乎自发地使用它。

🎯 第 6 次儿童会谈的目标 2

将侦探思维技术应用到更多情绪性的、与个人相关的事件中。

介绍侦探思维

请儿童翻到"工作表 6.2：针对儿童的侦探技术"。与团体一起阅读工作表上的步骤，介绍侦探思维，强调思维陷阱会迅速出现，而侦探思维会让我们的步伐慢下来，更好地发现真相是什么。可以用以下方式介绍侦探思维。

"思维陷阱随时会出现并且让我们陷入困境。有时，这些陷阱会让我们认为一些糟糕的或可怕的事情是真实的或者即将发生。因此，思维陷阱会让我们感到焦虑、伤心或者担忧。我们要运用新学习的解谜技术来脱离思维陷阱！就像解决上一个谜题时那样，我们将一步步地收集线索，仔细且谨慎地思考思维陷阱有多大可能是真实的——就像侦探一样。"

然后，在你描述每个步骤的同时，指导儿童遵循工作表学习侦探思维。你可以这样说：

"重要的是，在每次使用侦探思维的时候，我们会遵循特定的步骤。这些步骤叫作'停''慢''行'，可帮助我们放慢思考，以便有足够的时间收集线索，并考虑我们的思维陷阱是否真实。第一步是'停'。这一步指在陷入一个让我们感受到强烈情绪的情境之前，先停下来问问自己：现在是什么情况？或者现在发生了什么让我们感受到强烈的情绪？接着问问自己：是什么想法让我们感受到这种强烈的情绪的（如，伤心、愤怒、担心或恐惧）？还需要问自己：我们对现在情况的'最佳猜想'是什么？以及这个猜想发生的可能性有多少（0～100%）？

在了解了自己的想法以及身处的情境后，我们可以来到侦探思维的第二步——'慢'。慢慢地、冷静且仔细地寻找证据或线索。就像之前解决谜题那样，我们会收集线索来弄清楚我们的'最佳猜想'有多大概率是正确的，是否有其他可能性也是真相的一方面。

为了收集线索，我们可以问自己一些重要的问题。

● 思维陷阱是什么？

● 以前在这种情境中发生了什么？

● 我以前是否成功处理或应对了这种情况？

● 我百分之百确定自己所想的是真实的吗？

● 还有什么其他可能？

● 这个情境中是否有好的方面？

● 如果我的想法是真的，我能应对它吗？

在收集好线索后，就可以进行第三步——'行'！检验我们的'最佳猜想'，即根据收集到的所有证据和线索，再次问自己这个猜想发生的可能性有多少（0～100%）。许多时候，掉入思维陷阱时，我们会很容易以为某些事一定会发生，而且发生了以后结果一定十分糟糕，即使我们所认为的情况并不是真实的。不过，一旦收集到证据并仔细考虑了所处的情境，我们往往就有能力成为一个更灵活的思考者，不再那么确信恐惧、愤怒、担忧或伤心的想法是真实的。

最后，应根据收集到的所有线索，思考在当前情境下最可能的现实情况是什么。一旦更加了解了现实情况，无论对于现在的困境还是未来的阻碍，我们就能找到一些可能帮助我们渡过难关的方法。所以，最后一个步骤就是问问自己，我们的应对思维是什么？"

如果时间允许，再花几分钟通过一个例子帮助儿童梳理这些步骤（例如，我走进房间时，发现有两个女孩在笑，这可能是怎么回事？）。

治疗师备忘录

回顾本书第 5 章，特别是"治疗师备忘录——统一方案的理论"专栏，它能帮助你理解如何在诱因条件下或在儿童和父母的情绪变得非常强烈或激动*之前*，加强对认知重评的使用。

侦探思维练习

请儿童翻到"工作表 6.3：侦探思维练习"，向他们解释情绪侦探希望他们帮忙解决更多的谜题！这些谜题将聚焦于思维陷阱。阅读并练习工作表上的例子。从对达雷尔情况的介绍开始，你可以用以下方式展开。

"好的！现在我们通过学习已经成了厉害的解谜者，让我们来帮助情绪侦探朋友解决他们的情绪谜题吧。首先，我们来看看达雷尔。他说他和最好的朋友在来这里的路上发生了激烈的争吵。他甚至不记得是什么引发了这场争吵，他无法相信这件事真的发生了！他现在觉得他们可能再也不会说话了。如果真是这样，他就不能和他们共同的朋友一起玩了。"

询问儿童是否有人和朋友发生过争吵，或者担心过会失去某个朋友，甚至担心某个朋友会对他感到生气。这类问题能帮助儿童更好地理解达雷尔的情况。接下来，向儿童说明达雷尔已经开始使用"停""慢""行"步骤填写侦探思维工作表了，但是他需要儿童的帮助，因为他感到自己掉入了思维陷阱。将团体分成几个小组或者整个团体共同合作来帮助达雷尔成为一个更灵活的思考者。

和团体一起完成达雷尔的工作表之后，开始介绍杰克的情况。你可以通过下面的方式转换到杰克的案例。

"做得非常好！我们已经帮助达雷尔走出了他的思维陷阱，并成为一个更灵活的思考者。我们能否帮助另一位侦探脱离思维陷阱呢？好的，现在来看看杰克遇到了什么麻烦。他说妈妈要开车来球场接他，但已经比约定时间晚了 10 分钟，他很肯定地认为他妈妈遭遇了事故，而且很可能受伤了。"

再一次询问儿童是否担心过自己所爱的人可能发生了不好的事情，从而体会杰克的处境。将儿童的注意再次引导到工作表上，并提醒儿童，杰克和达雷尔一样，也是一个非常厉害的侦探，他也开始填写自己的工作表了。然后，问儿童能否帮助他填写剩余的部分，同时想出一些应对思维。他们可以在整个团体中或者分小组完成这个活动。

在进行这个活动期间，尽力鼓励儿童对于侦探思维问题想出尽可能多的答案或最佳猜想。然后，团体一起决定哪些想法看起来最准确。再次强调对某个情境的解释可以不止一种。需要提醒儿童，这个活动的目的是帮助侦探们脱离思维陷阱，因为这些思维陷阱会让他们感觉只能以一种方式看待一个情境。而我们想要他们成为更灵活的思考者，能够以多种不同的方式看待发生的情境，并找到有帮助的应对思维，甚至在他们备感压力的时候也可以尝试做到。

父母回来加入时

欢迎父母回到团体中，然后让儿童翻到《儿童自助手册》的图 6.1（何时使用侦探思维）。以团体为单位，与父母和儿童共同探讨何时使用该技术是最有帮助的。强调在进入某个情境之前，或者在应对我们认为会有困难或者让我们备感压力的事情之前，我们也可能掉入思维陷阱。邀请儿童和父母分享他们是否经历过图 6.1 呈现的情境中的思维陷阱。

接下来，指导每一对儿童与父母共同确定一个可能令儿童担忧的即将到来的情境，或者根据儿童目前感到困难或产生强烈情绪的领域设想一个"模棱两可"的情境。让父母和儿童讨论可以如何使用侦探思维来寻找线索，并找出更多有帮助的应对思维。

> ## 儿童的家庭练习：针对儿童在家使用的侦探技术和解开情绪之谜——情绪前中后三阶段追踪表（可选择继续布置做相反的行为实验）
>
> 本周的家庭练习是用一个个人事例来填写《儿童自助手册》中的"工作表 6.4：针对儿童在家使用的侦探技术"。在家中选择一段安静的时间，让儿童和父母共同练习侦探思维。特别要让儿童在父母的帮助下，根据一周内掉入某个思维陷阱的经历完成侦探思维的每个步骤。儿童还应该在《儿童自助手册》中的"表单 2.1：解开情绪之谜——情绪前中后三阶段追踪表"中增加一条记录。

第 6 次父母会谈的总体目标

本次父母会谈的主要目标是教授认知重建的技术（"侦探思维"），这样父母就可以帮助孩子在家中运用这个技术了。向父母介绍侦探思维的步骤，让父母根据自己和孩子的经历运用此技术来应对情绪性思维。父母还要了解过度控制或过度保护的情绪性养育行为，以及与之相反的赋予健康的独立性的养育行为。

- **目标 1**：向父母介绍侦探思维的概念。
- **目标 2**：使用与成人和儿童相关的例子，与父母练习侦探思维。
- **目标 3**：向父母介绍过度控制 / 过度保护的情绪性养育行为，以及与之相反的赋予健康的独立性的养育行为。

第 6 次父母会谈的内容（以目标划分）

◎ 第 6 次父母会谈的目标 1

向父母介绍侦探思维的概念。

> ### 治疗师备忘录
>
> 在本次会谈和接下来的每一次会谈开始时，你都应该先与父母简要地沟通儿童过去一周在症状／功能上的重大变化，同时也要检查家庭练习。通常，这个环节应该控制在 10 分钟以内，以便留出足够的时间讨论新的内容。

回顾灵活思维

回顾上周会谈时讨论的关于灵活思维的内容。重申模糊不清的情境可以用很多不同的方式解释（参考视错觉现象），而我们往往难以从自己所认为的"事实"上转移注意，并思考有哪些不同的解释。进一步来说，当体验到强烈的情绪时，我们更有可能快速聚焦于对情境的某一种解释，而不考虑其他的可能性，然后按那种唯一的解释去行动。也就是说，我们掉入了"思维陷阱"。因为我们倾向于不去认识当前的情绪如何影响了自己对事件的解释，所以常常很难发现对情境的其他可能的解释同样是准确或现实的。越是落入相同的思维陷阱，就越难以自拔，结果导致我们一遍又一遍地重复使用那些没有帮助或不准确的方式解释相似的情境。

告诉父母，孩子将在本次会谈中学习一项技术，来帮助他们更灵活地思考情绪性情境。强调尽管这项技术会使儿童对情境做出更"积极"的解释，但学习这项技术的主要目的并非促进积极思考。相反，我们希望儿童能乐于接受一个情境会有多种解释的现实，这样他们就可以决定用哪一种方式来理解情境是最实际的或最有帮助的。

介绍侦探思维的步骤

请父母翻到《儿童自助手册》中的"工作表 15.1：针对父母的侦探技术"。向父母解释，侦探思维是一个分步骤的、循序渐进的过程，能指导儿童像侦探那样考虑自己对一个情绪性情境的解释——换句话说，就是收集证据来检验自己的猜想。对一个特定的想法收集并检验所有的证据，有助于儿童更灵活地思考情绪性情境，并认识到其他解释也可能是真实的。这个过程的最终目的是，儿童能对情境形成一个更实际、更准确或者更有帮助的解释或想法。就像我们已经讨论过的，这个想法可能是积极的，也可能不是。在很多情绪性情境中，出现一个不愉快的结果不是不可能的，反而是很有可能的。然而，现实的结果即使是不愉快的，也往往并不像一开始以为的那么糟糕，而且儿童常常低估了自己应对这些结果的能力。

按照"工作表15.1：针对父母的侦探技术"所列出的内容，教授父母侦探思维的步骤。告诉父母"停、慢、行"是一种简便的名称，可帮助儿童记住这些步骤。

向父母解释，之所以将侦探思维的第一步称为"停"，是因为我们想要儿童学会：当进入情绪性情境或感受到强烈的情绪时，在按照对情境的某种解释采取行动之前，要先停下来弄清楚自己的想法。这一步骤的目标是在收集到任何证据之前，让儿童确认自己的想法以及他们在多大程度上相信自己的想法。

在"慢"这一步骤中，儿童会花一些时间收集证据来验证最初的想法或仓促的判断，具体方式是思考还有什么其他可能以及过去在相同情境中还发生过什么。还应该鼓励儿童思考，如果害怕的结果是真的，他们会如何应对。总的来说，这一步骤的整体目标是放慢儿童对情绪性情境的思考，从而有时间去更灵活地思考。

最后，在"行"这一步骤中，儿童会被要求根据所有的证据重新评价最初的想法或假设的可能性，并思考出一个更实际或者更有帮助的应对性想法。我们之所以称这个步骤为"行"，是因为我们希望儿童只有在评价了自己的初步解释之后，再继续按照情绪采取行动。

向父母解释，虽然每当儿童或父母意识到强烈情绪影响儿童对某个情境的想法时，都可以使用侦探思维，但在陷入情绪性情境之前使用这个技术往往是最有效的。当处于强烈情绪的巅峰，尤其是如果那种情绪非常强烈时，我们常常很难认识到情绪对思维的影响，同时也很难想起使用技术，更不用说记得具体的步骤了。但是，在即将到来的情绪性情境之前使用侦探思维，能提前降低儿童的情绪强度，并有利于防止情绪性行为发生。告诉父母，在这次会谈的最后和孩子重聚时，他们要共同完成一份工作表，旨在确认孩子运用侦探思维的合适时机。

🎯 第 6 次父母会谈的目标 2

使用与成人和儿童相关的例子，与父母练习侦探思维。

治疗师备忘录

在本次会谈期间，父母在团体中练习侦探思维是至关重要的，这样他们就能较好地理解这个技术，并立即开始协助孩子在家中运用这个技术。我们经常发现，让父母使用技术解决自己的情绪性想法是有帮助的，能加深他们对技术的理解，提高灵活运用技术的能力。不过，如果在会谈中没有足够的时间让父母在与成人相关的情绪性思维和与儿童相关的情绪性思维两方面练习侦探思维，可以将其中一个练习布置为家庭练习。

用成人主题的情绪性想法练习侦探思维

向父母强调，侦探思维的练习对任何人都是有帮助的，包括成人和儿童，甚至是没有情绪障碍的人。毕竟，我们都时不时会体验到强烈的情绪，而这些强烈的情绪增加了我们仓促判断或者掉入思维陷阱的可能。因此我们认为，在本疗法中让父母练习用侦探思维应对自己的或其他成人典型的情绪性想法是有帮助的。

如果时间允许，请父母参加下列一两个活动。

- **以团体为单位，针对一个成人典型的情绪性想法来练习侦探思维。**下面提供了一些这类想法的例子，但你也可能更喜欢从团体中寻找例子。
  - ——伴侣下班回家晚了。你推测伴侣遇到了车祸。
  - ——你在过去一年的工作表现被评为非常优秀。然而，你没有被评为年度最佳员工，因此你感觉自己很失败。
  - ——孩子在这个季度第二次被留校了。你推测他的老师一定认为你是一个糟糕的家长。

■ 请每一位父母识别一个最近出现的情绪性想法，并独立完成侦探思维的步骤。在所有父母完成后，邀请他们讨论自己练习的经历，并回顾任何感觉有困难的步骤。

用儿童主题的情绪性想法练习侦探思维

如果时间允许，邀请一位家长自愿分享孩子最近出现的一个情绪性想法，即自己认为可能是思维陷阱的例子。让这位家长描述当时的情境以及孩子的想法。和这位家长进行角色扮演（让这位家长扮演孩子），示范父母可以如何引导孩子在家里运用侦探思维的步骤。如果需要，你可以鼓励父母在角色扮演中增加侦探思维过程的难度，尤其是如果他们预料到自己的孩子会排斥这个过程；这可以帮助父母事先想到完成这个过程可能出现的阻碍，并且看到应对困难的问题或反应的实际例子。

◎ 第 6 次父母会谈的目标 3

向父母介绍过度控制 / 过度保护的情绪性养育行为，以及与之相反的赋予健康的独立性的养育行为。

治疗师备忘录

尽管在理想状况下，我们会向所有父母介绍"过度控制 / 过度保护及其相反的养育行为"这一话题，但如果团体对侦探思维进行了广泛讨论，那么留给上述话题的时间可能会比较少。如果时间紧迫，可以考虑简要介绍过度控制 / 过度保护的概念和基本原理，以及将鼓励独立行为作为相反的养育行为的理由。在第 7 次会谈中检查相关的家庭练习后，可以进一步讨论这个主题。

情绪性养育行为：过度控制 / 过度保护

向父母解释，父母有天然的冲动想要关心和保护自己的孩子，特别是当孩子陷入痛苦的时候。当儿童处于不安全的或全新的情境中时，他们会要求父母帮助他们熬过或有效应对这样的情境，此时这种天然的冲动是有用且具有适应性的。然而，有情绪障碍的儿童会比其他儿童更频繁或更强烈地感受到痛苦，不过在通常情况下，他们对并非真正危险或威胁性的情境（如假警报的情况）做出了反应。需要说明的是，很多父母在这类情形下也会介入并代替自己的孩子完成一些事，以便尽快减少孩子的痛苦，或者帮助孩子回避引发强烈情绪的情境。我们把这种养育行为叫作**过度控制**或者**过度保护**，就是指父母试图控制或保护自己的孩子，使他们远离实际上没有危险并且本可以自主应对的情境。告诉父母，这些行为是很正常的，出于希望减轻孩子痛苦的、健康的、保护性的欲望。然而，这些行为也可能产生预期之外的负面结果，让儿童陷入有问题的情绪性行为循环。

与父母一起讨论以下三种在过度控制／过度保护的预期之外的结果。

- 第一，当父母介入并控制和保护儿童远离某个情境时，儿童得到的信息往往是，他应该害怕或回避那种情境中的某些事物，否则父母为什么会介入？
- 第二，父母的过度控制／过度保护削弱了儿童的自我效能感，即认为自己有能力成功地应对任何情境的感觉。如果儿童不能自主练习完成事情并从错误中学习，他们会开始相信自己没有独立应对的能力。
- 第三，过度控制／过度保护强化了儿童的回避行为或其他情绪性行为。儿童会以为，他们可以继续回避那些引发强烈情绪的情境，因为父母允许他们这么做或者亲自介入代替他们应对这些情境。

相反的养育行为：赋予健康的独立性

向父母解释，我们希望他们开始允许孩子在以前被过度控制或过度保护的领域发展更多的独立性。这对父母和孩子来说在一开始都会非常困难，因为当父母不再保护孩子远离不舒服的情绪时，孩子会在初期表现得更加痛苦。而父母眼睁睁地看着孩子处于痛苦中，却不能立即做一些事情来保护孩子或减少他们的痛苦，也会备感挣扎。父母有时也很难知道孩子能独立应对什么样的情境或任务，特别是如果父母已经长时间介入并总是将孩子从这些情境或任务中解救出来，就更加难以知晓孩子能做到什么。

向父母介绍**塑造**的概念。塑造用来帮助儿童逐步地独立完成适合其年龄的活动。塑造过程对趋近理想行为的每一步不断地提供鼓励或奖励。例如，如果过去总是父母替孩子安排和伙伴相约玩耍的事宜，那么打电话邀请朋友来玩对孩子来说可能非常困难。父母也许希望从表扬或奖励孩子找出朋友的电话号码开始，接着表扬孩子发短信或打电话问候朋友，然后再表扬或奖励孩子打电话给朋友并询问他周末的计划。

向父母解释，他们也可以用一些已经学习过的养育行为，例如正强化和有计划的忽视，鼓励儿童独立应对。这些策略可以通过以下方式加以运用。

- **强化**儿童使用应对技术或独立地解决问题，无论结果如何。父母通过表扬或奖励来强化这些行为，儿童就更有可能在未来面临困难情境或情绪时再次使用这些技术。
- 练习**有计划地忽视**轻微的痛苦或求助。通过忽视假警报情境中的哭泣、抱怨或寻求安慰，父母鼓励儿童更独立地应对这些情境。相反，如果父母迅速回应儿童的求助，儿童就会失去练习独立使用技术去应对问题的机会。
- 这两个策略联合使用时往往效果更强。即使儿童在某种情境下行为不当，父母仍然可以只关注并奖励儿童行为中可取的或有效的部分。比如，儿童一边抱怨要去参加一个生日派对，一边继续向车走去，这时父母就可以选择忽视抱怨而表扬儿童依然上了车。这就是**差别强化**。你可以引导父母浏览《儿童自助手册》中的图 15.1（使用强化来鼓励独立行为），以此作为额外的指南来指导父母在家实行这些策略。

父母的家庭练习：鼓励独立行为和针对父母的侦探技术

请每位父母完成《儿童自助手册》中的"工作表 15.2：鼓励独立行为"的两个部分。该工作表需要父母确认促进孩子独立性的三个领域，以及如何使用塑造原则来管理孩子在其中某个领域的行为。你可能也希望父母利用自己或者孩子在接下来一周里的一个情绪性想法，来完成《儿童自助手册》中的"工作表 15.1：针对父母的侦探技术"。

第17章 第7次会谈：问题解决与冲突管理

（侦探技术：使用侦探思维和问题解决）

所需材料

- 每一次儿童会谈：

  1. 每个儿童的情绪探案工具包

  2. 扑克牌

  3. 拼图

  4. 奖品箱

  5. 大张白纸或白板，用于记录儿童在团体活动中的回答

- 仅用于第7次儿童会谈：

  6. 一只大的毛绒动物玩具或其他类似的物品

  7. "真"字徽章

  8.《儿童情绪障碍跨诊断治疗的统一方案——自助手册》的第7章

     a. 问题解决步骤（见《儿童自助手册》中的图7.1）

     b. 问题解决游戏（见《儿童自助手册》中的工作表7.1）

     c. 问题解决练习（见《儿童自助手册》中的工作表7.2）

- 儿童的家庭练习：

  9. 在家与他人一起进行问题解决（见《儿童自助手册》中的工作表7.3）

  10. 解开情绪之谜——情绪前中后三阶段追踪表（见《儿童自助手册》中的表单 2.1；从第2次会谈开始使用相同的表单）

■ 每次会谈要做的评估：

11. 每周首要问题追踪表（从第 1 次会谈开始给每个儿童使用相同的表单，见本书第 11 章末尾的附录 11.1）

■ 父母会谈：

12.《儿童情绪障碍跨诊断治疗的统一方案——自助手册》的第 15 章

　　a. 问题解决步骤（见《儿童自助手册》中的图 15.2）

　　b. 问题解决分步练习（见《儿童自助手册》中的工作表 15.3）

■ 父母的家庭练习：

13. 在家塑造侦探思维和问题解决（见《儿童自助手册》中的工作表 15.4）

治疗师的准备

在准备这次会谈时，请准备一只毛绒动物玩具或其他类似的物品，我们将在本次会谈的一个非情绪性问题解决的例子中使用它。在会谈结束时，儿童将收到第三枚"感想真轻松"徽章，表明他们已经掌握了侦探技术。通常情况下，徽章是文字形状的贴纸或纸牌，儿童可以把它贴在自己的情绪探案工具包上，用来展示他们取得的进步。这对于儿童及其家庭来说都是一个值得庆祝的成就，你也应该对此予以关注。

第 7 次儿童会谈的总体目标

本次会谈的主要目标是教会儿童使用问题解决技术，当儿童感到被"卡住"或无法找到好的解决方案时，可以使用问题解决技术的一系列步骤摆脱困境。这是对第 5 次和第 6 次儿童会谈完成的"灵活思维"练习的延伸，因为它会鼓励儿童使用观察力和灵活思维的策略，以便在困难的情境中创造出可能采取的行动。与第 6 次儿童会谈的结构类似，本次会谈首先向儿童介绍问题解决技术，具体方式是让儿童参与一个非情绪性活动，一起合作解决一个有趣的或者傻乎乎的"问题"（例如，在不用手或者胳膊的情况下，把毛绒动物玩具从房间的一边移动到另一边）。随后会将同样的步骤应用于更多的情绪性情境中，或是用于解决其他类型的问题，包括难度更高的人际冲突问题（例如，与兄弟姐妹之间、在学校或与父母的冲突）。

- ■ 目标 1：在非情绪性的例子中引入问题解决技术或"问题解决游戏"。
- ■ 目标 2：在与个人越来越相关的情境中练习问题解决技术。

第 7 次儿童会谈的内容（按目标划分）

◎ 第 7 次儿童会谈的目标 1

在非情绪性的例子中引入问题解决技术或"问题解决游戏"。

儿童与父母在一起时

在第 7 次会谈开始时，首先欢迎成员回来，然后逐一协助父母和儿童对他们的三个首要问题的严重程度进行评分，继续表扬和鼓励儿童朝着自己的目标努力。这些评分应该填写在从第 1 次会谈就开始使用的每周首要问题追踪表（见本书附录 11.1）中。此外还要检查每个儿童是否完成了家庭练习。让没有完成练习的儿童在下次完成（或者在回顾首要问题时快速完成）。给每个完成了练习的儿童发一块拼图。简要回顾上次会谈讨论的内容，鼓励每个儿童在团体内分享自己的家庭练习（《儿童自助手册》中的"工作表 6.4：针对儿童在家使用的侦探技术"）。

只有儿童时

介绍问题解决技术

我们为什么要教会儿童使用问题解决技术?

本次会谈仍然延续之前会谈的主题,将重点放在灵活思维的练习上。经常体验到焦虑、抑郁或愤怒等强烈情绪的儿童在面对情绪性情境时,思维经常是僵化的并且缺乏灵活性。即便过去在解决问题的过程中一直使用的方法已经被多次证明是无效的,他们还是会一遍又一遍地做出同样无益的解释,也无法找到解决问题的其他方法。帮助儿童区分侦探思维和问题解决非常重要。例如,在上一次聚焦于侦探思维的会谈中,儿童学习了努力合乎逻辑地思考并对一个既定的模糊情境做出不同的解释,从而使自己成为一个灵活的思考者。本次会谈引入了**问题解决**技术,这是有助于更加灵活地思考的另一个情绪侦探技术,但针对的是如何应对特定的情境,而非仅仅如何思考特定的情境。

向儿童解释,在情境本身并不真的危险或糟糕的情况下,当实际上没有危险而我们的假警报却响起并误报有危险时,或在已经做不了任何事情来改变现状时,侦探思维是最有用的。当儿童在非常艰难的情况下需要想出一些有用的方法时,可以将问题解决和侦探思维一起使用或单独使用问题解决技术。当儿童有办法采取行动解决问题或使情境得到改善时,我们也希望他们能够灵活地思考解决问题的不同方法,而不是急于得出结论,然后陷入某一种解决方案。你可以选择用以下方式来解释这个概念。

"问题解决是另一种'情绪侦探'技术,当你在某些情况下感觉自己被卡住,或者很难想出应对问题的办法时,可以使用这个技术帮助自己脱离困境。问题解决与侦探思维不同,问题解决帮助我们努力想出在解决问题时可以采取的有用方法,而侦探思维则帮助我们在面对并没有真正的危险或我们真的无法改变现状的情况下,努力改变我们思考的方式。"

　　向儿童解释，问题解决包含几个步骤，你们将以团体为单位通过一个有趣的活动来练习。告诉团体成员，在开始练习问题解决步骤的游戏之前，你首先需要确保儿童知道所有的步骤都是什么。让儿童翻到《儿童自助手册》中的图 7.1（问题解决步骤），以此图为指导，与团体一起阅读问题解决的步骤，一定要强调每一个问题的非情绪性例子和情绪性例子。如果时间允许，你也可以把这些步骤写在白板或黑板上，让儿童跟着学习。

- **定义问题**——客观且明确地识别当前的问题可能是什么。慢慢来，尽量清楚简单地描述当前的问题。
- **对解决方案展开头脑风暴**——至少提出 3～5 个可以解决问题的不同方案。
- **列出每个解决方案的优点和缺点**——在你列出的每一个方案中，找出至少一个优点和一个缺点。
- **选择一个解决方案，并尝试一下**——根据目前你所了解的情况，哪一个解决方案是最佳选项？尝试一下，看看会发生什么吧！
- **这个方案可行吗？**——你的选择是否达到了预期的效果？对你有帮助吗？
- **如果第一种选择不奏效，尝试另一种解决方案；如果不行，再继续**——如果你的第一个选择成功了，太好了！但你可能需要尝试两三个不同的解决方案之后，才能找到正确的那一个。就像所有优秀的侦探一样，你要仔细观察发生的一切，然后决定是否需要再尝试一次。

用非情绪性的例子强调问题解决的步骤

　　这个游戏的目的是利用非情绪性练习的机会，以一种儿童易于接受的方式介绍问题解决技术，与上一次会谈中教授侦探思维时的方式类似。

　　让儿童翻到《儿童自助手册》中的"工作表 7.1：问题解决游戏"。然后向儿童解释，你们将一起想办法解决一个"傻乎乎"的问题。同时告诉儿童，在学习一项新技术时，从一个有趣的例子开始练习通常会更容易，之后再尝试用这项技术应对更加困难的情绪。在向儿童介绍问题解决游戏的理念时，你可以这样解释：

"今天，我们将使用一个新的情绪侦探技术——问题解决——来解决问题。很快，我们就会想要用它来解决与情绪相关的问题啦！但是，和我们上次讨论过的侦探思维一样，在情绪变得非常、非常强烈之前练习一项新的技术会更加容易。所以，我们将一起玩一个有趣的问题解决游戏，帮助我们学习这项新的情绪侦探技术。这一次，我们将作为团体协作，找到一种不用手就把玩具从房间的一边移动到另一边的方法。"

让儿童使用"工作表 7.1：问题解决游戏"中所列的步骤，一起解决这个在不用手的情况下把毛绒动物玩具或其他玩具从房间的一边移动到另一边的"傻乎乎"的问题（例如，"科米蛙[1] 被困在睡莲的叶子上了！我们需要不用手帮助它去到房间另一边的小岛上"）。将问题解决步骤写在白板或黑板上；或者在儿童为解决这个有趣的问题制订策略时，让他们以团体为单位一起填写工作表 7.1。一旦将各种选项及其优缺点清楚地呈现出来，就可以让每个有意愿的儿童选择一个策略试试看，然后再由团体一起决定哪一个选项是最佳的。

治疗师备忘录

在头脑风暴环节，鼓励儿童至少想出一个古怪或"傻乎乎"的解决方案。这样不仅可以减轻儿童只能想出"好"办法的压力，还可以帮助儿童对他们本来不会考虑的其他方案变得更加开放和灵活（例如，在上面的例子中，让儿童用吹气的方式把科米蛙移到房间的另一边）。

🎯 第 7 次儿童会谈的目标 2

在与个人越来越相关的情境中练习问题解决技术。

---

[1] 美国电视节目《大青蛙布偶秀》（*The Muppet Show*）中的布偶蛙角色。治疗师可以改用中国儿童更熟悉、也更便于找到的其他毛绒动物玩具。——译者注

问题解决练习

介绍"工作表 7.2：问题解决练习"。让团体合作，帮助杰克解决他的问题，旨在强化对问题解决步骤的练习。

■ 杰克想玩电子游戏，但他要取得更好的成绩才可以玩。

让儿童按照工作表上的步骤，找几个人自愿大声地说出杰克所碰到的问题的具体内容，并就解决方案展开头脑风暴，列出每一种解决方案的优缺点。然后，团体共同选择杰克应该首先尝试哪种解决方案。

需要解释的是，虽然杰克的问题与学习、学校和成绩有关，但其他很多儿童也会使用问题解决技术来解决自己与其他人之间的问题，包括家人、朋友和其他儿童。可以用以下方式介绍通过问题解决来管理冲突的理念。

"当我们与父母、兄弟姐妹、朋友或学校里的其他人之间发生问题或争执时，我们的第一反应通常是对他人感到愤怒，或者变得非常烦躁。"

请儿童举例说明当他们在对他人感到非常生气或烦躁时做过的事情，例如：

■ 摔门
■ 大声喊叫
■ 哭泣
■ 回击

让儿童知道，他们可以在碰到类似情境时使用问题解决的方法，这样可以避免反应过于强烈或做出将来可能后悔的事情。强调一点，在如此高强度的情绪体验中，想要记住并按照问题解决步骤采取行动是比较困难的，所以在与其他人之间发生问题之前，回顾问题解决步骤是非常重要的。这样一来，儿童不需要在冲突的当下花时间去想不同的解决办法，而是可以立即将自己的计划付诸行动，不被情绪冲击或失去控制。

让儿童将注意重新聚焦在工作表 7.2 上，大家一起阅读尼娜的状况。

■ 尼娜最好的朋友没有邀请她参加聚会，因此尼娜一直感到非常生气。

让儿童以团体为单位，尝试定义尼娜的问题，针对解决方案展开头脑风暴，列出每一种解决方案的优缺点，选出最佳方案并尝试一下，通过这些步骤来解决尼娜的问题。如果时间允许，你还可以让儿童选出一个与某个团体成员个人相关的例子，由团休共同尝试解决问题。

治疗师备忘录

通常来说，应该允许儿童自己找到解决方案；但是，有些儿童可能在寻找解决方案的过程中碰到困难，或者经常错过一些有可能的解决方案。这时，不妨提供一些帮助，因为在高情绪体验的情况下，除了可以想到一些缓解自己不舒服的情绪体验的方法外，我们很难选择其他的解决方案。

父母回来加入时

按照以下方式总结团体的工作。

"今天我们了解了很多儿童经常会遇到的不同问题。需要记住的是，有时候碰到问题也很正常。只需要使用问题解决技术来帮助我们以最好的方式加以解决。

我们无法改变别人的行为：

● 妹妹可能还会偷你的玩具

● 父母可能仍然会对你大吼大叫

● 朋友有时候可能仍然会对你很不好

● 你有时候可能不知道应该如何学习，或者你可能取得了不好的成绩

不过，我们可以改变应对这些问题的方式！通过使用问题解决技术，我们可以学会管理自己的应对方式，而这样做甚至有可能在将来改变其他人的应对方式。"

**儿童的家庭练习：在家与他人一起进行问题解决和
解开情绪之谜——情绪前中后三阶段追踪表
（可选择继续布置做相反的行为实验）**

本周的家庭练习是用自己的例子填写《儿童自助手册》中的"工作表 7.3：在家与他人一起进行问题解决"。在家中选择一段安静的时间，请儿童与父母协作，以这张工作表为指导，练习问题解决技术。儿童还应该在自己的《儿童自助手册》中的"表单 2.1：解开情绪之谜——情绪前中后三阶段追踪表"中，再增加一条记录。

在本次会谈结束时，记得把"真"字徽章发给儿童。

第 7 次父母会谈的总体目标

本次父母会谈的主要目标是通过问题解决继续促进对情绪性情境的灵活思考。问题解决是一种策略，在决定如何行动之前先提出并评估问题的多种解决方案。陷入强烈情绪的儿童倾向于快速对情绪性情境做出解释，而不考虑其他可能的情况。与此类似的是，这些儿童也倾向于在日常问题上重复使用相同的解决方式，很难发现其他可能的方案。父母会学习问题解决的步骤，以及如何使用这些步骤支持自己的孩子。上一次父母会谈讨论了赋予健康的独立性的养育方式，在此基础上，要向父母进一步解释，如何采取与提供安慰及顺应相反的养育方式，并鼓励孩子使用侦探思维和问题解决技术。

■ **目标 1**：向父母介绍问题解决的步骤，即另一种发展认知灵活性的情绪侦探

技术。

- ■ **目标 2**：讨论问题解决在人际冲突情境中的应用。
- ■ **目标 3**：回顾父母在采取赋予健康的独立性的养育方式上做出的努力，指出父母可以如何促进儿童独立使用侦探思维和问题解决来代替寻求安慰和顺应的方法。

第 7 次父母会谈的内容（按目标划分）

◎ 第 7 次父母会谈的目标 1

向父母介绍问题解决的步骤，即另一种发展认知灵活性的情绪侦探技术。

治疗师备忘录

在本次会谈和接下来的每一次会谈开始时，你都应该先与父母简要地沟通儿童过去一周在症状 / 功能上的重大变化，同时也要检查家庭练习。通常，这个环节应该控制在 10 分钟以内，以便留出足够的时间讨论新的内容。

简要回顾侦探思维

与父母一起简要地回顾侦探思维的目的和步骤，尤其是如果在检查家庭练习时并未这样做的话。提醒父母，情绪性情境往往会导致我们做出并不总是现实、正确或有帮助的仓促判断。侦探思维是一种放慢思考速度的方法，可以在采取行动之前寻找证据来检验我们的仓促判断。向父母强调，对儿童来说，重要的是在侦探思维的最后找到对情境的应对策略或者其他解释。如果儿童在进入情绪性情境之前已经完成了侦探思维（这非常理想！），他们就可以在情境中运用自己的应对策略，做出更加现实的思考并减少痛苦。

让父母明白，目前正处于治疗过程中侦探技术的阶段（"使用侦探思维和问题解决"）。提醒父母，本次会谈的目的是教会儿童更加灵活地思考。处于强烈的焦虑、抑郁或愤怒情绪中的儿童经常对情绪性情境做出僵化而缺乏灵活性的思考，他们会一遍又一遍地做出相同的无益解释，或者试图用与过去一样的无效方式解决问题。侦探思维让儿童学会了如何更加灵活地解释或思考既定的情境。在本次会谈中，儿童将学习**问题解决**技术，这是另一种有助于更加灵活地思考的情绪侦探技术。向父母强调，当情境本身不是问题时（例如，儿童高估了负面事件发生的可能性，比如飞机在去度假的途中失事了），或者当我们已经没有办法改变情境时（例如，儿童需要忍受一些可能会引起焦虑、伤心或愤怒的事情，比如一个社交焦虑的儿童需要上台表演），侦探思维特别有用。当出现上述任何一种情况时，使用侦探思维来改变我们对这种情境的思考方式往往最有帮助。我们有时称之为**次级控制策略**。与之形成对比的是，**问题解决**是一种**初级控制策略**，当情境本身已经是问题并且可以改变时（例如，儿童不确定如何最有效地学习来应对即将到来的考试，或者想弄清楚如何解决与同伴或老师之间的冲突），这种策略非常有用。当情境或应对情境的方法可以改变时，我们希望儿童能够灵活地思考解决问题的不同方法，而不是迅速决定并局限在一种解决方案中。

问题解决

请父母翻到《儿童自助手册》的图 15.2（问题解决步骤）。向父母逐一讲解每个步骤，重点介绍每个步骤的以下几点。

- 定义问题：
  "在孩子能够解决问题之前，他需要弄清楚问题到底是什么。孩子描述问题的方式会影响他们想出什么样的解决方案。因此，重要的是找到问题真正的核心，并且问题要尽可能简单、具体、明确。"
- 对解决方案展开头脑风暴：
  "在这一步中，孩子应该尽可能多地提出解决方案，而不要对方案做出好坏判断。这里的重点是想点子、想点子、想点子！想出一些古怪的或不切

实际的解决方案可能会特别有帮助，因为这些点子可能有助于减少只能想出好方案的压力。此外，这样可以帮助你和孩子在想出解决方案的过程中变得更富有创意。"

■ 列出每个解决方案的优点和缺点：

"现在是孩子开始权衡每种解决方案的时候了。对于孩子提出的每一种解决方案，都要列出一个利弊清单，也就是每种解决方案的优点和缺点。鼓励和帮助孩子针对每种解决方案至少提出一个优点和一个缺点，越多越好。"

■ 选择一个解决方案，并尝试一下：

"根据孩子针对每种解决方案列出的利弊清单，帮助他们选择一个解决方案进行尝试。这很可能是一个利大于弊的解决方案，但也应该是现实可控的。考虑是否应该对方案的某些利弊特殊对待也会有所帮助。例如，用打人来表达愤怒可能会对别人造成严重伤害，因此这是一个非常严重的'缺点'。即使它是唯一的'缺点'，但由于它太严重了，所以这个解决方案失去了成为首选方案的资格。"

■ 如有需要，将问题解决的步骤再进行一遍。

"帮助孩子弄清楚他们选择的解决方案是否有效。如果有效，那就太好了！如果无效，想一想为什么呢？如果基本算是有效，那么好的部分是什么，不好的部分又是什么？根据孩子通过尝试这个半成功的解决方案学到的东西，他们能否确定下一个要尝试的解决方案，或者甚至想出一个全新的解决方案？

如果第一个解决方案不能让孩子摆脱困境，帮助孩子从清单中再选择一个，也可以修改已经尝试过的解决方案，或者采用一个全新的解决方案。"

向父母强调，在找到最佳解决方案之前，问题解决是一个可能需要重复多次的过程。在通常情况下，孩子选择的第一种解决方案并不会像他们想象的那样成功——事实上，它有可能是完全不成功的。这非常令人沮丧！除了协助孩子完成问题解决的步骤之外，父母还应该在孩子尝试了一种解决方案之后，与孩子一起检查其实际效果。在解决问题时，父母应该积极强调毅力和努力的重要性，鼓励孩子继续尝试不同的选择，直到发现一个可行的方案。

在本次会谈中，使用一个假设的成人的典型问题，或某一位父母自愿提供的问题，指导父母练习问题解决。无论你选择哪一类例子，都带领父母完成问题解决的步骤，一次练习一个。父母可以使用"工作表 15.3：问题解决分步练习"来写下团体确定的每一个步骤。在这个练习中，成人可能出现的问题包括以下几点。

- 你本来计划今天带孩子去动物园，但在最后一刻，老板让你去做一个重要的项目。
- 你和配偶在今年带家人去哪里度假的问题上产生了分歧。
- 孩子被分配给了一位你认为全年级最差的教师，你担心孩子的成绩会受到影响。
- 你因为朋友连续三周取消了你们的周末计划而感到沮丧。

在解决了成人的问题之后，以团体为单位讨论父母在使用问题解决步骤时获得的经验。重点讨论对父母来说可能具有挑战性或令人困惑的步骤。请父母自愿举例说明孩子目前正在努力解决的具体问题，以及可以如何从问题解决步骤中受益。

🎯 第 7 次父母会谈的目标 2

讨论问题解决在人际冲突情境中的应用。

有情绪障碍的儿童由于情绪过于强烈，常常受困于人际交往和人际冲突。可以向父母提供下面这样的例子。

- 有焦虑情绪的儿童在被朋友欺负或利用时可能难以保护自己。
- 有抑郁情绪的儿童可能一直处于孤立或脱离朋友的状态，需要修复友谊。
- 难以处理愤怒情绪的儿童很容易与朋友发生冲突，说出一些之后会令自己后悔的话。
- 有焦虑情绪的儿童在转学后可能很难交到新朋友。

■ 有抑郁情绪的儿童可能因为太疲劳或情绪低落而交不上作业。

如果父母注意到孩子在这些情况下掉入思维陷阱，鼓励孩子使用侦探思维可能是有帮助的，但同样重要的是，父母要认识到所有这些问题都有许多可能的解决方案。

强调问题解决步骤可以用来帮助儿童应对产生冲突的情境，或应对与家人、朋友和学校同学之间棘手的人际互动。请父母想一想，孩子在人际交往中碰到困难时是如何解决问题的。也请父母思考使用问题解决步骤是否会有帮助，以及在此类事件再次发生之前，父母可以怎样尽力帮助孩子实施这些步骤。需要再次强调的是，讨论这些策略的最佳时机是当我们处在情绪性情境之外的时候。

🎯 第 7 次父母会谈的目标 3

回顾父母在采取赋予健康的独立性的养育方式上做出的努力，指出父母可以如何促进儿童独立使用侦探思维和问题解决来代替寻求安慰和顺应的方法。

在第 7 次会谈的最后部分，首先要与父母确认他们在过去一周中为塑造孩子更多的独立行为所做的尝试。这可能是一个简短地回顾"工作表 15.2：鼓励独立行为"的好时机。

除了父母在过去一周一直促进的独立行为外，还要向父母解释，侦探思维和问题解决（侦探技术）是儿童可以用来更独立地应对情绪和问题的两种策略。当感受到强烈的情绪时，儿童往往会寻求过多的安慰，或者请父母或其他人为他们解决问题。这会导致儿童过度依赖他人来调节自己的情绪或解决问题。

向父母解释为什么过度安慰是过度保护的一种形式，鼓励他们塑造孩子使用侦探思维而不是为其提供安慰。在开始讨论这个问题时，询问父母当孩子对某一情境表达担心、恐惧、绝望或悲观时，他们通常会说些什么。接受父母可能提供的各种不同的说法，但要强调这样一个事实，即许多父母倾向于向儿童提供安慰，并让孩子相信情况会变得越来越好，或者什么坏事都不会发生。事实上，许多儿童主动且频繁地从父母那里寻求安慰，他们可能也会明确要求父母告诉他们一切都会好起来的。父母自然希望可以帮助孩子感觉更好，所以他们通常在向孩子提供安慰之后也会感觉更好，而有些孩子在得到安慰之后也确实可能暂时显得不那么情绪化了。

　　然而，要向父母解释，提供安慰是他们试图保护孩子免受不良后果的影响，或控制孩子对某种情境展开思考的另一种方式。父母提供的安慰越多，孩子就越依赖于这种安慰，也就越不能独立地评估自己所担心的结果是否现实。每当儿童在某种情境下感到痛苦时，寻求安慰就成了他们会采取的一种情绪性行为。有些儿童甚至开始相信，只有当父母安慰他们一切安好时，事情才会变得好起来。

　　父母也可能会掉入过度参与解决孩子问题的陷阱。父母很容易掉入这个陷阱的原因有很多。首先，当孩子遇到问题时，父母通常很容易确定哪种方法看起来对孩子最有效。父母可能会觉得，直接告诉孩子该做什么而不是等孩子自己想出办法，不仅节省时间，也能减轻孩子的痛苦。父母也可能担心，如果允许孩子解决自己的问题，孩子可能最终选择了错误的解决方案，结果导致痛苦增加或者引发更多的问题。所有父母都想保护自己的孩子免受痛苦，因此，父母会在这种情况下介入并告诉孩子应该怎么做，或者代替孩子解决问题，这也是人之常情。

　　向父母解释，正如孩子可能依赖父母安慰他说情况会好转一样，孩子也可能依赖父母替他们解决问题。父母替孩子解决的问题越多，孩子在自己解决问题上的练习就越少，对父母的依赖性就越强。这也可能对孩子的自我效能感产生负面影响，导致他们在解决问题时更自然地倾向于使用相对僵化的方法。另外，孩子有时候在犯错的过程中取得的学习效果最好，因此如果父母阻止孩子犯错误，也就限制了孩子学习的机会。

　　鼓励父母在接下来的一周促进孩子的独立性。每当孩子寻求过度安慰时，鼓励他们练习侦探思维；当出现困难的人际冲突时，鼓励他们采取问题解决的步骤。回到关于行为塑造的讨论上，讨论如何将这一概念应用于侦探思维和问题解决。对孩子来说，这些技术学起来可能有些困难，因此父母可能需要在孩子刚开始学习使用这些技术时给予一些塑造。让父母描述他们认为对于侦探思维和问题解决的塑造是什么样子的。即使没有足够的时间来完成所有侦探思维或问题解决的步骤，只是问"你会怎么想？"而不是提供安慰，或是问"你可以做些什么？"而不是替孩子解决他们的问题，都是很有帮助的。

父母的家庭练习：在家塑造侦探思维和问题解决

请每位父母使用《儿童自助手册》中的"工作表15.4：在家塑造侦探思维和问题解决"，描述如何尝试塑造孩子使用侦探思维和问题解决，而非采取过度控制和过度保护的养育方式。

第 18 章

第 8 次会谈：觉察情绪体验

（情绪技术：体验我的情绪）

所需材料

- 每一次儿童会谈：

  1. 每个儿童的情绪探案工具包

  2. 扑克牌

  3. 拼图

  4. 奖品箱

  5. 大张白纸或白板，用于记录儿童在团体活动中的回答

- 仅用于第 8 次儿童会谈：

  6. 葡萄干、小糖果、鹅卵石、黏土或橡皮泥（取决于要完成哪个觉察当下的练习）

  7.《儿童情绪障碍跨诊断治疗的统一方案——自助手册》的第 8 章

     a. 注意它、描述它、体验它（见《儿童自助手册》中的图 8.1）

     b. 练习我的觉察步骤（见《儿童自助手册》中的工作表 8.1）

     c. 用五感来觉察（见《儿童自助手册》中的工作表 8.2）

     d. 觉察当下的练习（见《儿童自助手册》中的图 8.2）

- 儿童的家庭练习：

  8. 在家中的觉察练习（见《儿童自助手册》中的工作表 8.3）

  9. 解开情绪之谜——情绪前中后三阶段追踪表（见《儿童自助手册》中的表单 2.1；从第 2 次会谈开始使用相同的表单）

■ 每次会谈要做的评估：

10. 每周首要问题追踪表（从第 1 次会谈开始给每个儿童使用相同的表单，见本书第 11 章末尾的附录 11.1）

■ 父母会谈：

11. 《儿童情绪障碍跨诊断治疗的统一方案——自助手册》的第 16 章

　　a. 注意它、描述它、体验它（见《儿童自助手册》中的图 16.1）

■ 父母的家庭练习：

12. 父母在家中的非评判觉察练习（见《儿童自助手册》中的工作表 16.1）

13. 情绪性行为表（父母版）（见《儿童自助手册》中的表单 16.1）

治疗师的准备

在准备这次会谈的过程中，你需要收集"使用我的五感"游戏的材料，如小糖果、鹅卵石、黏土和 / 或橡皮泥，具体材料取决于你要在这次会谈中完成哪个聚焦觉察当下的练习。

第 8 次儿童会谈的总体目标

本次会谈的主要目标是介绍"情绪技术：体验我的情绪"的总体目标，并与儿童一起练习觉察当下和非评判觉察。本次会谈介绍的觉察和正念策略可以单独使用，也可以和第 9 次会谈及之后的会谈所介绍的暴露练习结合使用，因此是治疗师需要传授的重要策略。然而，对一些儿童来说，学习像非评判觉察这样更高级的觉察 / 正念概念可能会很困难。所以更重要的是让儿童觉察体验情绪（不舒服的情绪或其他情绪）的益处，而不要采取无益的行动去减少或消除情绪体验。治疗师并不需要让每个儿童在本次会谈的每一项活动中都成为"专家"。

■ **目标 1**：学习"体验我的情绪"技术。

■ **目标 2**：通过"使用我的五感"游戏教儿童什么是觉察当下。

■ **目标 3**：介绍非评判觉察的概念。

第 8 次儿童会谈的内容（按目标划分）

◎ 第 8 次儿童会谈的目标 1

学习"体验我的情绪"技术。

儿童与父母在一起时

在第 8 次儿童会谈开始时，首先欢迎成员回来，然后逐一协助父母和儿童对他们的三个首要问题的严重程度评分，继续表扬和鼓励儿童朝着自己的目标努力。这些评分应该填写在从第 1 次会谈就开始使用的每周首要问题追踪表（见本书附录 11.1）中。此外还要检查每个儿童是否完成了家庭练习。让没有完成练习的儿童在下次完成（或者在回顾首要问题时快速完成）。给每个完成了练习的儿童发一块拼图。简要回顾上次会谈讨论的内容，鼓励每个儿童在团体内分享自己的家庭练习（《儿童自助手册》中的"工作表 7.3：在家与他人一起进行问题解决"）中的一个部分。

治疗师备忘录

你需要在第 8—9 次儿童会谈中介绍暴露疗法的概念，并在随后的第 9—14 次儿童会谈中开展暴露练习。因此，你可能要给在首要问题的严重程度评分上尚无进展的家庭一些鼓励，告诉他们治疗师将在接下来的会谈中引入行为改变策略，这些策略曾帮助许多儿童获得了显著的治疗效果。而且在接下来的几次会谈中，你需要仔细留意，看看这些行为改变策略是否改善了这些家庭首要问题的严重程度。在后续每次会谈中都要回顾这个问题，对于那些没有进一步改善的家庭，需要继续使用问题解决步骤并加强他们对治疗技术的理解。

只有儿童时

介绍"体验我的情绪"技术

向儿童介绍下一阶段治疗的目标，包括学会只注意当下发生的事情而不去思考过去或未来，体验我们的情绪而不去回避情绪或做些什么让情绪消失，从现在开始主动接近或直面过去因为害怕、伤心、愤怒或担心而一直回避的事情或情境。你可以这样说：

"在过去几次会谈中，我们用自己的侦探大脑想出了好主意：当掉入思维陷阱时，如何改变我们对事情的看法；当陷入困境时，如何改变我们的行为。今天，我们将一起学习如何与强烈的情绪待在一起。这是'情绪技术：体验我的情绪'的第一步。有人知道为什么在有很不舒服的感觉时，比如非常伤心、害怕或生气时，我们需要和这样的情绪待在一起，看看接下来会发生什么吗？这可能看起来有点傻。不过举例来说，如果你确定晚上你的房间里不会发生什么可怕的事情，可是你的身体就是感到害怕。这时只要你能在房间里多待一会儿，而不是怀着担心的心情去找爸爸妈妈，那种害怕的感觉会发生什么变化呢？"

让儿童思考，为什么在这个例子中他们可以选择待在房间里，等着看自己害怕的感觉是否会平复。强化这个观点：在像这样并没有真正糟糕的事情发生的困难情境中，这个策略是一个很好的选择。

介绍情绪觉察

接下来，正式介绍情绪觉察技术，这是一种帮助儿童体验自身情绪的技术。可以与儿童讨论，这个技术的重点是觉察并体验当下的情绪，但不采取情绪性行为。你可以这样说：

"我们刚刚谈到晚上在房间里可能会感受到的情绪。在团体中，我们一直在讨论每个人在不同情境下如何感受强烈的情绪，比如刚才提到的那个情境。我们有时很难和这些情绪待在一起，也很难应对。让我们再看一个例子。如果你现在很害怕某样东西，比如害怕猫，假设我在隔壁养了一只猫，你可能开始担心这只猫会不会进到这里，它会做什么。在你的身体里，心跳可能开始加快，胃可能会不舒服，你可能会考虑如何离开这里。当你在某种情境中体验到恐惧等情绪时，比如关于猫的这个情境，或者当你在其他情境中体验到愤怒或伤心等强烈情绪时，你可能会感觉不堪重负，真的想'做点什么'让不舒服的感觉消失。例如，在害怕猫的情境中，你或许会离开这个房间或整栋楼，因为猫在这里。

在害怕待在房间里和害怕猫这两种情境中，如果只是待在那里去感受强烈的情绪，也就是害怕的情绪，你认为会发生什么？还记得几周前我们（此处提及第 4 次儿童会谈的身体活动，例如原地跑）的时候吗？那些感受自行消失了。如果你在房间里或者在那只猫附近并没有发生危险，不舒服的感受最终会不会消失？（让儿童进一步讨论这种可能性。）感受本身是无害的，如果我们和它们待在一起，它们可能会减弱，感觉也不再那么强烈了。如果是这样，你完全可以做些更有帮助的事情来应对你独自待在房间或与那只猫共处的情境！"

回顾回避行为的循环，说明这是一种阻碍觉察情绪的行为。你可以这样说：

"回想你过去几周的体验，甚至可以回想过去所有的日子！很多时候，在感受到强烈的情绪时，我们会试图让它们尽快停止：我们逃跑，远离过去喜欢的有趣的事情，和朋友发生冲突，回避令人不快的情境，在课堂上保持沉默，给妈妈打电话，等等。换句话说，我们会做任何能做的事情，只是为了避免关注情绪，让它们尽快消失。虽然做这些事情可能让我们在短期内感觉更好，但会阻碍我们学着体验情绪，阻碍我们发现情绪其实并没有坏处。

想想以下行为会有什么结果：
● 如果你在学校里从来不说话
● 如果你从不参加聚会
● 如果你不能独自一人去商店买东西

- 如果你在伤心的时候从不让自己哭泣
- 如果你在生气的时候总是马上对朋友大喊大叫
- 如果你在伤心的时候从来不出去玩"

向儿童解释，尽管这些行为在当时看起来很有帮助，但在感到强烈情绪时采取这样的行为实际上毫无助益，反而会限制我们去做能做的事情，甚至阻碍我们享受生活中的乐趣。从情绪中逃离或逃离产生情绪的情境，会让我们无法得知一个事实，就是如果我们仅仅注意感受到的情绪，而不对它们采取行动，情绪会自行消失。

🎯 第 8 次儿童会谈的目标 2

通过"使用我的五感"游戏教儿童什么是觉察当下。

觉察当下

让儿童翻到图 8.1（注意它、描述它、体验它）。使用以下方式介绍觉察当下的步骤。

"在开始和强烈的情绪'待在一起'（或练习觉察它）之前，我们今天只是先练习注意、描述和体验内心和周围发生的事情。我们要做的是注意到身体和头脑中正在发生的事情，以及周围的声音、景象和事物。这种注意、描述和体验的方法是一种'情绪侦探'技术，我们称之为觉察当下。再说一遍，觉察当下只是一个听起来很厉害的词语，其实指的就是注意'此时此地'发生的事情。在今天要做的所有练习中，我们每次只将全部的注意集中在一件事情上，不要让自己因想到、看到或听到的任何事情分心。有没有人能想起一个努力将注意集中在一件事情上而让自己获益的例子？"

让儿童讨论在什么时候集中注意是有益的，比如在学校做小测验时，或者当一个成人在给出一个重要的指导时。向儿童提问，如果在这些情境中试图同时注意很多事情，会发生什么。接下来，让儿童跟随《儿童自助手册》中的图 8.1 的指引，向他们介绍以下步骤：**注意它，描述一些关于它的事情，然后体验它**。让儿童在接下来的觉察当下的练习中使用这些技术。

1. **注意它**（让儿童用视觉、嗅觉、味觉、触觉和听觉这五感来观察自己的身体和周围正在发生什么。只聚焦于他们此时此刻注意到的事情！）
2. **描述它**（对自己说出或写下注意到的事情）
3. **体验它**（让儿童的注意尽可能长时间地集中在"此时此地"；多看，多听，注意身体内部的感觉）

接下来，带领儿童进行觉察当下的练习，聚焦于觉察呼吸，提醒他们在你指导他们做以下事情时，使用五感来练习觉察。告诉儿童，第一次觉察当下的练习旨在帮助他们只练习注意、描述并且体验一种身体感受，即他们的呼吸。让每个儿童都这么做。

1. 躺或坐在一个舒服的位置。如果坐着，保持背部挺直，肩膀下垂。
2. 如果闭上眼睛让你感觉舒服，就闭上眼睛。
3. **注意**你的腹部，感觉它在吸气时鼓起或轻轻向外伸展，在呼气时下沉或向内收缩。
4. 用你的五感注意周围发生的事情。你看到、闻到、尝到、触摸到或听到了什么？
5. 当你呼吸的时候，花点时间对自己**描述**刚刚注意到的一些事情。随着吸气和呼气，尽可能长时间地聚焦在每次呼吸上。想象一下，每次吸气和呼气都是一个波浪，而你正随着自己呼吸的波浪起伏。
6. **体验**你的呼吸。如果你分心了，注意是什么让你分心。然后再次聚焦到呼吸上，只关注腹部和吸气与呼气的感觉。
7. 即使头脑从呼吸上分心了 1000 次，你的"任务"也仅仅是每次都把它带回呼吸上，不管它关注的是什么。

让儿童在完成本练习后一起完成"工作表 8.1：练习我的觉察步骤"。尤其鼓励儿童练习**注意和描述**，让他们说出或写下（取决于会谈剩余时间的多少）在这个练习中用五感中的任何一种所感觉到的任何东西，即使他们注意到的东西看起来很傻或很怪。只要儿童真诚努力地注意内心和周围正在发生的事情，这里就没有正确或错误的答案。

使用我的五感游戏

接下来，带领团体再做两三个觉察当下的练习或"使用我的五感"游戏，以下列出了其中一些例子（其他可选的练习或游戏见本书第 6 章中标题为"进行觉察当下的练习"的部分）。当你开始下面每个觉察当下的练习时，这段介绍可用于引导儿童注意当下。

"我们要练习一些游戏，使用所有五感来密切注意眼前的事物，或是我们的身体里正在发生的事情。如果你在游戏中分心了，别担心！每个人都会这样做。你只需要再次回来注意、描述或体验你此刻正在做的事情。"

完成下面的每一个练习后（儿童可以跟随《儿童自助手册》中的图 8.2 的指引），让儿童分享他们使用《儿童自助手册》中的"工作表 8.2：用五感来觉察"时观察到的任何事物。具体来说，询问他们最先关注到的事情、练习这些游戏时遇到的任何干扰，以及如何让自己重新回到当下来感受"此时此地"发生的事情。

五感游戏 1——你身边有什么

引导儿童做下面这个觉察当下的练习，帮助他们聚焦于当前环境中在自己周围的事物。

"看看你的周围。让你的眼睛放松，不要为了寻找什么或为了去什么地方而看那里。只是看看你周围有什么。当你注意到你所看到的，就让你的思维放慢。

从整体开始：注意桌子、椅子、墙壁、图画、门。然后开始加入一些小细节：你的手，你的手指，它们在触摸什么。注意不同的色调和光线。也许你所在的房间有一面墙在阴影里，而照射在另一面墙上的光线充足。使用你的其他感官：灯是否发出了嗡嗡声？能听到有车经过吗？有人走过吗？用你的感官，即你的眼睛和耳朵去注意它们。现在，让我们把注意力集中在你面前的东西或你正在做的事情上。注意它，并对自己描述它。"

五感游戏 2——研究糖果练习 [1]

让儿童从一小堆糖果中挑选一块（用其他小零食亦可），拿着它，但别急着吃。在盘子里放一些不同种类的糖果有助于你完成这个练习的第二部分。

"你是一个来自遥远星球的外星人。在你到地球的第一天，你在盘子里发现了一些糖果。你以前从没见过它们。现在，你从盘子里拿起一块糖果。注意这块糖果，仔细看着它，好像你从来没见过一样。在手指间感受它，注意它的颜色。用你的触觉、听觉和视觉更好地注意这块糖果。觉察你对这块糖果的任何想法，即使你不喜欢它。现在，重新聚焦于这块糖果，把它举到鼻子前闻一闻。最后，你要运用味觉，把糖果放在嘴唇间，觉察到你的手臂带动着手，把它递到你的嘴边，甚至觉察到你的嘴和大脑对吃糖果感到兴奋（或厌恶——这里的答案没有对或错）。把糖果放进嘴里慢慢咀嚼，感受糖果真正的味道。用嘴含住它。然后密切注意当你咽下它时，它顺着喉咙滑下去的感觉。在你准备好后，拿起另一块不同的糖果，再重复一遍这个过程，就好像这是你见到的第一块糖果一样。"

五感游戏 3——鹅卵石辨别练习

收集多种形状、大小、纹理的石头或鹅卵石。让儿童闭上眼睛，每人挑一块鹅卵石。当他们闭上眼睛时，让儿童用其他感官注意和描述自己选择的鹅卵石。几分钟后，在他们的眼睛还闭着时，让儿童把鹅卵石放回鹅卵石堆里。然后让儿童睁开眼睛。让儿童睁大眼睛，同时运用其他感官，辨别哪块鹅卵石是自己刚才拿起的并说出理由。询问儿童对这块鹅卵石有什么样的体验，使得自己能够认出它？这个练习可以在团体中重复进行，在这个过程中儿童可以选择不同的石头。如果重复游戏，他们的感受在第二次游戏时改变了吗？和第一次游戏相比，他们是否聚焦于更多或不同的与

鹅卵石 / 石头有关的事情？

五感游戏 4——橡皮泥练习

让儿童每人拿一个橡皮泥球，看着它但不去捏它。让儿童注意自己想玩橡皮泥的冲动。然后让儿童说一些用自己的感官注意到的关于橡皮泥的事情（除了品尝它！）：温度、气味、手感、形状和颜色等。最后，让儿童用橡皮泥捏个东西来体验它。

第 8 次儿童会谈的目标 3

介绍非评判觉察的概念。

非评判觉察

通过以下方式向儿童介绍非评判觉察的概念：

"在我们刚刚一起做的觉察当下的练习中，你们中的一些人可能会有'我觉得很傻'或者'这太蠢了'的想法。我们称这些想法为评判，每个人都会时不时地做出评判。我们也可能会评判自己强烈的情绪以及我们做的没用的事情是不好的或糟糕的。例如，我们可能会认为在课堂上回答问题时感到紧张是'愚蠢'的，或者对兄弟姐妹或朋友大喊大叫是'糟糕'的，又或者我们可能认为对电影中的一个场景感到伤心是'错误'的，因为这只是'一部电影'而已，并不是'真实的生活'。"

收集儿童对自己的情绪体验做出评判或负面评价的例子。注意并非所有儿童都能马上掌握这一概念，而且要准备好，他们在体验强烈情绪的过程中还是会对自己的无益行为做出许多个人评判。解释非评判觉察只是一个听起来很厉害的词语，它其实指的就是当我们越来越能觉察自己的情绪时，尽量不要对它们做出"愚蠢""糟糕"或"错误"的评判。

"那么，我们应该怎么做呢？我们今天的目标就是体验到自己可能拥有的任何想法——不管是什么——而不对自己说任何关于它们的坏话，因为拥有一种情绪并不是坏事。"

这里还有另外一种思考非评判觉察的方法。可以利用儿童举出的一些例子，鼓励他们思考如何对一个带着同样的担忧来找他们的朋友做出回应。当朋友感受到强烈的情绪，并且对无益的行为产生想法时，他们是会评判朋友的想法是"愚蠢""错误"或"糟糕"的，还是会告诉朋友，不管发生了什么，他的感觉都没问题？我们希望团体中的儿童能像对待朋友的想法一样对待自己的想法——带着友善、尊重和理解。

进行非评判觉察的练习

此时，你可以通过以下几种方式与儿童团体一起强化非评判觉察的概念。

1. 你可以用一种非情绪性的方式来完成，方法是带上一些日常物品或是一些"傻乎乎"的东西（比如对于团体成员的平均年龄来说太幼稚的玩具），让儿童注意到这些东西，同时不带评判地谈论它们。如果有人做出评判，提醒儿童考虑一下，如果自己的朋友非常喜欢这个东西，自己是否会这样评判它。简要探讨这两种想法，然后继续讨论团体提出的关于物品的其他想法。

2. 为了进一步强化觉察当下的练习中的非评判部分，你可以和其中一个儿童或另一名治疗师进行角色扮演。你可以扮演一个正在体验一种情绪性情境（也许类似于儿童自己体验到的情境）的"朋友"，让儿童以非评判的觉察来帮助你，并对"你"在这种情境里的感受做出友善、尊重和理解的回应。

3. 你也可以使用下面两种方式（觉察想法或觉察情绪练习）中的任意一种，让团体练习非评判觉察。

觉察想法练习

"这是一个用来观察你的想法的练习，允许想法在你的脑海中流入流出，而不去评判它们或采取行动。闭上眼睛，想象你正坐在一条安静的河边看着水流过。注意水是如何安静地流动的。它不会停下来，也不会被困住；它会温和地一直向前流动。花一些时间来观察流水。现在开始注意你心中的想法。你正在想什么？轻轻地把那个想法放到河里，看着你的想法离开你。不管你头脑里突然冒出什么想法，只是看着它随着水流走。如果你又有了一个想法，再把它放到河里，看着它流走。只是看着它。如果某个时候水停止流动了或者你分心了，都没有关系。只要注意到它，然后重新把每一个想法放进河里，看着它流走。继续练习几分钟，然后轻轻地睁开眼睛。"

觉察情绪练习

让团体成员回想本周感受到强烈情绪的某个时候。可以是儿童在完成《儿童自助手册》中的"表单2.1：解开情绪之谜——情绪前中后三阶段追踪表"的家庭练习时写下的内容，或是他们刚想到的其他事情。当每个人都知道要注意什么的时候，你就可以说：

"首先，通过注意呼吸，把自己置于当下。然后，开始注意房间的周围。注意你在房间里能看到的东西，能听到的声音，能闻到的任何气味。接下来，花点时间把注意集中在身体感觉上。例如，注意你的身体在椅子上或地板上的感觉，以及来来去去的任何其他感觉。现在，当想法在头脑中迅速穿过时，把你的注意集中到想法上，也集中在你当前拥有的情绪上。只注意这个感受，而不要试图改变或评判它。当你注意到自己正试图改变想法或情绪，或者注意到自己在评判它们的好与坏时，只要觉察到这一点，然后把注意重新放到想法和情绪上。注意自己为试图摆脱或保持某种感觉所做的努力。注意你的情绪是如何改变的，或者是如何保持不变的。"

完成所选择的练习后，让团体成员描述他们对使用非评判觉察技术的印象。这个练习对他们有帮助还是没有帮助？在接下来的一周里，每个儿童打算在什么时候练习这项技术？

父母回来加入时

当父母重新回到团体中时，简要地强调觉察当下的练习是具有挑战性的，所有练习这种新的、重要的情绪侦探技术的人都值得敬佩。向团体介绍《儿童自助手册》中的"工作表 8.3：在家中的觉察练习"。让儿童和父母一起合作，找出在接下来的一周内在哪些时候练习觉察当下或非评判觉察会给他们带来帮助。这时，你可以在他们中间走动，为每个家庭提供帮助。要求他们确定至少一个合适的练习时机，并要求每位父母或儿童在工作表顶部写下这个时间，以便提醒他们按步骤完成觉察练习，并反思一周内对这一技术的应用情况。

儿童的家庭练习：在家中的觉察练习和解开情绪之谜——情绪前中后三阶段追踪表（可选择继续布置做相反的行为实验）

除了完成《儿童自助手册》中的"工作表 8.3：在家中的觉察练习"之外，儿童还应该在本周的"表单 2.1：解开情绪之谜——情绪前中后三阶段追踪表"中再增加一条记录。

第 8 次父母会谈的总体目标

本次父母会谈的主要目标是用理论依据解释感受情绪而非回避、逃离或压抑情绪的重要性。让父母了解觉察当下这项技术，即注意和描述当下发生的事情而不是试图改变或摆脱它。父母将在会谈中练习对当下的非情绪性刺激和情绪性刺激的觉察，所采用的练习活动与儿童会谈中的类似。同时向父母介绍非评判觉察这项技术，这也是一种觉察当下，它以客观的、非评判的方式注意想法和情绪。本次父母会谈结束时，父母将开始创建"表单 16.1：情绪性行为表（父母版）"，为即将到来的暴露练习做准备。

- ■ **目标 1**：讨论学习感受情绪而不是回避情绪的重要性。
- ■ **目标 2**：向父母介绍觉察当下，并和他们一起练习。

■ **目标3**：向父母介绍非评判觉察，并和他们一起练习。
■ **目标4**：开始创建情绪性行为表（父母版），为即将到来的暴露练习做准备。

第 8 次父母会谈的内容（按目标划分）

◎ 第 8 次父母会谈的目标 1

讨论学习感受情绪而不是回避情绪的重要性。

> ### 治疗师备忘录
>
> 在本次会谈和接下来的每一次会谈开始时，你都应该先与父母简要地沟通儿童过去一周在症状／功能上的重大变化，同时也要检查家庭练习。通常，这个环节应该控制在 10 分钟以内，以便留出足够的时间讨论新的内容。

提醒父母，情绪是正常的（每个人都有）、自然的（是身体对威胁或令人不安的情境的自然反应），并且是无害的（实际上甚至有助于保护我们的安全或获得他人的支持）。情绪有很多好处，所以我们不要摆脱情绪。但是，要向父母解释，许多儿童（和成人）认为克服强烈情绪的方法就是想办法摆脱情绪。

在本疗法中，我们采取了相反的立场。我们认为治疗的目标不是摆脱情绪，而是尽可能弱化可能与情绪相关的痛苦和损害。要做到这一点，**我们要主动接近强烈的情绪而不是回避情绪，注意情绪而不是忽略情绪，允许自己感受强烈的情绪而不是压抑情绪**。虽然这种方法初看起来很奇怪，但要强调的是，长期来看，这样做才是减少强烈情绪对儿童生活影响的最好方法。与父母在治疗前期学到的回避的循环一样，在短期内能减少强烈情绪的回避行为和其他策略会起到负强化作用。也就是说，由于我们当下会感觉好一些，因此下次感受到这种情绪时，我们会再次试着使用这种策略。这种应对情绪的方式存在许多问题。

　　向父母解释，他们现在可能已经认识到，从长期来看回避行为往往会让我们感觉更糟，而且会给我们带来更多问题。下一次遇到类似的情境时，强烈的情绪会再次回归，因为我们没有学会去感受和应对，或是在初次交手时就将其解决。此外，儿童的自我效能感和对自己控制情绪能力的信心也会受到影响。与回避诱发强烈情绪的情境类似的是，试图忽略或压抑情绪体验中的生理或认知（思维）成分也会产生问题。这种策略不会让强烈的情绪消失——事实上，强烈的情绪、想法和身体线索往往会变得更加强烈，它们有时立刻显现，有时过一段时间才显现。如果时间允许，你可以让父母举出孩子最近做出的回避行为或类似行为的一些例子，并至少找出一个可能由这种行为导致的长期问题。

　　出于上述原因，让儿童学会注意和感受情绪是非常重要的。让父母知道，虽然一开始可能会让人很不舒服，也需要多做一些练习来适应，但这样做能够让儿童意识到，如果让情绪顺其自然地发展，大多数情绪实际上不会持续很久。结果就是，儿童在情绪出现的时候可以比较舒服地仅仅去感受它们。当情绪不再那么令人恐惧或痛苦时，它们通常也不会持续太久。注意情绪会帮助儿童更善于识别自己的感受，更善于选择情绪侦探技术来帮助自己管理情绪。毕竟，如果我们一开始都不知道自己感受到了什么情绪，就很难决定该如何应对它。

🎯 第 8 次父母会谈的目标 2

向父母介绍觉察当下，并和他们一起练习。

介绍觉察当下

　　向父母解释，儿童将在这次会谈中学习一种新的情绪侦探技术，目的是体验当下正在发生的事情（包括自己当前的情绪），而不去做什么来改变正在发生的一切。可以参考以下示例向父母介绍这项技术。

　　"到目前为止，你们的孩子已经学会了一些情绪侦探技术，比如侦探思维和问题解决，这些技术可以通过改变对感受的解释或者改变感受本身来降低情绪感受的强度。不过在某些情境下使用这些技术可能会有困难（例如，如果确实出现了负面后果），而且也可能会有这样的情况，即孩子确实使用了其中一种技术，但强烈的情绪仍然存在。这就是为什么对孩子来说重要的是学会和情绪待在一起，并且在情绪消失之前不对其采取任何行动。有强烈的情绪而不采取任何行动会让人感觉不舒服。但是，我们知道如果只是去注意这些情绪而不去做什么，情绪自然会过去。

今天，你们的孩子学习了一种叫作'觉察当下'的技术，可以帮助他们注意自己的情绪，并觉察情绪会持续多久以及何时消失。觉察当下意味着充分注意'此时此地'，而不是未来（尚未发生）或过去（无法改变）。这种技术练习起来会比听上去难得多。在日常生活中，许多人经常处于我们所说的'自动驾驶'状态，也就是说，他们在日常活动中并没有真正注意到自己在做什么。在练习觉察当下时，我们要充分觉察周围的环境和体验，包括出现的任何想法、感觉或行为冲动。

当我们在情绪体验中运用觉察当下时，我们认识到情绪会过去而不会伤害到我们，我们能够应对负性情绪而不是逃离。了解到这一点会增加孩子的自我效能感，或者让他们觉得自己能够更有效地应对强烈情绪。"

请父母翻到《儿童自助手册》中的图16.1（注意它、描述它、体验它），并据此向父母简要描述这些技术。强调每一种觉察当下的技术都包含以下几点。

1. **注意它**：语言是人类的一项不可思议的成就，它将我们与其他生物区别开，从根本上改变了我们对世界的体验，但也给我们造成了许多痛苦。告诉父母，当我们把语言运用到一种体验中时，我们会改变那种体验并通过一个特定的滤镜或视角来看待它。而在使用觉察当下技术时，我们将无声地练习观察环境或感觉，这样就能尽可能地多吸收、多感受，然后加以解释。

2. **描述它**：向父母解释，觉察当下技术包括对自己描述自己的体验，但要尽量坚持事实并保持客观性。在强烈情绪中挣扎的儿童往往急于解释或评判自己的体验，而且会把这些解释或评判当成事实，这样反而会加剧强烈的情绪。

3. **体验它**：向父母解释，感受一个活动、情境或情绪意味着完全投入其中，只聚焦于当下发生的事情，而不是未来或过去。让父母思考在其日常生活中做的诸多事情中，有哪些是真正允许自己充分体验的。强调充分地体验一项活动对于我们的快乐和幸福感有着重要而积极的影响。

在回顾了注意它、描述它、体验它的技术后，向父母解释，他们将在会谈中练习这些技术。为父母选择一两个觉察当下的练习（见下文），并指导他们完成每一个练习。当你指导父母完成练习时，要让他们知道，你是想让他们练习无声地注意，还是想让他们专注于对自己讲述这段体验。

觉察当下的练习

选择以下觉察当下的练习中的两三个，与父母一起练习。表述方式和具体描述参见本章之前的部分。

- 呼吸觉察练习
- 觉察当下练习
- 研究糖果练习
- 鹅卵石辨别练习
- 橡皮泥练习

和父母讨论他们在这些练习中的体验。你可以用以下问题来促进讨论。

- 当你练习仅仅注意而不是用语言表达你的感受时，感觉怎么样？你认为在情绪性情境下这样做会更有挑战吗？
- 你有没有注意到任何以前没有注意过或者在其他情况下不会注意到的感受？
- 当你描述自己的感受时，你会说什么类型的事情？
- 你能充分感受这个活动吗？你觉得什么有帮助？什么让这个活动变得困难？

🎯 第 8 次父母会谈的目标 3

向父母介绍非评判觉察，并和他们一起练习。

介绍非评判觉察

向父母介绍评判的定义，评判是指对某种特定体验的价值、意义或质量的评价。评判的词语包括"好的"或"坏的"，"积极的"或"消极的"，"想要的"或"不想要的"。询问父母是否在觉察当下的练习中体验过评判的感觉，并请他们描述这些评判。强调每个人每时每刻都在评判——评判是我们作为人类的一部分，负面的评判甚至可以帮助我们避免真正危险或有威胁的事情。

相较其他人而言，在强烈情绪中挣扎的儿童往往会对自己的情绪和诱发情绪的情境做出更多评判。这些儿童倾向于将自己的情绪贴上"糟糕"或"愚蠢"的标签，认为自己不应该有这种感觉，或者以其他方式对自己的情绪体验做出负面反应。这些类型的评判会增加儿童因情绪体验产生的痛苦，他们会渴望摆脱情绪，导致其做出有问题的情绪性行为。

父母需要知道，儿童将练习一种叫作**非评判觉察**的技术，这是一种觉察当下技术，它用一种事实性的、中立的和非评判的方式注意和描述我们的感受。由于评判经常加剧我们的情绪反应，练习对情绪以及情绪性情境的非评判觉察有助于降低强烈情绪的强度。

非评判觉察练习

练习本章的前文中描述的一项非评判练习，可以包括：

- 对日常物品的非评判觉察
- 觉察想法练习
- 觉察情绪练习

父母有时也会对孩子的情绪和情绪性行为做出评判。这种评判会增加父母对孩子的失望，并导致其做出情绪性养育行为。举几个父母可能对孩子做出评判的例子，并请父母提供更多的例子。作为一个额外的选择性练习，你可以让父母们两人一组进行练习，轮流描述自己的孩子最近的一次情绪体验，然后不带评判地再次描述同一体验。

让父母知道，他们需要帮助孩子练习非评判觉察和觉察当下，同时自己也要练习非评判觉察。

第 8 次父母会谈的目标 4

开始创建情绪性行为表（父母版），为即将到来的暴露练习做准备。

向父母解释，在本疗法的"情绪技术"部分，儿童会开始逐渐接近一些情绪性情境，这些情境是儿童目前所回避的，或者他们在这些情境中采取了有问题的情绪性行为。这种练习称为暴露。告诉父母，他们将在下一次会谈中更多地了解儿童要在剩余的疗程里完成暴露练习的原因、方式和具体时间。为了准备下次关于暴露练习的会谈，要请父母开始创建一个不同情境的清单，列出会诱发自己孩子强烈情绪和情绪性行为的情境。

请父母翻到《儿童自助手册》中的"表单 16.1：情绪性行为表（父母版）"。向父母解释如何完成该表格，并请父母找出 4 ~ 5 种会导致自己的孩子在强烈的情绪中挣扎的情境。请父母同时指出孩子在每种情境下采取的情绪性行为（例如，回避、寻求安慰和攻击），以及父母对其情绪强度的评估。让父母知道，下一次父母会谈的重点之一就是回顾这份初建的情绪性行为清单，并继续增加更多的情境。如果父母在列出情境时有困难，可以提醒他们参考在治疗前期填写的每周首要问题追踪表、双重情绪前中后三阶段追踪表以及孩子填写的情绪前中后三阶段追踪表。

> **父母的家庭练习：父母在家中的非评判觉察练习和**
> **情绪性行为表（父母版）**
>
> 　　对于本周的家庭练习，要求父母除了至少在《儿童自助手册》中的"表单 16.1：情绪性行为表（父母版）"中填写 4～5 个情境外，还要完成《儿童自助手册》中的"工作表 16.1：父母在家中的非评判觉察练习"。

注　　释

［1］　本练习改编自威廉姆斯等人（Williams et al.，2007）。

第 19 章　第 9 次会谈：介绍情绪暴露

（情绪技术：体验我的情绪）

所需材料

- 每一次儿童会谈：

  1. 每个儿童的情绪探案工具包

  2. 扑克牌

  3. 拼图

  4. 奖品箱

  5. 大张白纸或白板，用于记录儿童在团体活动中的回答

- 仅用于第 9 次儿童会谈：

  6. 视频或歌曲

  7. 《儿童情绪障碍跨诊断治疗的统一方案——自助手册》的第 9 章

     a. 我的情绪侦探技术（见《儿童自助手册》中的工作表 9.1）

     b. 科学实验游戏（见《儿童自助手册》中的工作表 9.2）

     c. 一种新型的科学实验（见《儿童自助手册》中的图 9.1）

     d. 情绪性行为表（儿童版）（见《儿童自助手册》中的表单 9.1）

- 儿童的家庭练习：

  8. 解开情绪之谜——情绪前中后三阶段追踪表（见《儿童自助手册》中的表单 2.1），用于记录导致情绪性行为的情绪

- 每次会谈要做的评估：

9. 每周首要问题追踪表（从第 1 次会谈开始给每个儿童使用相同的表单，见本书第 11 章末尾的附录 11.1）

■ 父母会谈：

10.《儿童情绪障碍跨诊断治疗的统一方案——自助手册》的第 16 章

　　a. 情绪曲线：回避 / 逃离（见《儿童自助手册》中的图 16.2）

　　b. 情绪曲线：习惯化（见《儿童自助手册》中的图 16.3）

　　c. 情绪曲线：练习带来的习惯化（见《儿童自助手册》中的图 16.4）

　　d. 支持儿童在家进行暴露练习（见《儿童自助手册》中的图 16.5）

　　e. 情绪性行为表（父母版）（见《儿童自助手册》中的表单 16.2）

■ 父母的家庭练习：

11. 学习示范健康的情绪（见《儿童自助手册》中的工作表 16.2）

治疗师的准备

在准备本次会谈的过程中，你需要准备一只塑料蜘蛛玩具或小号毛绒动物玩偶（例如，猫、狗或类似的动物），用于示范暴露。

第 9 次儿童会谈的总体目标

本次会谈的主要目标是介绍一种新型科学实验的概念——在实验中，鼓励儿童使用各种暴露技术来直面强烈的情绪——并在本次会谈中通过练习情境性暴露来示范这些技术。在介绍暴露的概念之前，先复习到目前为止学到的技术。在父母会谈中，你应该更全面地介绍情境性情绪暴露的概念，还应该向父母介绍示范强烈情绪和情绪性行为的概念，以及与这类行为相反的更为适宜的养育行为。

■ **目标 1：** 回顾到目前为止在儿童统一方案中学到的情绪侦探技术。

- 目标 2：回顾情绪性行为和"相反的行为"的概念，为一种叫作"暴露"的新型科学实验做准备。
- 目标 3：使用玩具或其他物品完成暴露示范。
- 目标 4：与儿童和父母一起完成情绪性行为表。

第 9 次儿童会谈的内容（按目标划分）

🎯 第 9 次儿童会谈的目标 1

回顾到目前为止在儿童统一方案中学到的情绪侦探技术。

儿童与父母在一起时

在第 9 次会谈开始时，首先欢迎成员回来，然后逐一协助父母和儿童对他们的三个首要问题的严重程度评分，继续表扬和鼓励儿童朝着自己的目标努力。这些评分应该填写在从第 1 次会谈就开始使用的每周首要问题追踪表（见本书附录 11.1）中。此外还要检查每个儿童是否完成了家庭练习。让没有完成练习的儿童在下次完成（或者在回顾首要问题时快速完成）。给每个完成了练习的儿童发一块拼图。和整个团体一起简要地回顾第 8 次会谈介绍的内容（觉察当下和非评判觉察）。

只有儿童时

让团体成员翻到"工作表 9.1：我的情绪侦探技术"，你可以利用这个工作表与整个团体通过游戏回顾到目前为止在儿童统一方案中学到的技术。这些技术（列在工作表 9.1 底部的"技术库"中）包括：身体扫描、侦探思维、问题解决、有趣的活动、识别思维陷阱和觉察当下。工作表的上半部分描述了情绪侦探（杰克、尼娜、苏琪和达雷尔）目前正在应对的情绪性情境的一系列简短的案例片段。该工作表要求在每个案例旁的表格中写下"理想"的应对策略。团体可以作为一个整体一起工作，找出哪种技术适合用在哪个案例上。你可以根据需要再次描述或定义这些技术。可以通过以下方式介绍这项活动。

"今天，我们将学习一种新的方法，借助科学实验开始直面和体验强烈的情绪，比如恐惧、伤心和愤怒。这是一个非常大的目标！我们可能需要几次会谈来完成这个目标。因此，在我们进一步了解这种新型科学实验之前，最好回顾一下我们已经学习并尝试在生活中使用的'情绪侦探'技术。看一下工作表 9.1，你会发现情绪侦探们（杰克、尼娜、苏琪和达雷尔）一直面临着一些问题，他们需要你帮忙找到解决当前问题的最佳技术。让我们看看杰克面临的第一个问题。"

在练习每个案例时，确保至少有一个儿童能正确地找到解决问题的最佳策略，并（在你的帮助下）定义其中的问题和 / 或提供一个针对该问题的应对策略。

工作表 9.1 的答案如下所示。

- 案例片段 1（杰克）——身体扫描
- 案例片段 2（苏琪）——问题解决
- 案例片段 3（达雷尔）——有趣的活动
- 案例片段 4（尼娜）——觉察当下（如果该问题出现在乒乓球比赛之前，使用侦探思维也可以；问题解决也有一定的帮助）
- 案例片段 5（苏琪）——识别思维陷阱和 / 或侦探思维

如上所述，在通常情况下，可以使用不止一种策略或多种策略组合来解决这些案例片段中出现的问题。换句话说，对于这些问题，并不是只有一个正确而其他都错误的答案。如果儿童正在批判性地思考如何在某种情境中运用情绪侦探技术，那么他们已经在成为一名优秀的情绪侦探的路上了！

🎯 第 9 次儿童会谈的目标 2

回顾情绪性行为和"相反的行为"的概念，为一种叫作"暴露"的新型科学实验做准备。

向儿童介绍暴露治疗策略，它要求在情绪驱使我们采取一些行为的时候做出相反的行为（直面或接触这种情绪）。你可以通过以下方式介绍暴露的概念。

"在接下来的几周里，我们要采取与情绪让我们做的相反的行为来面对我们过去常常远离的各种情境，这些情境通常会让我们感受到强烈的情绪，比如害怕。当我们为了面对自己的感受而采取相反的行为时，我们所使用的这一策略有一个奇特的名字：暴露。有人听说过这个术语吗？暴露。"

然后，回顾相反的行为和情绪性行为的概念，解释术语"暴露"的含义及其作为一种新的情绪侦探技术的重要性。

"有许多方法可以用来应对强烈的情绪。有时候，当我们感到恐惧、伤心或愤怒时，我们所做的是找到一种方法来回避、对抗或逃离困扰我们的事情。有时候，这是个好办法，例如，如果有一辆超速的汽车向我们驶来，此时，我们正身处危险！这时我们当然要避开那辆车。我们想逃开。但是有时候，身体和大脑会欺骗我们，事实上，当我们回避、做可能让我们陷入麻烦的事情或逃离一些事情时，我们并没有处于真正的危险中。我们都时常使用情绪性行为来保证自己的安全，并让我们马上感觉好一些。例如，当你生气时，对着妹妹大喊大叫可能会让你感觉好一会儿。或者如果你害怕在学校和新同学说话，那天你待在家里而没去学校，一开始你可能也会感觉好一些。但是，从长远来看，如果你在类似和妹妹在一起或是认识新朋友的情境中使用情绪性行为，你不会学到很多东西。下一次再经历那种情境时，你可能会和上次一样沮丧，因为当这些事情发生时，你不知道该做什么，你只能试图逃跑或战斗。换句话说，如果我们在心烦意乱时过度使用情绪性行为，就学不到其他应对方法，不知道下一次心烦意乱时还能做什么——除了继续使用情绪性行为！

为了更好地进行理解，让我们听几个关于达雷尔和苏琪的故事，他们正在应对一些困难的情境，在面对困难情绪时采取'相反的行为'可能比情绪性行为更有帮助。"

情绪性行为案例片段

为团体朗读以下案例片段，以达雷尔和苏琪为例，帮助儿童回顾采取情绪性行为意味着什么，以及采取情绪性行为在短期和长期可能产生什么后果。告诉儿童，你在读完达雷尔的一个故事后会问他们一些问题，关于发生了什么以及达雷尔下次可能做什么。

"达雷尔周一有一项科学家庭作业要交，他最近在那堂课上表现不佳。事实上，他确信自己在这次作业中又会得到一个糟糕的分数。想到成绩可能不及格的时候，他非常紧张。每当达雷尔的妈妈提醒他去做科学作业时，他都决定过一会儿再做，然后就开始玩电子游戏。达雷尔玩电子游戏时感觉会好一点。在作业截止日期的前一天晚上，他想尽可能用非常快的速度完成作业，但是他非常担心，甚至比之前那些晚上感觉更糟糕，他对妈妈大喊说他不打算再做作业了。达雷尔觉得做不做作业已经不重要了，因为他确信自己无论如何都不会及格。"

然后，让儿童回答关于案例片段的以下问题。

"在这个例子中，诱发因素是什么？达雷尔的情绪性行为是什么？当他一开始回避做作业而去玩电子游戏时，他感觉好点了吗（短期来看）？交作业前一天晚上是什么情形（长期来看）？如果达雷尔想尝试做出与强烈的感觉和恐惧驱使他做的不一样的'相反的行为'，他能做什么？"

接下来，朗读下面的案例片段，让儿童知道，你们也要以同样的方式讨论苏琪的情绪性行为，以及她可能针对强烈情绪做出怎样的相反的行为。

"苏琪从小就和尼娜一起玩。她们是好朋友。最近，苏琪觉得每当她在尼娜家玩的时候，总是由尼娜决定她们做什么或者一起玩什么，这让苏琪很生气。有一天，苏琪对尼娜非常愤怒，因为她觉得尼娜不肯听她的建议玩一个不同的游戏，于是苏琪把尼娜的一个洋娃娃扔到墙上，洋娃娃摔坏了。尼娜真的很伤心，但实际上苏琪也很伤心。后来，尼娜和妈妈讨论了这件事情，她意识到自己应该给苏琪更多机会去选择她们在她家玩什么。但现在尼娜不确定如果苏琪会弄坏她的玩具，她是否还应该邀请苏琪来家里玩。"

然后，问儿童：

"在这个例子中，苏琪生气的第一个诱发因素是什么？苏琪的情绪性行为是什么？扔洋娃娃的时候，她感觉好点了吗（短期内），哪怕只有一秒？之后（长期）会怎么样？苏琪那时候感觉如何？在这个故事中，苏琪可能有理由生气，但是如果她试着做出与生气的感受让她做的相反的行为，她可以做什么呢？"

再次向儿童强调，情绪性行为通常不会让我们在这种艰难的情境里学到关于如何应对强烈情绪的新方法，而暴露将让我们学习如何与这种不舒服的感觉待在一起，并在随后做出有益的选择。

"通常，当我们采取情绪性行为时，我们马上会感觉好一些。但问题是，当我们感受到强烈的情绪时，回避、逃离或采取愤怒行为不会让我们从令人紧张、愤怒或伤心的情境中学到新东西。这样我们就认识不到，正在应对的情境和/或情绪也许并不危险，也并不可怕，而且我们无法发现强烈的感觉可能会自行消失！"

习惯一种强烈的情绪

让儿童翻到《儿童自助手册》的图 9.1（一种新型的科学实验），向儿童介绍使用暴露来"习惯"强烈情绪带来的感觉这一概念（如果儿童没有真正受到威胁或处于危险中，恐惧或愤怒等强烈情绪带来的感觉通常会随着时间的推移而减弱或让人习惯）。我们称之为"利用暴露的科学实验"。

"就像我们刚刚讨论的那样，应对强烈情绪的唯一方法似乎就是采取情绪性行为。但事实上，不管情绪有多强烈，如果你没有身处危险之中，你的感觉很可能会在某个时候自行减弱，然后你就会感觉好起来了。"

在白板上画一条情绪曲线，或者指着图 9.1 所示的第一条曲线，向儿童描述，当我们感到强烈的恐惧或愤怒时，有时会感觉这些困难的情绪一直在增加。此时，可能有益的做法是，再绘制几条具有较低峰值和较短持续时间的情绪曲线，或者指着图 9.1 所示的另外几条曲线，告诉儿童，"随着时间的推移就能习惯"和"通过练习形成习惯"。然后介绍图 9.1 中描述的杰克和他害怕狗的例子，说明暴露的功能以及时间的推移和重复练习可能对强烈情绪产生的潜在影响。

🎯 第 9 次儿童会谈的目标 3

使用玩具或其他物品完成暴露示范。

当你讲解完这些情绪曲线之后，告诉儿童现在要在团体中使用科学实验的步骤练习一次暴露。让儿童翻到"工作表 9.2：科学实验游戏"。你可以按如下方式再次介绍暴露的基本原理。

"所以，我们从杰克的故事（图 9.1）里了解到的是，暴露是一种通过新型科学实验来实践'相反的行为'的方式。这种类型的实验旨在检验当我们面对一个可能回避或利用其他情绪性行为逃离的情境时，实际感受是怎样的。使用暴露的目标是认识到，我们可以在任何既定的情境中体验出现的任何情绪，这样做的时候，我们是平安无事的。

关于这个观念，今天已经谈了很多，现在要尝试用科学实验的步骤来实际练习暴露。翻到《儿童自助手册》中的'工作表 9.2：科学实验游戏'。首先要提醒自己，一名优秀的科学家在尝试解谜时会使用的五个步骤。"

复习工作表 9.2 中的科学实验步骤，并介绍将要解决的"暴露之谜"。向团体展示一只玩具蜘蛛或一个大家可能普遍害怕的动物的玩具。把玩具放在远离儿童的地方，告诉他们今天的科学实验游戏叫作"（动物玩具的名字）的暴露"。询问团体里是否有人在现实中害怕（这种动物）。如果有儿童表示他们感到害怕，要多让这些儿童说出科学实验的步骤。在今天的会谈中让他们尝试练习，并对儿童表现出的任何细微的痛苦表达共情。让儿童填写工作表 9.2，在其顶部（"我们正在进行的科学实验是："一栏）写下他们要做的活动，即"暴露 / 接近（动物玩具的名字）"。然后你可以说：

"现在我们已经知道了自己的谜团，让我们从一个问题开始吧。这个问题可能是，如果我害怕（动物玩具），我怎么才能习惯这种感觉呢？让我们以团体为单位，写下一些关于如何习惯这种感觉的猜想，看看随着时间的推移会发生什么。有人有什么想法吗？我们能做些什么来适应和（动物玩具）在一起？"

征求儿童关于如何接近（而不是回避）这个动物玩具的若干想法。在时间允许的情况下，把想法按照由易到难的顺序排列在白板上。

然后，让儿童填写工作表 9.2 中的第 1 步和第 2 步，并询问他们可能会发生什么（第 1 步：例如，"当我抚摩这只狗时会发生什么？"）以及对第 1 步之后会发生情况的"最佳猜想"（第 2 步：例如，"不会像我想的那么可怕，狗会保持冷静"）。鼓励儿童轮流尝试越来越难的步骤并观察进展。让儿童在工作表 9.2 中写下观察结果（第 3 步：例如，"没那么可怕，这只狗看起来很和善"）并得出结论（第 4 步：例如，"我已经习惯了，我的猜想是正确的，这不会令人害怕"）。最后，使用在这个初始实验中收集的信息，讨论如果再次尝试这个实验会发生什么，并把它写在工作表上的第 5 步下面（例如，"随着不断练习，这会变得更容易"）。如有需要，可参考图 9.1 中的最后一条情绪曲线，并询问团体，如果持续练习直面这种（对动物玩具的）恐惧，随着时间的推移会发生什么。会变得更容易还是更困难？提示：更容易！

父母回来加入时

第 9 次儿童会谈的目标 4

与儿童和父母一起完成情绪性行为表。

建立情绪性行为表

与儿童和父母一起完善"表单 16.1：情绪性行为表（父母版）"，这是父母在本次会谈和上一次会谈中一直在填写的表单。首先，说明父母为儿童创建的情绪性行为表将有助于对其他科学实验做出计划，在这些实验中，儿童将在家里和接下来的会谈中直面自己的感受并进行（暴露）练习。让儿童翻到《儿童自助手册》中的"表单 9.1：情绪性行为表（儿童版）"，看看这个空白表单以及父母在《儿童自助手册》中填好的表单 16.1。让儿童和父母逐一讨论父母填在表单里的每个项目，决定是否将该项目写入表单 9.1 中，以便在治疗中进行工作。让儿童为自己的情绪评分，并提供他们在每种情境里可能使用的其他情绪性行为。此外，儿童可能会有其他的项目要添加到表单中，你需要获得这些新项目的情境、情绪性行为和情绪强度的信息，并让儿童将这些信息也写入儿童版的表单中。在这一过程中，针对情绪性行为表（儿童版），你需要询问儿童以下问题（参考父母版表单）。

■ 这些是你最害怕 / 回避过 / 感到烦恼的情境吗？

■ 我们应该添加一些东西吗？

■ 我们应该减少一些东西吗？

■ 首先要做的最重要的事情 / 最不重要的事情是什么（按重要程度排序）？

在帮助儿童增加新项目时，需要他们考虑的问题：

■ 你想做但经常回避的活动是什么？

■ 什么情境让你感到最焦虑或最害怕？你会远离这些情境吗？多久一次？

- 当你感到伤心并且没有精力时，你会做什么？

- 什么情况让你最生气？当你生气时，你会做什么？

- 当你感到沮丧时，你有没有做过事后后悔（或希望自己没有做）的事情？

治疗师备忘录

　　一些儿童可能会觉得心烦意乱，不愿意分享评分或讨论父母填写的项目。向家庭强调这是一项合作活动，儿童有权决定完成哪一种暴露 / 直面感受的练习。告诉儿童，你已经收集了父母对要做哪些事情的意见，你十分希望儿童告诉你是否想要增加或改变任何项目。但是，如果儿童强烈反对创建此表单的儿童版，此时就不再要求他们这么做。

儿童的家庭练习：解开情绪之谜——情绪前中后三阶段追踪表 （可选择布置继续做相反的行为实验）

　　让儿童在《儿童自助手册》中的"表单 2.1：解开情绪之谜——情绪前中后三阶段追踪表"中填写新项目。本周内，让他们尝试选择一个曾经使用过情绪性行为（例如，回避或在应对一种情绪时表现得有攻击性）的情境。父母可能需要协助他们选择一个合适的情境。然后让父母和儿童讨论，如果儿童采取了与情绪驱使他做出的相反的行为，那么做出行为"之后"的结果是否会不一样。如果他们采取了不同的行动，当时会立刻发生什么？长期来看又会怎样？

第 9 次父母会谈的总体目标

　　本次父母会谈的主要目标是让父母熟悉情境性情绪暴露，这是一种不同类型的科学实验，目的是让儿童做出与情绪想让他们做出的相反的行为。暴露构成了本疗法第 9—14 次会谈的基础，也是最重要且积极有效的组成部分。对父母而言，牢牢掌握暴露原则非常必要，这样他们就可以在家里帮助孩子实施暴露，适当地强化孩子完成暴露的能力，并在治疗结束后继续鼓励孩子做暴露练习。

- ■ **目标 1**：向父母介绍情境性情绪暴露的概念，这是一种不同类型的科学实验。
- ■ **目标 2**：解释父母在家庭暴露练习中的角色。
- ■ **目标 3**：向父母介绍情绪性养育行为，即过度示范强烈的情绪和回避行为，并且介绍相反的养育行为，即示范健康的情绪。
- ■ **目标 4**：继续填写情绪性行为表，为即将到来的暴露做准备。

第 9 次父母会谈的内容（按目标划分）

🎯 第 9 次父母会谈的目标 1

向父母介绍情境性情绪暴露的概念，这是一种不同类型的科学实验。

治疗师备忘录

在本次会谈和接下来的每一次会谈开始时，你都应该先与父母简要地沟通儿童过去一周在症状 / 功能上的重大变化，同时也要检查家庭练习。通常，这个环节应该控制在 10 分钟以内，以便留出足够的时间讨论新的内容。

作为一种新型科学实验的情境性情绪暴露

在开始讨论情境性情绪暴露时，告诉父母他们今天将学习一种新的有关情绪的科学实验。提醒父母在到目前为止的治疗中，儿童已经实践了几种不同类型的实验，目的是观察在某个情境下采取与情绪让他们做的事情相反的行为时会发生什么。与父母一起回顾这些不同类型的实验。

- **相反的行为科学实验（第 3 次会谈）**：观察在做出与情绪驱使我们做的行为相反的行为时会发生什么。
- **内感性暴露（第 4 次会谈）**：看看在体验到强烈的身体感觉但不做任何事情去摆脱它的时候会发生什么。
- **觉察当下和非评判觉察练习（第 8 次会谈）**：看看在运用觉察当下和非评判觉察技术来注意情绪体验而不对其做任何事情时会发生什么。

向父母解释，所有这些不同类型的科学实验（或暴露）已经帮助儿童开始改变他们对待强烈情绪的方式。儿童没有立即试图逃离情绪或做一些事情来消除情绪，而是一直在学习仅仅注意情绪并和它待在一起，而不对其采取行动。然而，在到目前为止的治疗中，儿童主要在日常生活中自然出现的情境里练习这些处理情绪的新方法。告诉父母，从下周开始，儿童将以一种循序渐进的方式，有目的地接近并待在给他们带来强烈情绪的情境里。这种练习称为情境性情绪暴露。完成情境性情绪暴露意味着要参与一种情境，儿童要在其中体验到一种不舒服的情绪——包括恐惧、焦虑、伤心或愤怒——而不回避这种情境或使用其他类型的情绪性行为。

向父母解释如何按照科学实验的步骤进行情境性情绪暴露。和之前讨论的其他类型的实验一样，在你和 / 或父母的帮助下，儿童在开始情境性情绪暴露时要先定义实验任务（或暴露任务）。接着，儿童对实验中将要发生的事情形成初步猜想（或假设），并评估这些猜想以确定它们是否真实（使用侦探提问和侦探思维）。然后，儿童将在整个暴露过程中利用良好的觉察当下技术监控实验的进展和结果。最后，将实验结果与儿童对可能发生的事情的初步猜想做比较。

怎样进行情境性情绪暴露以及它为何有效

向父母说明，当儿童接近或考虑接近某个情境时，可能会诱发焦虑、恐惧、愤怒或伤心等强烈的情绪，此时一般会发生的是，儿童可能体验到高水平的情绪和强烈的生理反应（例如，心率加快、体温变化和肌肉紧张）。除了体验到这些强烈的生理感受之外，儿童可能会产生这样的信念，即情境是具有威胁性的或危险的，在某种程度上是不公平的，或者超出了自己有效应对的能力。因此儿童可能会试图直接回避这种情境，或使用其他情绪性行为来立即缓解感受到的情绪。这些行为通常会让儿童在短期内感觉好多了，但会强化他们在这种情境下的高水平情绪和非适应性反应。

告诉父母，如果儿童开始面对诱发强烈情绪的情境，但并不采取回避或任何情绪性行为来减少对情绪的体验，那么强烈的情绪会随着时间的推移而开始变得不那么强烈。这种结果发生的部分原因是一种被称为习惯化的机制。

向父母解释，习惯化指的是故意允许强烈的情绪性反应在令人恐惧或不安的情境中产生，并且不试图摆脱这种情境，结果是情绪性反应会随着时间的推移而变得不那么强烈。请父母翻到图 16.2（情绪曲线：回避/逃离），告诉他们这条曲线代表了儿童的情绪强度随时间推移而发生的变化。解释曲线在达到峰值后快速下降可能是由于回避导致的，也可能是因为采取了其他可能快速降低情绪强度的情绪性行为。然而，回避和其他情绪性行为妨碍了儿童认识到一个事实，即待在这种情境里的最终结果是情绪强度会下降，而且待在情境中而非回避情境通常不会导致消极的后果（除了让人感觉不舒服外）。在说明这一点时，请父母对照图 16.3（情绪曲线：习惯化）。

让父母知道，当儿童开始接近自己以前回避或是采取有问题的情绪性行为来应对的情境时，他们在这些情境中的不适感可能不会完全消失。强调这是一个完全正常的反应，儿童在这种情境下甚至可能一直感觉不太舒服。即使儿童的焦虑没有完全消除，当他们下一次接近这种情境或类似情境时，也不会像现在这样感觉不舒服或焦虑。向父母解释，这一过程有时被称为会谈间的习惯化，让他们对照图 16.4（情绪曲线：练习带来的习惯化）来理解这一点。

告诉父母，暴露如此有效的另一个原因是，当儿童反复面对引发强烈情绪或不舒服情绪的情境时，他们可能会意识到，自己对可能发生的事情的最初解释（思维陷阱）是不真实的——或者即使是真的，结果也不像预期的那么糟糕。这种现象有时被称为信念失验。当儿童继续接近不舒服的情境时，他们会收集新的、更有益的证据来证明在这种情境下最有可能发生的事情。例如，儿童可能知道他们能够在不舒服的情境中生存下来了，可能发生的最坏结果并没有发生或实际上并没有那么糟糕；或者当自己习惯于体验这些情境时，强烈的情绪变得更容易忍受。结果就是儿童会对自己应对困难情境的能力变得更加自信。

🎯 第 9 次父母会谈的目标 2

解释父母在家庭暴露练习中的角色。

告知父母，在今天的父母会谈结束时，他们将和孩子的治疗师一起填写情绪性行为表（儿童版）。在本次会谈结束前的父母和儿童共同参与的时间里，儿童也将为填写这个表单的父母版提出建议，之后父母将在下周内完成情绪性行为表（父母版）。从下一次会谈开始，儿童将在会谈中和在家里练习情境性情绪暴露。强调父母的参与对儿童暴露练习的成功至关重要。大多数儿童不想做暴露练习，至少最初是不愿意的，因为暴露会诱发不舒服的感觉。因此重要的是让父母充分参与和选择适当的暴露情境，计划在何时、何地以及如何完成，并且在暴露之前、期间和之后给予儿童鼓励和赞赏。如果父母在治疗期间以及治疗结束后每周都参与暴露练习，儿童将能最大程度地从本疗法中受益。

向父母解释，他们在家里的暴露练习将获得很多支持。父母可以在下一次会谈中观察治疗师与儿童以团体为单位练习暴露，他们也有机会在未来的会谈中观察治疗师示范暴露的步骤。父母还将得到关于会谈中儿童暴露的即时反馈，同时治疗师也将帮助父母规划每周在家进行的暴露练习。

请父母翻到《儿童自助手册》中的图 16.5（支持儿童在家进行暴露练习）。和父母一起浏览这张图，确保父母理解了其中的每一个要点。

🎯 第 9 次父母会谈的目标 3

向父母介绍情绪性养育行为，即过度示范强烈的情绪和回避行为，并且介绍相反的养育行为，即示范健康的情绪。

> ### 治疗师备忘录
>
> 　　留意你在这次父母会谈中所用的时间。如果没有足够的时间讨论所有内容，可以将目标3留到今后的会谈中讨论，直接讨论目标4。

情绪性养育行为：过度示范强烈的情绪和回避行为

　　向父母解释，当儿童开始接近令人痛苦的情境而不再采取情绪性行为时，重要的是父母也要思考，自己作为家长通常是如何应对痛苦的情境和情绪的。许多参与本疗法的父母自身也容易体验到强烈或无法控制的情绪，因为我们从研究中得知，难以应对焦虑、抑郁或强烈的情绪有一定的遗传基础。向父母解释，即使他们自己从未被诊断患有某种临床障碍，一些人仍可能倾向于采取回避行为、安全行为或其他情绪性行为，这些都容易被视为家庭中的"常态"。虽然每个人都会偶尔使用情绪性行为，但如果父母经常或持续使用某些情绪性行为，可能会在无意中教导自己的孩子使用相同的情绪性行为。这种现象有时被称为示范。

　　示范是指通过观看他人演示某个行为来学习该行为。请父母找出自己通过示范学到的技术和行为。根据他们的回答，强调他们通过这个过程学到了各种不同的行为和技术（例如，学习舞蹈、在会谈中学习行为规范和期望的行为）。指出儿童学习的一个重要途径是观察生活中的重要人物（尤其是父母）如何思考和行动。因此，父母可能会通过过度表达强烈的情绪、说出歪曲思维或在孩子面前做出情绪性行为等方式，不经意地教导孩子用父母的方式来应对情绪。

> ### 治疗师备忘录
>
> 　　在介绍这些内容时，请记住许多父母并没有觉察到自己的情绪性行为。如果觉察到了，他们可能会试图正常化或尽可能弱化这些行为。

相反的养育行为：示范健康的情绪

在应对示范这种情绪性行为时，重要的是要提醒父母，他们当然被允许、期待甚至被鼓励拥有自己的情绪体验！提醒他们，本疗法的目的不是摆脱情绪，而是认识到我们有时在以一种无益的方式应对情绪，因此应该改变我们正在使用的一些情绪性行为。情绪当然是正常的、自然的，并且对父母和儿童都是无害的。

鼓励父母反思他们在过去几周可能使用过的情绪性行为，并请父母思考孩子通过观察父母的情绪性反应可能从情境中学到什么。对许多父母来说，仅仅觉察到自己的情绪表达和行为与孩子的情绪表达和行为之间的关系，就足以让他们开始示范不同的反应。此外，"工作表 16.2：学习示范健康的情绪"包括了三个步骤，可供父母在孩子面前练习示范如何更健康地表达和调节情绪。与父母一起阅读每一个步骤。在本周的家庭练习中，父母将使用这份工作表的下半部分来确定一个父母可能正在为孩子做出无益的情绪性行为示范的领域，然后练习示范健康的情绪。

◎ 第 9 次父母会谈的目标 4

继续填写情绪性行为表，为即将到来的暴露做准备。

以整个父母团体为单位或分成几个父母小组（取决于治疗师的数量），检查每一位父母最初尝试为暴露创建的情绪性行为表（父母版）。在你检查并帮助父母修订表上的每一项内容时，请记住以下问题。

■ **表上的项目是否适合本疗法的治疗模型？** 父母偶尔会在表上列出他们希望孩子做的或者更常做的事情，但这件事情不一定会诱发强烈的情绪。例如，如果"每天晚上洗碗"不会引发强烈的情绪性反应，就不是一个合适的项目。

■ **表上的项目是否具体且可操作？** 为了设计有效的暴露练习，每个项目都要尽可能具体、明确和可操作。例如，如果一位父母将"上学"列为一项会给孩子带来巨大痛苦的活动，问问父母学校的哪些方面会诱发孩子焦虑。是与父母分离困难吗？走进学校大门是焦虑的来源吗？孩子在要考试时会非常痛苦吗？问一些具体的问题，你会逐渐明确孩子痛苦的主要来源，并找到在会谈或家庭中模拟这种情境的方法。

■ **表上的项目有难度梯度吗？** 一个很好的经验法则是，表上的项目应该有一些是低难度的，有一些是中等难度的，还有一些是高难度的。

在帮助父母修改表单上的项目后，你可以利用你对每个儿童和家庭的了解来提出更多项目。在本次会谈结束时，每位父母都应该有一份近乎完整的情绪性行为表（父母版）。我们还提供了一份额外的副本（表单 16.2）。

父母的家庭练习：学习示范健康的情绪

在本周的家庭练习中，要求父母完成《儿童自助手册》中的"工作表 16.2：学习示范健康的情绪"的下半部分，即父母要确定一个自己正在示范无益的情绪性行为的领域，然后练习以更健康的方式表达和调节情绪。

第 20 章

第 10 次会谈：直面我们的情绪（第 1 部分）

（情绪技术：体验我的情绪）

所需材料

- 每一次儿童会谈：

  1. 每个儿童的情绪探案工具包

  2. 扑克牌

  3. 拼图

  4. 奖品箱

  5. 大张白纸或白板，用于记录儿童在团体活动中的回答

- 仅用于第 10 次儿童会谈：

  6. 父母和儿童在上次会谈时共同完成的情绪性行为表（儿童版）（见《儿童自助手册》中的表单 9.1）的最新版副本

  7. 《儿童情绪障碍跨诊断治疗的统一方案——自助手册》的第 10 章

     a. 科学实验类型（见《儿童自助手册》中的图 10.1）

     b. 安全行为（见《儿童自助手册》中的图 10.2）

     c. 共同直面强烈情绪的实验（见《儿童自助手册》中的工作表 10.1）

     d. 情绪温度计（见《儿童自助手册》中的图 10.3）

- 儿童的家庭练习：

  8. 我的情绪梯子（家庭练习版）（见《儿童自助手册》中的表单 10.1）

9. 解开情绪之谜——情绪前中后三阶段追踪表（见《儿童自助手册》中的表单
   2.1；从第 2 次会谈开始使用相同的表单）

■ 每次会谈要做的评估：

10. 每周首要问题追踪表（从第 1 次会谈开始给每个儿童使用相同的表单，见本书
    第 11 章末尾的附录 11.1）

■ 父母会谈：

11.《儿童情绪障碍跨诊断治疗的统一方案——自助手册》的第 16 章

　　a. 不同问题领域的暴露示例（见《儿童自助手册》中的表 16.2）

　　b. 如何使用相反的养育行为支持儿童的暴露（见《儿童自助手册》中的表 16.3）

　　c. 情绪梯子（见《儿童自助手册》中的表单 16.3）

　　d. 情绪性行为表示例（见《儿童自助手册》中的图 16.6）

　　e. 情绪梯子示例（见《儿童自助手册》中的图 16.7）

■ 父母的家庭练习：

12. 使用相反的养育行为支持儿童在家进行暴露（工作表 16.3）

治疗师的准备

在准备本次会谈的过程中，你需要收集并备齐所有必要的材料，以便进行会谈中的团体暴露。这些材料根据你选择的团体暴露类型而有所不同，可能是在进行公共演讲暴露时用于记录简短演讲的纸笔，也可能是一个小短剧，或者是一本供儿童大声朗读的书。

第 10 次儿童会谈的总体目标

本次会谈的主要目标是回顾情境性情绪暴露（向儿童介绍这是直面情绪和习惯情绪的实验），并让儿童在团体情境中完成第一次情境性情绪暴露。团体暴露的选择很

多，所以可以发挥创意！最好的团体暴露应该在某种程度上与所有参与者都有关，同时对任何一个儿童来说引发的情绪都不会太强烈。在会谈结束时，儿童可以在父母在场的情况下完成团体暴露（或展示其中的某些部分）。在会谈结束前，要为第一次在家暴露制订初步计划。

- ■ **目标 1**：回顾使用科学实验来直面强烈情绪的概念。
- ■ **目标 2**：介绍安全行为和微小的回避行为（如分心）的概念。
- ■ **目标 3**：以团体为单位练习直面强烈情绪的科学实验（情境性情绪暴露示例）。
- ■ **目标 4**：为未来直面强烈情绪的科学实验制订计划（个性化的情境性情绪暴露）。

第 10 次儿童会谈的内容（按目标划分）

◎ 第 10 次儿童会谈的目标 1

回顾使用科学实验来直面强烈情绪的概念。

儿童与父母在一起时

在第 10 次儿童会谈开始时，首先欢迎成员回来，然后逐一协助父母和儿童对他们的三个首要问题的严重程度进行评分，继续表扬和鼓励儿童朝着自己的目标努力。这些评分应该填写在从第 1 次会谈就开始使用的每周首要问题追踪表（见本书附录 11.1）中。此外还要检查每个儿童是否完成了家庭练习。让没有完成练习的儿童在下次完成（或者在回顾首要问题时快速完成）。给每个完成了练习的儿童发一块拼图。简要回顾上一次会谈讨论的内容，一定要回顾使用科学实验直面情绪以及"通过练习形成习惯"的概念。鼓励每个儿童与团体成员分享自己在家庭练习中的一个部分（解开情绪之谜——情绪前中后三阶段追踪表中的一个情绪性行为）。

只有儿童时

回顾从情绪侦探那里学到的不同的科学实验

让儿童打开《儿童自助手册》，翻到图 10.1（科学实验的类型）。让儿童跟着《儿童自助手册》复习科学实验的定义。然后提醒儿童已经做过的一些不同类型的科学实验。

- 相反的行为：做出与情绪想让我们做的相反的事情（例如，当我们感到沮丧或伤心时，练习做一些有趣的事情）。
- 直面我们的身体线索：有意地让自己感觉到身体线索（例如，做一些类似到处跑或屏住呼吸的事情），并观察这些感觉随着时间的推移发生的变化。
- 直面我们强烈的情绪/暴露：接近一个让我们感觉到强烈的情绪并让我们想要采取无益行为的情境，待在这种情境中。

接下来，更详细地回顾暴露的定义（例如，直面强烈情绪的科学实验）。讨论暴露如何能帮助我们在第一次练习接近困难情境的时候，以及在之后一次次直面情绪的时候，降低强烈的情绪。暴露一开始可能会让儿童感到非常害怕或焦虑，所以有必要传达这样的信息，即他们会安全地练习暴露，而且可以选择在未来的会谈和家庭科学实验中使用哪种类型的暴露。

"今天我们将继续进行直面情绪的科学实验。还记得我们讨论过暴露的概念吗？暴露是指去做已知的可能会使我们感到强烈情绪的事情（比如，一点点接近动物玩具，就像在上次会谈中做的那样）。然而，如果注意到这些情绪并感受它们，而不是做一些会让我们马上感觉更好的事情，我们可能就会发现自己可以处理这些情绪，而且这些情绪也会随着时间的推移而减少。在这些科学实验或暴露中，强烈情绪就像海洋中的波浪。我们会注意到波浪涌起并最终回落，也会注意到这些情绪如何随着我们练习感受它们而逐渐减少，就像波浪在逐渐靠近岸边时会变得越来越小。

在使用暴露直面情绪并随着时间的推移习惯这些情绪时，我们会始终考虑你的安全和你的选择。你的安全对我们所有人都很重要，我们永远不会要求你去做确实不安全的暴露或科学实验。当你直面自己的情绪时，你可能会感到愚蠢或奇怪，甚至感受到另一种更强烈的情绪，但我们不会把你置于危险之中。我们也会考虑你的选择。从今天的会谈开始，你将始终对自己在科学实验中所做的事情拥有发言权。在团体里，一个人做的实验可以和其他人做的有所不同，尽管大家今天要做同样的暴露或科学实验。要记住，无论在会谈中还是在家里，你对做的实验都有发言权，而且这些实验都是安全的。"

◎ 第 10 次儿童会谈的目标 2

介绍安全行为和微小的回避行为（如分心）的概念。

让儿童翻到《儿童自助手册》的图 10.2（安全行为）。以这个图为指导，介绍安全行为（儿童使用的微小的回避行为，或者在情绪性情境中为了让自己感到安全而依赖的人或物品）。讨论儿童用来帮助自己渡过困难或恐惧情境的物品、人和行为。你可以这样说：

"在开始今天的情绪实验之前，我们先谈谈一些孩子在暴露中会做的能让他们感觉好一点的事情。有时，我们可能会对某件事有强烈的情绪或感觉，但只要有一个特别的东西或人在身边，我们就能够直面情绪或做暴露。例如，小时候，我有一条粉红色的毯子，它让我感到安全。我到任何地方都带着我的毯子，觉得如果没有它就不安全。它就像一条神奇的毯子，可以永远保护我的安全。我以前非常害怕打针。如果我觉得自己可能需要打一针，我甚至都不想去看医生，除非有毯子在我身边。如果有这条毯子，我就可以把头埋进去，闻到家的味道，于是一切就都安全了。然后，我就可以打针了，哪怕可能会疼一会儿。有时候，我甚至完全没有注意到疼痛。但是，如果我忘记了带毯子，我就会突然非常非常害怕再去看医生。虽然带着毯子（或者带着能让我感到安全的东西）可以使我去做一些原本害怕的事情，而且当我需要打针的时候带着它也不是什么特别糟糕的事，但你可以说我并不知道在没有毯子的情况下打针是不是真的那么可怕。我有点儿在用毯子分散注意，用它来保护自己。长大后，我不得不放弃我的毯子。一开始打针对我来说很难，我还是很害怕。但是，最终我意识到，不管有没有毯子，打针只会疼 1 秒，然后就结束了，我的恐惧开始减轻了。

当你有强烈的情绪时，你的生活中有没有让你感到安全的东西或人？有什么能让你觉得更安全的东西吗？看一看图 10.2，在那些当你感到强烈的情绪时为了感觉安全而去做的事情上，请举手示意或在旁边打个钩。"

协助团体针对其他安全行为和微小的回避行为的例子展开头脑风暴，比如：

- 在脑子里唱首歌或是忙于某事来分散注意
- 随身携带水瓶、手机或其他物品（如毯子）
- 无论去哪里都要有人陪着
- 问父母很多问题（"会没事吗？""会发生什么？"）
- 注意自己的呼吸，而不是可怕的情境

在头脑风暴之后，让儿童识别自己的安全行为 / 微小的回避行为，然后留意在随后的暴露练习中逐渐消除的安全行为或微小的回避行为。可以向儿童做出如下解释。

"当你练习直面自己的情绪时，留意可能做出的安全行为非常重要。你可能会做一些事情——比如看向别处，用一些事情分散注意，或者假装情境没有发生——这些都会让你无法充分体验暴露的感觉。你需要集中注意，努力体验所有的情绪，即使这样可能会让你感到困难或不舒服。"

◎ 第 10 次儿童会谈的目标 3

以团体为单位练习直面强烈情绪的科学实验（情境性情绪暴露示例）。

在直面强烈情绪的团体科学实验（团体暴露）中，可以选择对团体中大多数儿童有益的任何项目，而且总体上应该是情绪性行为表（儿童版）中强度最低的项目。换句话说，尽量选择一种能引发一些痛苦的暴露方式，但又不要太困难以致任何人都无法忍受或试图逃离。我们通常建议针对某种社交威胁实施温和的暴露（例如，让儿童都戴着滑稽的帽子或脸上涂了油彩，在可能被其他人看到的办公楼里来回走动，问陌生人要一支笔，或者在父母面前表演一些节目）。我们发现，对大多数儿童来说，这些类型的暴露通常会引发某种程度的情绪，也相对容易根据个人的情况来设计。不过，我们也实施了针对各种各样诱发因素的团体暴露，包括与打针、万圣节服装或温和的黑暗环境有关的暴露，具体取决于团体成员在情绪性行为表上呈现出了哪些共同的主题。如果要让暴露更符合个体的情况，你也可以选择把大团体分成两个小组，分别实施两种单独的团体暴露。总之，我们的暴露目标是引发少量的焦虑，能够了解暴露的目的、功能和效用即可。

介绍并实施一次进行公开演讲的团体暴露作为示例

这里描述了可作为团体暴露的一个公开演讲的暴露练习。注意，下面列出的基本步骤同样可用于其他团体暴露，例如上文提到的团体暴露。

向儿童解释，有些人在一群人面前讲话会感到紧张、害怕或尴尬，或者当这类公开演讲的情境出现时，他们甚至会感到伤心或愤怒。告诉团体在今天的第一次**直面强烈情绪/暴露实验**中，团体的每个成员将在所有父母、治疗师和其他儿童面前练习讲一些话。然后，给每个团体成员分别提出一个问题，让每人准备一个答案，之后在整个团体面前给出答案。问题可以包括：

- 你长大后想做什么？
- 如果你是市长，你会做什么？
- 在这个世界上，你最想遇见谁？为什么？
- 你最喜欢的假期是哪一个？为什么？

其他可以选择的公开演讲暴露包括让儿童表演一个短剧，讲一个故事，或者大声朗读一个犯傻的故事或用身体做出滑稽的行为。无论选择什么样的公开演讲暴露，每个儿童都应该向大家说出自己的答案或面向大家朗读（每个儿童的演讲时间约 1 分钟）。向每个儿童解释他们在团体暴露中的角色。你可以根据每个儿童在暴露期间预期的情绪痛苦水平，向上或向下调整这些角色的难度。

让团体成员打开《儿童自助手册》，阅读"工作表 10.1：共同直面强烈情绪的实验"，并跟随你完成暴露活动的每一步。

1. **从给活动起名字开始**。首先，让团体成员写下你选择的暴露活动和他们以团体为单位需要完成并回答的问题（例如，"当我大声读出我的问题时，情绪温度计上的焦虑水平会变化吗？"）。

2. **做出一个猜想**。然后，以团体为单位，对活动中可能发生的事情做出一个"最可能的猜想"，并把它写在工作表 10.1 的第 2 项中（例如，"我害怕会搞砸，我的手心可能出汗"）。在暴露之前，帮助儿童对即将到来的暴露简短地运用"侦探思维"和 / 或觉察 / 正念练习可能会有帮助。你可以鼓励儿童在整个暴露过程中使用觉察当下、身体扫描或非评判觉察技术，增加他们对暴露过程中出现的任何强烈情绪体验的注意。

3. **尝试进行实验**。在活动中，你应该询问儿童在暴露之前、期间和之后在图 10.3（情绪温度计）上的情绪有多强烈。继续使用在前几次会谈中引入的 0—8 分的量表可能很有意义，但有些儿童可能更喜欢修改这个量表，使用更大范围的数字。或者可以让那些对数字评分系统有困难的儿童将自己的情绪分为"冷""凉爽""温暖""热""非常热"。

4. **观察实验结果**。活动结束后，让儿童分享自己的经历，并在工作表 10.1 的第 4 项中写下他们注意到的东西。具体而言，让儿童探究事情是按照他们猜想的那样发展的，还是结果有所不同。

5. **再次尝试实验**。询问儿童如果重复这样的暴露，他们认为自己的情绪会有什么变化，并让他们在工作表 10.1 中的第 5 项写下可能会发生什么。

> ## 治疗师备忘录
>
> 　　暴露的目的就是要引发至少一点点恐惧。对你来说，看着这样的事情发生可能很难；然而，这是暴露过程中必要的一部分。记住，所有强烈的情绪最终都会减弱。如果有人反应特别强烈或尝试 / 威胁要离开房间，可以为其提供其他的选择，或者让儿童知道，他们可以选择仍然参与暴露，但降低暴露的强度（例如，如果一个儿童拒绝在公开演讲暴露中讲话，即便在受到鼓励之后他仍然拒绝，你也可以让这个儿童在远离团体的地方甚至独自在房间里讲话）。对于正处在特别困难时期的儿童，你可以和他们一起根据需要分解所选活动的具体步骤，这样可以展示一个人如何逐步接近或应对暴露可能引发的强烈情绪，并促进一种自信的感觉。你可以说，"第 1 步是在团体面前读一个问题，第 2 步是在团体面前读一整个段落，第 3 步是想出几句话和团体成员分享"，并让那些有困难的儿童自行选择从暴露练习的哪一步开始。最终目标是让那些特别困难的儿童在最初的暴露中体验到成功，并感觉自己今天好像已经成功直面了强烈的情绪。

父母回来加入时

第 10 次儿童会谈的目标 4

为未来直面强烈情绪的科学实验制订计划（个性化的情境性情绪暴露）。

完成情绪梯子

　　当父母和儿童回到一起时，让儿童与父母和治疗师一起完成《儿童自助手册》的"表单 10.1：我的情绪梯子（家庭练习版）"。表单 10.1 可以让你帮助父母和儿童把直面情绪的大目标分解成更小的、更容易控制的并且在家里可以完成的步骤。《儿童自助手册》的父母篇中提供了一个已完成的表单示例以供参考（图 16.7）。表单 10.1 中的每一级都代表了暴露（或反应阻止，具体视需要而定）活动的一个方面或一个步骤，梯子上（更高的）每一级都建立在它之前（下面）一级的基础上，最终在梯子顶端有一个更大的暴露目标。因此，在攀登表单 10.1 的情绪梯子的过程中，儿童直面的情绪越来越强烈，他们的最终目标是征服表单顶端最困难的"目标"情境。对表单 10.1 的描述如下所示。

"与你的爸爸妈妈和治疗师一起决定这周在家学习直面强烈情绪的第一个目标。然后，把这个目标分解成更小的步骤，每一步都写在'表单 10.1：我的情绪梯子（家庭练习版）'上。这个情绪梯子将帮助你像婴儿般每次一小步地直面困难的情绪，这样你就可以在直面强烈情绪的过程中一点点逐步获得自信，直到接下来尝试更有挑战的步骤。记住，在尝试困难的事情之前，你应该从直面容易的事情开始，因为直面情绪通常会随着练习变得更容易！勇敢地直面情绪是一项艰苦的工作，所以你也会因为直面困难的情绪和没有使用无用的情绪性行为（如回避、逃离或变得有攻击性）而得到奖励。"

完成此表单将有助于在家进行暴露。使用表单 10.1，协助父母和儿童将"表单 9.1：情绪性行为表（儿童版）"中至少一个单独的项目分解为具体的、可管理的步骤。例如，如果一个儿童的情绪性行为表上有"养一只黏糊糊的蟾蜍当宠物"这样一项，那么这个更大的目标可以被分解成具体步骤，如"站在离黏糊糊的蟾蜍 1.5 米远的地方""站在蟾蜍旁但不碰它""摸黏糊糊的蟾蜍后背 1 秒""把黏糊糊的蟾蜍拿在手上 5 秒"，等等。鼓励父母和儿童在情绪性行为表（儿童版）中选择一个强度较低的项目。接下来，逐一帮助父母和儿童为这个低强度项目确定一两个"婴儿般的一小步"，便于他们本周在家里练习暴露。在决定对表单上的哪个项目展开暴露和尝试任何更小的暴露步骤时，应当考虑如下几点。

1. 父母和儿童应该一致同意所选择的暴露步骤。
2. 尝试确定在何时、何地以及如何完成家庭练习里的暴露。
3. 讨论儿童在成功完成家庭练习里的暴露后可能会得到什么奖励。

治疗师备忘录

　　请记住，一些儿童可能对任何关于"婴儿般的一小步"的讨论都很敏感。你（或儿童的父母）可能需要在未来的暴露过程中改变、增加或调整儿童版情绪梯子的步骤，因此，只确定儿童情绪梯子的最初几个步骤可能就足够了，特别是对于一个反应比较大或情绪强烈的儿童而言。

考虑第 11 次儿童会谈的暴露中的实际问题

　　第一次现实中的暴露将在下一次会谈中进行，下一次会谈一般会在社区里的某个地方（通常是当地购物中心、超市或类似的地方）举行。如果你要遵循这个计划，那么在今天的团体会谈结束之前，应商定下次与团体成员会面的时间和地点，并建议父母预留出一些时间来找停车位，确保暴露可以按时开始。如果你想让儿童带上任何物品或钱，一定要提前让父母知道这件事以及物品或钱的用途（例如，用于在计划进行的暴露中购买奖励或辅助用品）。

儿童的家庭练习：我的情绪梯子（家庭练习版）和
解开情绪之谜——情绪前中后三阶段追踪表

　　除了完成《儿童自助手册》中的"表单 10.1：我的情绪梯子（家庭练习版）"中的 1—2 级外，儿童还应该在《儿童自助手册》中的"表单 2.1：解开情绪之谜——情绪前中后三阶段追踪表"中再增加一条记录。

第 10 次父母会谈的总体目标

　　本次父母会谈的主要目标是帮助父母做好准备，协助和支持孩子的暴露。回顾暴露的概念，讨论如何将暴露应用于各种问题领域或引起关注的问题。介绍安全行为的概念，鼓励父母识别孩子可能使用的任何安全行为，并制订消除这些行为的计划。同时，向父母解释，在暴露之前、期间和之后，应该如何充分利用相反的养育行为来支持孩子。

- ■ **目标 1**：回顾情境性情绪暴露的概念，讨论暴露在不同症状表现中的应用。
- ■ **目标 2**：介绍并讨论安全行为的概念。
- ■ **目标 3**：向父母解释如何充分利用相反的养育行为来支持自己的孩子。
- ■ **目标 4**：介绍用于暴露的情绪梯子，帮助父母完成情绪性行为表。

治疗师备忘录

在本次会谈和接下来的每一次会谈开始时，你都应该先与父母简要地沟通儿童过去一周在症状／功能上的重大变化，同时也要检查家庭练习。通常，这个环节应该控制在 10 分钟以内，以便留出足够的时间讨论新的内容。

第 10 次父母会谈的内容（按目标划分）

◎ 第 10 次父母会谈的目标 1

回顾情境性情绪暴露的概念，讨论暴露在不同症状表现中的应用。

回顾情境性情绪暴露

简要回顾情境性情绪暴露的概念，它指的是进入一个引发痛苦情绪的情境——包括恐惧、焦虑、伤心或愤怒——而不回避该情境或采取其他类型的情绪性行为。向父母解释，情境性情绪暴露将作为直面情绪的科学实验被介绍给儿童。使用表 20.1 向父母说明为什么治疗师和研究人员认为暴露疗法有效。在本次会谈开始之前，回顾一下第 9 次会谈中关于暴露的解释也会对你有帮助。

表 20.1　为什么暴露有效

习惯化	儿童在情境中待的时间越长，就越能体验到强烈情绪的水平降低。
会谈间的习惯化（通过练习形成习惯）	每次在儿童重复一个类似的暴露时，他们就会体验到情绪变得不那么强烈了，情绪也会更快地平复。
信念失验	儿童了解到，他们对这个情境以及如果接近情境会发生什么的最初信念都是不真实的。
痛苦耐受	儿童了解到，他们能够在不使用任何无益的情绪性行为的情况下耐受或者渡过这个情境。

在不同的症状表现中应用暴露

暴露疗法最初是作为一种行为疗法发展起来的，治疗的是恐惧症和焦虑障碍，比如特殊恐惧症或社交焦虑障碍。许多了解暴露的治疗师和父母可能会特别考虑在恐惧情境中应用暴露，但在本疗法中，我们认为对各种各样的情绪和引发强烈情绪的情境应用暴露都是有好处的。如果你认为合适，让父母了解这个背景可能会有帮助，特别是如果你认为他们根据之前的阅读或经验而对暴露疗法持有一定的期望。要强调的是，在本疗法中，你要根据每个儿童特殊的情绪问题，非常细致地制订针对性的暴露练习。

向父母解释，暴露的主要目的是体验在一个困难情境中产生的情绪——无论这种情绪是焦虑、愤怒、伤心、内疚还是其他情绪——并且待在这种情境里，不通过回避或其他无益的情绪性行为来降低情绪。

解释一下，尽管我们在治疗中经常关注回避，但一些使儿童备受挣扎的情绪性行为在本质上可能并不总是表现为回避。例如，一个生气或沮丧的儿童可能会大喊大叫、摔门、朝家人大吼、发脾气或在肢体上变得具有攻击性。对大多数父母来说，这些行为似乎与回避正好相反，在某些方面也确实如此。然而，许多儿童表现出这些行为是因为他们发现待在愤怒情绪里忍受它而不采取任何行动,是很难的或者令人不舒服的,所以他们会通过付诸行动来回避这种状态。我们想教儿童在不立即付诸行动的情况下体验愤怒或挫折,然后一旦愤怒和挫折开始减少,就选择更有效的行为。

让父母看到在特定症状或问题领域应用不同类型的暴露的具体示例通常会有帮助。请父母参阅《儿童自助手册》父母篇的表 16.2(不同问题领域的暴露示例)。与父母一起探讨暴露的不同示例,并回答他们关于如何将某些类型的暴露应用到孩子身上的问题。

在《儿童自助手册》的表 16.2 的"强迫思维和强迫行为"一栏中列出的需要和父母重点探讨的暴露方式之一是**暴露和反应阻止**,它是对缓解强迫症状最有帮助的一种暴露。在暴露和反应阻止中,当儿童暴露于某些闯入性想法(强迫思维)或引发强迫思维的情境时,他们要克制自己通常会做的重复行为或精神上的仪式化行为(强迫行为)。如果完全避免做出这类行为对儿童来说太难了,可以要求他们推迟一段时间再做出这类行为,或试着以某种方式"扰乱"强迫行为(例如,用不同的顺序做事,或只做出强迫行为中的某些部分)。向父母介绍表 16.2 中暴露和反应阻止的例子;如有必要,可以提供更多的例子。

🎯 第 10 次父母会谈的目标 2

介绍并讨论安全行为的概念。

向父母介绍**安全行为**的概念,它指的是儿童在引发强烈情绪的情境中为了感到安全而依赖的物品、人或行为。在某些情况下,由于经典条件作用,安全行为可能有助于暂时降低儿童的情绪水平。虽然你不一定要向父母解释经典条件作用,但简单解释安全行为降低强烈情绪的原因可能会有帮助。孩子已经从以前的经验中学会了将一个特定的物品、行为或人与安全感联系起来,因为在孩子上次遇到困难时,这个物品或人在场,或者采取了这个行为,结果没有什么不好的事情发生。换句话说,它们已经成了孩子心目中安全的信号。

安全行为还会使儿童从强烈情绪中分心,无法充分地觉察当下。结果,儿童无法注意到情境是安全的或者没有不好的事情发生。由于儿童错过了这个新的、正确的信息，因此无法以此作为证据，否定自己对于在这个情境中可能发生什么的最初假设。

向父母指出，即使在成人中，安全行为也很常见。请父母举出他们作为成人做过的安全行为的例子。一些常见的安全行为如下所示。

- 在社交情境中把手机放在外面，以便在感到不舒服或尴尬时使用。
- 拜托朋友陪你参加社交活动。
- 当配偶在家里时，你会感到安全；当配偶外出旅行时，你会担心家人的安全。

在父母反思了自己的安全行为后，让他们找出孩子在引发强烈情绪的情境下所依赖的安全行为。鼓励父母思考孩子为了感到安全可能会依赖的人和物品，以及孩子可能会从认知上回避或从情境中分心的微小的回避行为。安全行为的范围很广，但对于有情绪障碍的儿童来说常见的有：

- 焦虑或伤心时带着一个毛绒玩具
- 在参加生日派对、上学或其他情境中依赖爸爸或妈妈
- 和陌生人说话时避免眼神接触
- 在进入情绪性情境之前，寻求过多的安慰
- 在没有固定结构的社交情境或令人沮丧的情境中戴着耳机
- 随时带着零食和 / 或水瓶
- 用精神仪式从情绪性情境里分心（例如，重复一个短语，数到一个很大的数字）

与父母讨论他们是否认为使用安全行为有任何好处。应该让他们认识到：（1）在这些行为中有许多是典型的和 / 或暂时有益的行为；（2）有时，在较高的情绪水平上，使用安全行为可以使儿童接近他们本来会回避的情境并坚持下来，在某些情况下这样做会对他们有帮助。然而，安全行为也可能存在问题。儿童常常认为，如果不采取安全行为，他们就无法接近或应对情境；或者认为只有采取了安全行为，情境才会变得安全。当他们不得不接近情境而不做出安全行为时，强烈的情绪和使用情绪性行为的

冲动就会回来。

向父母解释，治疗最终的目标是让孩子在不使用安全行为的情况下接近情绪性情境并坚持下来。有时，在暴露的过程中，安全行为可以相对容易地自然消除。例如，如果一个儿童为了安全起见随身带着一个水瓶，则可以让他练习不带水瓶进行暴露。但在其他时候，安全行为很难消除，因为儿童在不做出安全行为的情况下接近情境会有很大的困难。如果出现后一种情况，需要解释的是，治疗师和父母可以允许儿童继续使用安全行为，直到暴露变得更容易（直到儿童习惯和 / 或学会忍受这种痛苦为止），然后逐步停止这种安全行为。鼓励父母思考如何将逐步停止安全行为作为暴露的一个"步骤"，写进在本次会谈的后期将与儿童一起完成的"表单 16.3：情绪梯子"和"表单 10.1：我的情绪梯子（家庭练习版）"。

◎ 第 10 次父母会谈的目标 3

向父母解释如何充分利用相反的养育行为来支持自己的孩子。

治疗进行到这里，父母已经越来越能意识到他们使用的四种不同的情绪性养育行为了。研究表明，这些行为可能对管理儿童的强烈情绪没有帮助或帮助不大。提醒父母，他们已经学会了用来应对这些情绪性养育行为的四种相反的养育行为（表达共情、一致地使用表扬和规则、赋予健康的独立性，以及示范健康的情绪）。如果时间允许，鼓励父母简要地讨论他们已经开始在家使用的相反的养育行为。

情境性情绪暴露为父母提供了一个很好的机会来练习使用这四种相反的养育行为。请父母分享他们可以如何使用相反的养育行为来支持孩子的暴露。然后，就父母的养育行为分享以下建议。当你讲解这些材料时，请父母翻到《儿童自助手册》父母篇的表 16.3（如何使用相反的养育行为支持儿童的暴露），将其作为参考可能会有帮助。

■ **表达共情**：暴露会引发强烈的、不舒服的情绪，而且可能非常有挑战性！提醒父母在孩子暴露之前和 / 或期间使用表达共情的步骤，并在需要时一起回顾这些步骤。当父母因孩子难以接触暴露、试图谈判或拒绝继续暴露而感到沮丧时，表达共情尤其有益。

- **一致地使用表扬和规则**：提醒父母在孩子每次暴露之后，用表扬和 / 或奖励来强化儿童的行为是很重要的。让父母记住，在本次会谈结束时，他们将与孩子一起确定在完成在家里的暴露和下周会谈中的暴露后会获得什么奖励。在父母和孩子确认并计划了一个适当的暴露后，坚持完成暴露也是很重要的。

- **赋予健康的独立性**：暴露通常会导致儿童经历一定程度的痛苦或强烈的情绪，而让自己的孩子体验那样的情绪并完成暴露对父母来说会很难。父母可能试图介入并帮助或解救自己的孩子。虽然在一个孩子正在经历过多的痛苦时，有时有必要让父母介入，从而减少暴露的难度，但在大部分时间里，父母最好表达对孩子痛苦的共情，等待其情绪降低并且让孩子能够自己完成暴露。

- **示范健康的情绪**：有时，父母可能会和孩子有同样的恐惧或担忧。他们可能会对一些相同的情境感到沮丧或厌恶一些相同的物品。有时，父母也会觉得某些暴露很愚蠢或令人尴尬。让父母知道，他们可以有这样的感觉（毕竟，我们在本疗法中一直努力对情绪采取一种客观的立场）。然而很重要的一点是，父母不要在孩子接触这些事物的过程中示范无益的情绪或情绪性行为。如果父母因为自己产生了强烈的情绪而担心其为孩子的某些暴露提供支持的能力，那么可以鼓励父母向你表达他们的担忧。

◎ 第 10 次父母会谈的目标 4

介绍用于暴露的情绪梯子，帮助父母完成情绪性行为表。

到目前为止，所有家庭应该都有了一份相对完整的情绪性行为表（儿童版），其中包括一些能激发强烈情绪的情境以及儿童在这些情境中所使用的情绪性行为。然而，为了真正开始暴露，针对表单中的每一个情境制订一个逐步计划往往会有帮助。根据我们的经验，情绪性行为表中的许多情境实际上可以分解为许多程度不同的暴露，每一种暴露都建立在前一种基础之上，并能帮助儿童达到最终的目标，减少他们在情境中的强烈情绪和情绪性行为。这就是情绪梯子派上用场的地方。

请父母翻到"表单 16.3：情绪梯子"。向父母说明，在几分钟后，他们回到孩子们中间时，要从情绪性行为表（儿童版）中选择一种情境，然后使用"表单 10.1：我的情绪梯子（家庭练习版）"来确定一些更小的、更容易接近的步骤，以便完成更大的目标，即直面情绪性情境而不使用情绪性行为。在回到儿童团体之前，在必要时帮助父母最终完成情绪性行为表（儿童版）（治疗师应该准备副本供父母会谈使用）。为了准备下一阶段的个体化情境性情绪暴露，你也可以帮助父母为情绪性行为表（儿童版）中一个较低等级的项目创建一个情绪梯子（见表单 16.3）。

许多父母发现，学习一个完整的情绪性行为表和情绪梯子的范例会有帮助。请父母查看图 16.6（情绪性行为表示例）和图 16.7（情绪梯子示例），后者示范了针对前者中最低一级的情境的一系列逐步暴露步骤。

父母的家庭练习：使用相反的养育行为支持儿童在家进行暴露

在本周的家庭练习中，父母将协助孩子完成一项暴露（最好对孩子来说是难度较低的暴露）。在本次会谈的最后，父母和儿童重新在一起时，父母和儿童将与治疗师一起确定在家中完成的适当的暴露。父母应该尝试在孩子暴露的过程中使用四种相反的养育行为，并且应该在《儿童自助手册》中的"工作表 16.3：使用相反的养育行为支持儿童在家进行暴露"中说明他们是如何使用相反的养育行为的。

第 21 章

第 11—14 次会谈：直面我们的情绪（第 2 部分）

（情绪技术：体验我的情绪）

所需材料

- 每一次儿童会谈：

1. 每个儿童的情绪探案工具包

2. 扑克牌

3. 拼图

4. 奖品箱

5. 大张白纸或白板，用于记录儿童在团体活动中的回答

- 仅用于第 11—14 次儿童会谈：

6. 每个儿童已完成的情绪性行为表（儿童版）（见《儿童自助手册》中的表单 9.1）

7. 每位父母已完成的情绪梯子的副本（见《儿童自助手册》中的表单 16.3）

8. 《儿童情绪障碍跨诊断治疗的统一方案——自助手册》的第 11 章

    a. 共同直面强烈的情绪——回顾（见《儿童自助手册》中的图 11.1）

    b. 情绪温度计（见《儿童自助手册》中的图 11.2）

    c. 我的情绪梯子（第 11 次儿童会谈）（见《儿童自助手册》中的表单 11.1）

    d. 我的情绪梯子（第 12 次儿童会谈）（见《儿童自助手册》中的表单 11.2）

    e. 我的情绪梯子（第 13 次儿童会谈）（见《儿童自助手册》中的表单 11.3）

    f. 我的情绪梯子（第 14 次儿童会谈）（见《儿童自助手册》中的表单 11.4）

- 儿童的家庭练习：

  9. 在两次会谈之间，至少在我的情绪梯子或情绪性行为表（儿童版）上登上一级或迈出一步（根据会谈次数选择《儿童自助手册》中的表单11.1、表单11.2、表单11.3或表单11.4）

  10. 在两次会谈之间，针对一种导致情绪性行为的情绪使用解开情绪之谜——情绪前中后三阶段追踪表（见《儿童自助手册》中的表单2.1）

- 每次会谈要做的评估：

  11. 每周首要问题追踪表（从第1次会谈开始给每个儿童使用相同的表单，见本书第11章末尾的附录11.1）

- 父母会谈：

  12.《儿童情绪障碍跨诊断治疗的统一方案——自助手册》的第16章

    a. 情绪性行为表（更新后的父母版）（见《儿童自助手册》中的表单16.5）

- 父母的家庭练习：

  13. 情境性情绪暴露追踪表（见《儿童自助手册》中的表单16.4）

治疗师的准备

在儿童统一方案第11—14次儿童会谈中，治疗师将以一对一或小组形式与儿童团体成员开展个性化情境性情绪暴露。这几次会谈中没有正式的父母会谈。此外，与前面章节明确列出会谈详细步骤有所不同，本章更多的是指导你如何与儿童和父母开展情境性情绪暴露。由于情境性情绪暴露练习的目标在很大程度上取决于每一个儿童及家庭的需要，因此这几次会谈中列出的步骤在本质上是灵活的，并且应该视来访者的情况而有所不同。从程序上来说，所有治疗师都要协助儿童的情境性情绪暴露活动。每次情境性情绪暴露会谈使用的材料取决于为每位团体成员设计了什么样的情境性情绪暴露。因此，对于为每次会谈设计的特定的情境性情绪暴露练习，你都要做到心中有数，这一点至关重要。

> ## 治疗师备忘录
>
> 对于不太熟悉暴露疗法的治疗师，请重温本书第 7 章，其中讨论了青少年统一方案中情境性情绪暴露的基本原理和步骤。在确定这几次会谈中的暴露计划之前，你也可以参考《儿童自助手册》父母篇的第 11—14 次会谈的材料。上述材料为如何选择儿童情境性情绪暴露提供了通用的指导，同时列出了每位治疗师都难免犯的常见错误及其纠正方法，以便在儿童统一方案的这几次会谈中充分利用情境性情绪暴露。

第 11—14 次儿童会谈的总体目标

这几次会谈的目标是让每个儿童针对自己的情绪性行为表（儿童版）中越来越具有挑战性的项目完成几次成功的情境性情绪暴露。在第 11 次儿童会谈中进行的第一次情境性情绪暴露可以让儿童适应情境性情绪暴露以及暴露计划，也让治疗师得以评估儿童对各种情绪诱发因素的反应。在第 12—14 次儿童会谈中会有大量的时间对儿童和父母提出进一步挑战，让他们逐步尝试情绪性行为表（儿童版）中越来越难的项目。虽然这几次会谈中没有正式的父母团体，但是应该指导父母跟随并了解《儿童自助手册》中与这几次会谈配套的练习和家庭练习。你至少应该在每次会谈结束时与每位儿童及其父母一同见面，以便根据需要准备好情绪梯子，并为在家里进行的情境性情绪暴露做好计划。根据情绪性行为表上的内容，也可以适当邀请父母协助儿童在会谈期间进行情境性情绪暴露。

- ■ **目标 1**：计划并执行第 11 次儿童会谈中的第一次情境性情绪暴露活动。
- ■ **目标 2**：计划并执行第 12—14 次儿童会谈中的其他情境性情绪暴露活动。

第 11—14 次儿童会谈内容（按目标划分）

🎯 第 11—14 次儿童会谈的目标 1

计划并执行第 11 次儿童会谈中的第一次情境性情绪暴露活动。

治疗师备忘录

　　如果以团体形式实施儿童统一方案，可以在社区内的某个公共场所（比如购物中心或超市）开展针对所有人的关于情境性情绪暴露的第 11 次会谈。如果可行，尽量在同一地点由治疗师辅助每个儿童或小组完成情境性情绪暴露。在同一地点开展所有儿童的情境性情绪暴露除了具有实效性这个优势外，另一个优势是不同的儿童团体成员和他们的父母可以在第一次情境性情绪暴露中支持彼此，而且在同一场地为他们在这些活动中分享做出的决策提供了可能性。不过，如果在社区内的同一公共场所进行暴露不可行，或者你不倾向于这样进行安排，那么在第 11 次会谈中利用同一场所为儿童建立支持体系也并非完全必要。你可以对第一次的情境性情绪暴露做出其他个性化的调整和尝试（例如，让每一个儿童 / 小组在不同地点或在最初的治疗环境中各自展开情境性情绪暴露）。这种安排上的灵活性也是为了让你明白，执着于特定的治疗环境可能会限制团体完成"治疗室外"的情境性情绪暴露的数量。但是，为了便于说明，目标 1 仍然会描述如何在社区内的公共场所展开第一次情境性情绪暴露（见下文）。

儿童与父母在一起时

　　如果第 11 次儿童会谈最初计划的情境性情绪暴露的场所允许，可逐一协助父母和儿童对他们的三个首要问题的严重程度评分，继续表扬和鼓励儿童朝着自己的目标努力。这些评分应该填写在从第 1 次会谈就开始使用的每周首要问题追踪表（见本书附录 11.1）中。此外还要检查每个儿童是否完成了家庭练习。让没有完成练习的儿童在下次完成（或者在回顾首要问题时快速完成）。给每个完成了练习的儿童发一块拼图。如果本次会谈在社区内的某个场所举行，你可以等下一次在诊所里举行会谈时再发放拼图。

情境性情绪暴露的准备

接下来，在开始第 11 次儿童会谈时，如果可能，以团体为单位帮助家庭熟悉情境性情绪暴露计划。个体治疗师也可以根据需要单独帮助各个家庭为情境性情绪暴露做准备（例如，如果各个家庭在不同时间到达，或者在暴露场所没有私人空间可以举行团体会谈）。无论采用哪种方式，你都要向每个家庭简要地讲解下面的内容。

开展情境性情绪暴露

回顾暴露的基本原理

请家庭成员翻到《儿童自助手册》中的图 11.1（共同直面强烈的情绪——回顾）。回顾的时间不超过 5 分钟，可以介绍如下内容。

"这只是一个提醒：当一种情境让我们感到害怕、愤怒、担忧或伤心时，我们往往想要逃离，因为它会带来不舒服的感觉。今天，就像情绪侦探杰克和尼娜一样，我们也将在（暴露场所的名称）一起直面一些不舒服的情绪。我们中的一些人可能会有点紧张，或者不知道今天将会发生什么，所以在开始情境性情绪暴露练习之前，我们先一起回顾情绪性行为表（儿童版），然后讨论今天在练习直面强烈情绪时有哪些选择。我们甚至可以设计一个情绪梯子，更好地了解如何将我们一起选择的情境性情绪暴露分解成更小、更可控的步骤。无论选择做什么都应该记住，这只是一个实验，就像任何优秀的情绪侦探一样，我们要集中注意，真正关注今天发生的情况。可以使用图 11.1 中杰克直面强烈情绪的步骤（一旦挑选出了我们今天可能会做的事情！）来检查我们对可能发生情况的猜想，看看实际的体验是否符合预先的猜想！例如，在今天选择的某些情境中，强烈的情绪可能会增加。如果是这样，我们应该使用各种觉察技术来注意发生了什么。也许并不算太糟！同时要记住，我们对情境性情绪暴露练习得越多，久而久之，它们很可能就变得越容易。"

选择第一个情境性情绪暴露活动

正如在本章"治疗师的准备"的部分提到的，考虑到暴露练习的设置以及每个儿童在情绪性行为表（儿童版）中适合的项目，强烈建议你事先对情境性情绪暴露的可行性和合理性有一个了解。几乎在任何情况下，对于第 11 次儿童会谈的情境性情绪暴露，你都应该从情绪性行为表（儿童版）中选择从低到中等强度的项目开始。

通常，每个治疗团体中的儿童可能被分成更小的组（2 ~ 3 个儿童一组），他们在情境性情绪暴露活动上有相似的计划。例如，如果两个儿童都在经历丧失后因尴尬或沮丧而害怕，治疗师可以设计在当天同一时间与这两个儿童开展情境性情绪暴露活动。当一个儿童看到其他儿童取得成功时，小组情境性情绪暴露的优势能够为其提供更多的鼓励和支持。在这些小组中，儿童称赞彼此付出的努力是很常见的，但是你应该事先仔细考虑这些小组的组成，确保它们对于所有参与的儿童都有治疗成效。

表 21.1 列出了你在选择情境性情绪暴露时可能要考虑的事项，但在针对每个儿童的个体需求创造有效的情境性情绪暴露时，可以不受表中选项的限制。

表 21.1　不同问题领域常见的情境性情绪暴露

强迫思维 / 强迫行为	社交恐惧	担忧	伤心	愤怒 / 沮丧
推迟做出强迫行为的时间越来越久（比如，从 3 分钟，到 5 分钟，再到 10 分钟）	在公共场合做一些令人尴尬的事（比如，戴一顶很傻的帽子，在钱不够时买东西）	犯错或故意把事情（比如学校作业）搞砸	做一些有趣的活动，即便在感到没有什么动力的情况下	练习容忍在游戏中失败（比如棋类游戏、井字游戏）
与强迫思维共处的时间越来越久（比如，从 3 分钟，到 5 分钟，再到 10 分钟）	在一群人面前朗读 / 演讲（通常可以增加持续时间或观众数量来提高难度）	做一些可能会让别人难过或失望的事情	谈论一项成就，练习关注正面而非负面的细节	与某人模拟一场争论并保持平静
完全不做出强迫行为	与某人交谈（通常可以增加持续时间或谈话对象的数量来提高难度）	思考或做一些会带来担忧的事情，但不要从父母或治疗师那里寻求安慰	努力坚持进行自我照顾活动	玩一个兄弟姐妹也想玩的玩具或游戏，并保持平静

续表

强迫思维 / 强迫行为	社交恐惧	担忧	伤心	愤怒 / 沮丧
在某种程度上改变强迫行为，避免完全按照强迫症希望的那样去做（例如，数到不同的数字，用不同的方式洗手，用不同的顺序核对）	拦住陌生人问问题或问路	用叙述或讲故事的方式促进在焦虑相关情境中的暴露	感到伤心或沮丧时，看一段搞笑视频	反复完成同一项非常无聊的任务
降低强迫行为的频率（例如，每天只洗三次手）	和某人沉默地待一段时间不说话	看一段或听一首会引发担忧内容的视频或歌曲	即使感到疲惫或者想要退出，也坚持完成计划好的活动	容忍一个不公平的情境，或被要求完成一项不可能的任务

让儿童和父母做好准备

如果儿童表现得非常犹豫或紧张，回到《儿童自助手册》中的图 11.1 中杰克直面强烈情绪的步骤，讨论儿童对离开前可能发生的事情有哪些猜想。父母和治疗师要尽可能避免提供过度安慰，也不要传递任何信息，以免暗示儿童还存在其他危险，而不只是感觉不舒服。相反，如有必要，可以回顾杰克直面强烈情绪的步骤中列出的原则，并强调这样一个理念，即儿童可能会体验到不舒服的感觉或担心的想法，这时去注意它、描述它、体验它即可。在这里，侦探思维策略非常适合用来重新评估在情境性情绪暴露之前出现的任何担忧想法（相反，在情境性情绪暴露期间，我们通常会鼓励儿童使用觉察策略而不是侦探思维）。

在情境性情绪暴露之前、期间和之后，使用《儿童自助手册》中的图 11.2（情绪温度计），与儿童确认他们情绪的强度或"度数"。用儿童的评分作为指导，观察实验进展得如何，评估儿童是否应该重复该活动，或继续其他步骤或情境性情绪暴露。如果一个儿童在情境性情绪暴露结束后仍然表现出了很高的情绪水平，或者如果你注意到一些明显的行为迹象表明他很痛苦，可能要重复一次或多次情境性情绪暴露。如果情境性情绪暴露引发的痛苦程度较低，可以只重复一次暴露，确保儿童在完成暴露时没有采取微小的回避行为（比如分心），你也可以加上内感性暴露来增加暴露的强度，我们将在下文讨论。在整个讨论过程中，你对于儿童将会成功完成第一次情境性情绪暴露的信心不可动摇。

　　作为一种选择，可以使用"表单11.1：我的情绪梯子（第 11 次儿童会谈）"，将额外选择的情境性情绪暴露活动分解成更小、更可控的步骤，特别是如果儿童不知道一个更可怕的暴露如何先从一个更小、更容易应对的"婴儿般的一小步"开始。不过，对大多数儿童来说，并不一定要在情绪梯子上写下每一个步骤；应该做的是，从第一次情境性情绪暴露活动开始，讨论确立情境性情绪暴露练习的计划。比如，第一次情境性情绪暴露活动要求儿童在一个可能让人感到恶心的拥挤商店里待 3 分钟（针对一个担心污染或者害怕呕吐的儿童）。在完成了这项活动后，你可以让儿童思考，并使用情绪温度计（见《儿童自助手册》中的图 11.2）进行评分：该活动对他来说有多困难或多简单，以及思考下一个步骤可能是什么，而不是让他们提前写下这些步骤。不要事先把所有步骤都写在纸上，这样你可以根据儿童在现实情境中或当下所经历的痛苦或困难的程度来更灵活地调整暴露步骤。

让父母在附近的地点等候

　　一旦讨论完基本的暴露活动计划，你也准备好前往第一次暴露的场所了，就让父母在附近的地点等候。确定以下情况：父母怎样与你保持联系；是否需要使用钱或其他方式对孩子勇敢的行为给予奖励；父母最晚应该在何时返回，以便了解情境性情绪暴露的进展。一般来说，如果可能，父母应该在会谈结束时见证或短暂地参与一次或多次情境性情绪暴露。

只有儿童时

开展情境性情绪暴露

　　在一对一或以小组的形式与儿童开展情境性情绪暴露时，请记住以下一般性原则和细节。我们再次建议治疗师重温本书第 7 章以及《儿童自助手册》父母篇中关于这几次会谈的材料，以便对在第一次情境性情绪暴露以及第 12—14 次儿童会谈的暴露活动中可能面临的共同挑战和需要做出的调整胸有成竹。

轻松将任务组合在一起

一般来说，在第 11 次儿童会谈和随后的第 12—14 次儿童会谈中，安排 60 ~ 70 分钟来开展情境性情绪暴露会很有帮助。这样的安排为多个情境性情绪暴露任务留出了足够的时间。试着利用最初强度较小的情境性情绪暴露的成功为尝试更困难的任务创造动力。这需要预先考虑一些因素，以便儿童快速地从一个任务转向另一个任务。但你也可能需要根据儿童对情境性情绪暴露任务的反应来调整原定的步骤。在每一次暴露的最后留出一些时间，简要地处理儿童对情境性情绪暴露实验的反应，使用情绪温度计（见《儿童自助手册》中的图 11.2）重新评估活动强度，并使用情绪侦探技术减少任何无益的事后处理或可能产生的对于实验的负性思维。例如，如果你注意到一个儿童在完成一项尴尬的情境性情绪暴露任务后非常担心其他人可能对他产生负面想法，你就要鼓励这个儿童使用侦探思维或非评判觉察技术解决这些担忧。这个过程不应该使暴露后的处理变得冗长，但也不应该出于时间和务实考虑而将其遗忘。

任务的难度

如前文所述，治疗师通常应该从低到中等强度的任务开始。最初的任务必须足够困难，能让儿童体验到强烈的情绪，但又不能太强烈以致儿童可能试图逃避或完全拒绝情境性情绪暴露。关于情境性情绪暴露强度的研究表明，当治疗师让情境性情绪暴露变得越来越自然（例如，经常发生在会谈之外的会让儿童产生强烈情绪的情境），有时甚至进行了意想不到的暴露（例如，当你与儿童来访者走在街上时，一只令人害怕的狗突然出现，于是你决定问儿童能不能摸摸它），可以加深我们对情境或物品的安全性信息的长时记忆。

需要注意的是，情境性情绪暴露任务通常会比你或儿童预想的更容易或更困难。因此，在开始每个情境性情绪暴露任务后，你可能需要根据儿童在情绪温度计（见《儿童自助手册》中的图 11.2）的评分考虑如何快速调整任务难度，使其变得更困难或更容易。通常，我们的目标是让儿童成功地完成任务，简要地处理情境性情绪暴露，然后继续做下一个更困难的任务。如果一个儿童花费了过多时间接近一个情境，体验到预期的高焦虑，并表现出明显的回避行为，那么你可能要稍微调整一下任务的难度，以一种缓慢的、循序渐进的方式逐渐开始更困难的暴露。

任务的持续时间

情境性情绪暴露一般应该持续到儿童能够观察到自己是安全的，或者能够容忍强烈的情绪而不在情绪驱动下采取任何行动来缓解情绪。在理想情况下，儿童的情绪强度等级会有一定程度的降低。然而值得注意的是，最近的研究表明，会谈内显著的习惯化（情绪强度水平的显著降低）对于整体、长期的改善来说可能不是必需的。也就是说，当儿童的情绪强度太高时，结束一个情境性情绪暴露任务会面临多种挑战。如果你在儿童焦虑程度仍然很高的时候终止了一项任务，这种体验可能会适得其反，原因如下。

- 儿童可能会把这项任务记忆成困难的，或因为没有完成任务而过分沮丧。
- 儿童可能会继续认为自己必须逃避才能减轻情绪的强度。
- 儿童可能不愿意再次回到会谈中或在将来不愿意接近类似的情境。

因此，即使儿童与你最终达成了妥协，决定稍微减少情境性情绪暴露的强度，也要寻找并明确指出那些在特别具有挑战性的情境性情绪暴露中取得的任何形式的小成功。这有助于在一个积极的氛围中结束会谈，并提高儿童的正性情绪水平，因为儿童会认为自己完成了这一天的情境性情绪暴露任务。

对于因时间太短而难以通过一次尝试就使情绪强度显著降低的任务（例如，向一个陌生人询问时间），应该继续且不断地重复尝试，直到情绪强度评分下降和／或儿童对情境性情绪暴露任务的容忍能力增加（例如，接连向多个陌生人询问时间）。对于这样的情境性情绪暴露，从第一次尝试情境性情绪暴露到第四次或第五次尝试，都要向儿童强调情绪评分的降低。

加入内感性暴露

对儿童来说，在完成情境性情绪暴露时体验到一定强度的情绪是很重要的。如果儿童觉得这些任务不够痛苦，你可以在情境性情绪暴露之前或期间加入内感性暴露（例如，屏住呼吸、原地跑或左右摇头），增加其焦虑的躯体感受，从而加大情境性情绪暴露的强度。如果这正是你此时的目标，这样可能更快地促进情境性情绪暴露的习惯化。

奖励

　　一定要对情绪侦探们的努力给予奖励。在每个情境性情绪暴露完成后都可以给些小奖励（例如，击掌或口头表扬）。请记住，这对儿童来说是非常困难的一天，因此我们要让他们知道，我们是多么为他们感到骄傲！如果父母同意，在会谈结束时给予他们稍微大一点的奖励（例如，一个冰激凌甜筒，一个从商店里买的小礼物或者一个小奖品）也是可以的。

治疗师备忘录

　　你可以将情境性情绪暴露和奖励相结合，例如，如果一个儿童恐高，可以让他从一栋高楼顶层的商店挑选一颗小糖果。如果一个儿童害怕和陌生人说话，可以让她在餐馆里给自己点一份甜点。

父母回来加入时

　　团体（或单个家庭）在预定地点会合。如下文所述，应该预留一些时间与父母一起回顾或进行"勇气展示"，治疗师应该对儿童取得的成功表达高度的赞扬和兴奋。即使儿童没有成功地完成所有计划的情境性情绪暴露，也应该竭力鼓励儿童及其父母，因为他们今天已经采取了积极的步骤来减少不必要的情绪困扰，进一步在家里练习应该有助于巩固所学内容。与家庭一起确认情绪性行为表（儿童版）或"表单 11.1：我的情绪梯子（第 11 次儿童会谈）"——如果对特定儿童使用该表单——中的哪一个项目将有助于更好地完成家庭练习。

勇气展示

　　在通常情况下，可以为父母举办一次"勇气展示"来结束本次情境性情绪暴露会谈。这时，儿童会在父母面前或在父母的带领下，重复他们之前成功完成的任务。这样父母可以见证情境性情绪暴露是如何进行的，奖励和表扬是如何传达的，以及孩子如何成功地完成了一些会导致他们焦虑或不适的任务。在父母在场的情况下完成一次情境性情绪暴露，或者允许父母带领儿童完成一次情境性情绪暴露是很重要的，特别是针对以下情况：你对父母处理自己痛苦的能力或在家练习情境性情绪暴露时管理儿童痛苦的能力感到担心，或者你需要通过更直接的指导来更多地向父母展示如何有效地开展情境性情绪暴露。

🎯 第 11—14 次儿童会谈的目标 2

计划并执行第 12—14 次儿童会谈中的其他情境性情绪暴露活动。

第 12—14 次儿童会谈的目标实质上与第 11 次儿童会谈的目标相似。每个小组在这段时间里继续之前的工作，只不过计划进行的情境性情绪暴露的挑战会越来越大，这些暴露任务将从儿童的情绪性行为表（儿童版）和 / 或我的情绪梯子（从《儿童自助手册》中的表单 11.1、表单 11.2、表单 11.3 或表单 11.4 中任选一个，取决于到目前为止儿童在情境性情绪暴露练习中已经使用了多少个情绪梯子）中选取。随后的每一次情境性情绪暴露不一定要在社区内的某个场所进行；事实上，在决定这些情境性情绪暴露的地点时，你更应该考虑练习环境的需求、计划进行的情境性情绪暴露的类型以及每个家庭在时间 / 交通上的限制。

如前文所述，直到第 14 次儿童会谈为止，在会谈期间或在家里练习情境性情绪暴露的过程中，可以使用《儿童自助手册》儿童篇中的其他情绪梯子（表单 11.2—11.4）。

治疗师备忘录

第 15 次儿童会谈——也就是本疗法的最后一次会谈和本书的第 22 章——包含了一些让父母在会谈期间完成的工作表。这些工作表聚焦于回顾和评估儿童和父母在儿童统一方案中

所学技术的掌握情况（《儿童自助手册》中的工作表 17.1 和工作表 17.2），以及制订治疗后的进展计划（见《儿童自助手册》中的工作表 17.3）。如果父母没有参与第 14 次儿童会谈的情境性情绪暴露，你可以将工作表 17.1 和工作表 17.2 的全部或一部分布置给他们，让他们在第 14 次儿童会谈期间完成。这些工作表也可以作为额外的家庭练习。让父母在第 15 次儿童会谈之前就填写这些工作表，这样做有几个益处：可以为父母提供更多时间来考虑自己和孩子目前的技能水平，也可以为第 15 次儿童会谈留出更多的时间来制订一个更详细的治疗后进展计划，并庆祝治疗取得的成就。

在父母离开之前（如果可行），请父母在最后一次庆祝会谈时带些零食或所需的其他材料过来（更多信息见本书第 22 章）。

儿童的家庭练习：第 11—14 次儿童会谈依次对应的我的情绪梯子，以及解开情绪之谜——情绪前中后三阶段追踪表

指导父母和儿童在未来一周一起帮助儿童变得更有勇气，并且至少在我的情绪梯子（见《儿童自助手册》中的表单 11.1—11.4）上登上一级（最好是两级或三级）；如果他们的情境性情绪暴露使用的不是我的情绪梯子，那么至少在《儿童自助手册》中的"表单 9.1：情绪性行为表（儿童版）"上迈出一步（最好是两步或三步）。同时，让儿童在《儿童自助手册》中的"表单 2.1：解开情绪之谜——情绪前中后三阶段追踪表"上再增加一条记录。

第 22 章

第 15 次会谈：总结和预防复发

（轻松技术：保持放松快乐）

所需材料

- 每一次儿童会谈：

1. 每个儿童的情绪探案工具包

2. 扑克牌

3. 拼图

4. 奖品箱

5. 大张白纸或白板，用于记录儿童在团体活动中的回答

- 仅用于第 15 次儿童会谈：

6. 派对用品（例如，给儿童和父母准备的零食、饮料）

7. "轻"字和"松"字徽章

8. 首要问题进展表（见本章末尾的附录 22.1）

9.《儿童情绪障碍跨诊断治疗的统一方案——自助手册》的第 12 章

　　a. 我的情绪探案工具包（见《儿童自助手册》中的图 12.1）

　　b. 盘点我获得的所有成就（见《儿童自助手册》中的工作表 12.1）

　　c. 成为我自己的治疗师（见《儿童自助手册》中的工作表 12.2）

　　d. 情绪侦探毕业证书（见《儿童自助手册》中的工作表 12.3）

- 每次会谈要做的评估：

10. 每周首要问题追踪表（从第 1 次会谈开始给每个儿童使用相同的表单，见本书

第 11 章末尾的附录 11.1）

■ 父母会谈：

11.《儿童情绪障碍跨诊断治疗的统一方案——自助手册》的第 17 章

　　a. 情绪侦探技术（"感想真轻松"）（见《儿童自助手册》中的表 17.1）

　　b. 检查孩子的情绪侦探技术（见《儿童自助手册》中的工作表 17.1）

　　c. 检查你的相反的养育行为（见《儿童自助手册》中的工作表 17.2）

　　d. 在治疗结束后支持你的情绪侦探（见《儿童自助手册》中的工作表 17.3）

　　e. 暂时退步与复发（见《儿童自助手册》中的表 17.2）

■ 父母的家庭练习：

12. 执行《儿童自助手册》中"工作表 17.3：在治疗结束后支持你的情绪侦探"的计划

治疗师的准备

在准备这次会谈时，为了庆祝治疗结束／情绪侦探毕业，你可以带上特意准备的零食饮料或其他庆祝用品（例如，派对装饰品或气球、适合儿童的派对音乐和给儿童团体成员的奖品），或提前请父母为本次会谈提供这些物品。你还需要带上儿童的最后两个"感想真轻松"徽章（"轻"字徽章和"松"字徽章），以便在会谈结束时分发给他们。会谈开始前，为每个家庭准备好首要问题进展表（见本章末尾的附录 22.1）。使用在每周首要问题追踪表中逐周收集的对首要问题的评分，为每个家庭填写这些首要问题进展表，向父母（以及儿童，如果合适的话）展示首要问题在儿童统一方案治疗过程中的变化。如第 21 章末尾所述，你可以要求父母在本次会谈开始前完成工作表 17.1 和工作表 17.2，以便有效地了解父母如何看待儿童在治疗目标上取得的进展。

第 15 次儿童会谈的总体目标

本次会谈的目标是回顾儿童在儿童统一方案团体中学到的技术以及每个儿童取得的进展，并帮助每个家庭在治疗结束后更独立地使用情绪侦探技术。在会谈结束时，儿童将收到最后两个"感想真轻松"徽章，庆祝他们完成了治疗的最后环节。父母、儿童和治疗师都会聚到一个团体中参加治疗结束的庆祝活动，庆祝每个儿童取得的进步。

- 目标 1：回顾在儿童统一方案中学到的情绪侦探技术。
- 目标 2：为未来可能直面强烈的情绪做好计划。
- 目标 3：庆祝在治疗项目中取得的进展。

第 15 次儿童会谈的内容（按目标划分）

第 15 次儿童会谈的目标 1

回顾在儿童统一方案中学到的情绪侦探技术。

儿童与父母在一起时

欢迎团体成员来参加最后一次会谈，并逐一协助父母和儿童为他们的三个首要问题的严重程度评分，继续表扬和鼓励儿童在儿童统一方案中取得的成就。这些评分应该填写在从第 1 次会谈就开始使用的每周首要问题追踪表（见本书附录 11.1）中，同时将其作为最终分数填写在首要问题进展表（见本章末尾附录 22.1）中，以用于本次会谈（仅与父母）。如果你和父母认为合适，也可以与儿童分享完成的进展表（例如，如果儿童可能会为取得的进步感到自豪，或者儿童在认知上能够理解进展表）。此外还要检查每个儿童是否完成了家庭练习。给每个完成了练习的儿童发一块拼图。确保所有拼图已经全部发完；如果没有发完，在本次会谈中尽早给完成练习或其他行为的儿童发放剩余的拼图，因为儿童将在本次会谈中一起完成拼图。

只有儿童时

治疗师备忘录

　　尽管你将在本次会谈中回顾儿童统一方案的内容，但当团体里只有儿童时，应该让本次会谈从一开始就感觉像是一次庆祝活动。你可以给儿童准备一些零食，或者让父母提前准备。你也可以播放适合儿童的音乐，或者在房间里挂上派对装饰品，营造一种庆祝的氛围。可以利用回顾整个治疗方案的中间休息时间，让大家跳舞和唱歌，对会谈中出色回答问题的儿童给予奖励，或者在适当可行的情况下吃点零食，保持整个会谈的派对气氛。

回顾治疗

　　与儿童一起回顾主要的治疗技术。对于每个技术，简要地回顾重点内容以及与这些技术有关的难忘的活动。可以首先让儿童打开《儿童自助手册》，翻到图 12.1（我的情绪探案工具包）。你可以让儿童自愿地大声朗读图中的部分内容，或者由治疗师直接回顾这些材料。可以用本书中的表 22.1（与《儿童自助手册》中的图 12.1 的内容相同）作为指导，回顾每项技术（左栏）和用于学习技术的（在会谈期间完成的）有趣的活动（右栏）。回顾完所有技术后，让儿童自愿地与团体成员分享他们最喜欢的技术或活动，以及在整个治疗过程中对他们最有帮助的技术。要强化这样的观念，即在治疗过程中不同的儿童可能会从不同的情绪侦探技术中受益，这是意料之中的。无论哪种技术让儿童最受益或者让他们最难忘，请提醒儿童，他们像杰克和尼娜一样都正在成为真正的情绪侦探。

表 22.1　情绪探案工具包

技术	有趣的活动
感受技术：观察我的感受 说明此技术的内容涵盖了情绪的三个成分：感受、想法和行为。	真假警报 情绪温度计 相反的行为实验 情绪与活动日记 找到身体线索 如何进行身体扫描
想法技术：看看我的想法 注意此技术的内容涵盖了思维陷阱，即思考某个情境时的捷径或自动方式。可以回顾一下，思维陷阱经常导致我们在没有证据表明坏事正在发生时，对情况得出消极或不现实的结论，所以要练习成为情绪侦探，从而开始质疑这些想法。	思维陷阱的代表角色 灵活思维
侦探技术：使用侦探思维和问题解决 说明此技术的内容包括使用侦探思维来解决思维陷阱。我们还练习了问题解决及解决其他人提出的问题。	谜题游戏 侦探思维 问题解决
情绪技术：体验我的情绪 注意此技术的内容是直面强烈的情绪。	注意它、描述它、体验它 觉察当下和非评判觉察 直面强烈情绪

🎯 第 15 次儿童会谈的目标 2

为未来可能直面强烈的情绪做好计划。

轻松技术：保持放松快乐

提醒儿童情绪是正常的、自然的、无害的，他们在治疗后还是会不时地出现强烈或不适的情绪。就像之前在会谈中讨论过的，本疗法的目的不是摆脱困扰我们的情绪，而是学习一些不同的情绪侦探技术，以便用有效的方式（相较于不太有效或无效的方式）管理情绪，这样那些情绪就不会每天困扰我们或妨碍我们做自己想做的事情。让儿童知道，他们现在可以用更有效的方式使用上述所有技术来应对恐惧、伤心、愤怒、担心等情绪。还要明确指出，这对每个儿童来说都是一项艰难的工作，因此你为他们的努力感到骄傲！

然后，考虑组织一场讨论，讨论对于每个儿童来说使用情绪侦探技术的最重要的时机。首先，让儿童自愿列举一些不同的时间或情境，在这些时间或情境中使用刚才回顾过的情绪侦探技术可能是有帮助的。这些例子可能包括和朋友吵架、被取笑或捉弄、在课堂上回答问题、没有获得荣誉或奖项、为宠物死去感到伤心或在体育比赛中被淘汰。提醒儿童，有时在他们处于情绪性情境之前就使用某些技术（例如，侦探思维）会最有帮助，有时在情绪性情境中使用一些技术（例如，一些相反的行为技术、身体扫描和其他觉察技术）会最有帮助，而其他时候则在情绪性情境之后使用某些技术（例如，问题解决）会最有帮助。

预防复发

查看《儿童自助手册》儿童篇的"工作表 12.1：盘点我获得的所有成就"和"工作表 12.2：成为我自己的治疗师"。对于工作表 12.1，确保给儿童一些时间展开头脑风暴，回顾他们在治疗过程中取得的值得自豪的成就。在回顾情绪侦探技术之后再开展这项活动可能更合乎逻辑，也更加容易，或者需要额外思考如何帮助儿童识别在治疗中采取的新的或更有效的行为或思维方式。在头脑风暴之后，让儿童有时间分享他们在治疗过程中取得的最骄傲的一项成就或完成的一件事情，一定要对每个儿童给予进一步表扬。

工作表 12.2 旨在帮助儿童思考这样一个过程，即如何从有治疗师指导他们在遇到困难情境或体验强烈情绪时使用情绪侦探技术，过渡到在父母的协助下运用更强的自主意识指导自己克服困难。向儿童解释，现在治疗即将结束，作为成熟的情绪侦探，他们也准备好成为自己的治疗师了。让儿童展开头脑风暴，回忆治疗师如何帮助他们接近并坚持面对困难的情境。这方面的例子可能包括：

- 制订一个计划或进行实验来练习直面强烈的情绪
- 提醒他们使用情绪侦探技术
- 在会谈中检查儿童是否依计划而行
- 遇到困难时给予鼓励
- 表扬或奖励他们的努力

让儿童讨论他们应该如何在父母的帮助下开始扮演这些治疗师角色。

然后，使用"工作表 12.2：成为我自己的治疗师"，帮助儿童找出治疗结束后仍需要应对的五个事件或情境。鼓励儿童在需要的时候参考他们的首要问题和情绪性行为表（儿童版），确定仍存在困难的领域。你也可以帮助儿童思考，他们在治疗过程中成功完成的那些实验和暴露的下一步是什么。在儿童已经确定大约五个要应对的事件或情境后，帮助他们设计一个计划，考虑如何应对这些情境以及可以使用哪些技术。

治疗师备忘录

提醒儿童与父母，识别并讨论情绪非常重要！

🎯 第 15 次儿童会谈的目标 3

庆祝在治疗项目中取得的进展。

庆祝治疗结束

让所有儿童把他们在治疗期间积攒的拼图块全拿出来，然后让他们把拼图块拼在一起。如果可能，确保在儿童进行这个活动之前，你已经把所有的拼图块都分发完毕。不过，即使他们没有得到所有的拼图块，你也可以鼓励他们试着去猜与拼图相关的奖品是什么。

享用饼干（或其他零食）、饮料和音乐来庆祝吧！通常，庆祝活动中会有一件他们从刚刚完成的拼图中认出的物品（例如，饼干和派对装饰）。

父母回来加入时

当父母回到团体时，让每位父母与团体分享孩子取得的一个最让他们骄傲的成就。在父母分享之后，建议团体其他成员为每个儿童鼓掌并表达支持。一些父母可能也希望在此时与孩子一同分享首要问题进展表，特别是如果此表能够显示孩子在治疗中取得了卓越的成就。然后，给每个儿童填写《儿童自助手册》儿童篇中的"工作表12.3：情绪侦探毕业证书"，表明儿童已经从儿童统一方案的情绪侦探项目中毕业。

在本次最终会谈中，派对活动从团体中只有儿童时开始，一直延续到结束，剩余时间的主要目标就是庆祝。在会谈的最后，给每个儿童分发"轻"字和"松"字徽章，祝贺他们学会了所有的"感想真轻松"技术，成了一名成熟的情绪侦探！

第 15 次父母会谈的总体目标

本次最终会谈的主要目标是回顾到目前为止学习的技术，总结每个儿童取得的进步，并帮助父母制订计划，以便儿童能够在治疗结束后维持在治疗中取得的进展。首先回顾在治疗过程中学习到的情绪侦探技术和相反的养育行为。邀请父母分享他们对孩子进步的看法，包括在暴露练习中和一般的治疗过程中的进步。帮助父母确定孩子需要继续进步的领域，并协助他们制订计划，以便孩子在治疗结束后能够维持在治疗中取得的进展并获得持续进步。在会谈结束前，父母要了解暂时退步与复发之间的区别，识别可能表明需要再次治疗的线索。

- ■ **目标** 1：回顾情绪侦探技术和相反的养育行为。
- ■ **目标** 2：讨论并庆祝每个孩子的进步。
- ■ **目标** 3：制订治疗结束后维持进展并继续进步的计划。
- ■ **目标** 4：区别暂时退步与复发，帮助父母识别复发预兆。

第 15 次父母会谈的内容（按目标划分）

◎ 第 15 次父母会谈的目标 1

回顾情绪侦探技术和相反的养育行为。

治疗师备忘录

与之前的会谈不同的是，本次会谈无须正式与父母沟通或检查家庭练习。最后的沟通和对近期暴露活动的回顾都被纳入了会谈的总体目标。

回顾情绪侦探技术

请父母翻到《儿童自助手册》父母篇中的表 17.1［情绪侦探技术（"感想真轻松"）］。以此表为指导，回顾儿童（及其父母）在治疗过程中学到的每一个重要概念 / 技术。如果父母在本次会谈之前没有对孩子使用情绪侦探技术的能力完成评估，那么当你回顾每个概念 / 技术时，建议父母在"工作表 17.1：检查孩子的情绪侦探技术"的空白处，填写孩子目前使用每项技术的情境，并对孩子使用该技术的有效性进行评分。

请每位父母简要地说明孩子目前似乎正在持续有效地使用哪些技术，以及他们认为孩子还需要进一步练习哪些技术才能掌握。你可以根据自己对每个儿童当前技术水平的观察和看法提供反馈意见。要强调治疗结束后继续在各种情境中练习情绪侦探技术的重要性。

相反的养育行为

翻到《儿童自助手册》父母篇中的"工作表 17.2：检查你的相反的养育行为"，

查看上面列出的每种相反的养育行为（以及相应的情绪性行为）。在讨论这部分内容时，请父母使用该工作表，简要地说明他们有效使用每种相反的养育行为的情境，以及他们可以在哪些情境中更频繁地使用这些养育行为（如果在本次会谈之前没有完成这部分评估）。如果时间允许，你可以让父母分享他们认为需要更频繁或更一致地使用相反的养育行为的例子。向他们解释，这样的自我评估是很重要的，因为这样能让父母了解自己使用某些技术的有效性。鼓励父母在治疗结束后继续使用所有相反的养育行为，特别是在某些技术不常使用或效果不明显的情况下。

🎯 第 15 次父母会谈的目标 2

讨论并庆祝每个孩子的进步。

进展回顾

鼓励每位父母简要地讨论孩子取得的进步，特别是从使用情绪技术开始，但也要包括整个治疗过程。你可以使用以下问题来引导讨论。

- 你观察到孩子的情绪和行为发生了哪些变化？
- 孩子现在更愿意接近和容忍哪些情境？
- 是否有某些情绪是孩子较少体验到的？有哪些情绪是他较多体验到的？
- 你是否注意到了孩子对负性情绪（如伤心、焦虑和愤怒）反应的变化？
- 你是否注意到了孩子对情绪性情境的看法有所不同？

强调你作为治疗师注意到的每个儿童取得的进步，尤其是如果一些父母似乎对孩子当前的症状和功能水平感到灰心的话。查看已完成的首要问题进展表中显示的儿童和父母对首要问题评分的变化模式。正常化这样一个事实，即大多数儿童在治疗结束后仍需要继续努力应对一些情绪和行为。与每个家庭商定是否要在父母和儿童重新在一起时与孩子分享这份首要问题进展表。这是一个由各个家庭自行做出的决定，它取决于进展情况、预期中儿童对进展监控表的理解以及父母与孩子查看该表时的舒适度。向父母说明，无论他们是否与孩子分享首要问题进展表，他们都可以在本次会谈后面的时间里确定仍然存在困难的领域并制订计划，以便在治疗结束后继续针对这些领域进行工作。

庆祝进步

向父母说明，当在会谈最后与儿童重新在一起时，他们将参加团体庆祝活动。庆祝活动要求所有父母分享孩子在治疗中取得的最让他们骄傲的成就。询问父母计划在庆祝活动中分享哪些成就可能会有帮助，因为这样可以确保他们对儿童进展的分享是有帮助的、支持性的以及准确的。

◎ 第 15 次父母会谈的目标 3

制订治疗结束后维持进展并继续进步的计划。

确定需要持续进步的领域

请父母翻到"工作表 17.3：在治疗结束后支持你的情绪侦探"。与他们讨论一个事实，即在过去 5 周左右的时间里，儿童在会谈中和在家中都完成了情境性情绪暴露，因此他们现在可能已经积累了大量的动力。我们希望这些暴露能帮助儿童开始养成习惯，在面对困难情境或情绪性情境时不使用无益的情绪性行为。为了帮助儿童保持这种习惯并继续练习情绪侦探技术，父母要为儿童确定治疗结束后将继续努力的三个目标。这些目标可能包含更多的暴露练习，也可能包含更多地或在不同类型的情境中使用情绪侦探技术。你还应该强调，尽管儿童可能已经在治疗中与你一起成功地完成了某些暴露，但是在不同的情境中或在儿童的日常环境中练习相同的暴露还是会有所帮助。

协助父母确定儿童治疗结束后将继续努力的三个目标。参考首要问题进展表或最新填写的情绪性行为表可能有助于确定这些目标。

制订治疗结束后的进展计划

使用"工作表 17.3：在治疗结束后支持你的情绪侦探"的下半部分，帮助每位父母确定孩子在实现工作表上半部分列出的某个目标时应该采取的五个步骤。你还应该帮助父母确定孩子在完成每个步骤时使用的技术，以及可以用来支持孩子的相反的养育行为。

◎ 第 15 次父母会谈的目标 4

区别暂时退步与复发，并帮助父母识别复发预兆。

暂时退步与复发

你可以表达希望每个儿童在治疗结束后都能持续进步，并且不会有任何一个儿童需要再次接受治疗。然而要强调的是，即使是那些在这个项目中非常成功的儿童，在治疗结束后也会经历暂时的挫败。出现挫败的原因可能多种多样，但有一些是常见的原因。

- 在本次治疗过程中，儿童没有机会处理自己的所有问题。
- 儿童必须在从未经历过的全新情境中学习使用情绪侦探技术。
- 儿童需要承受额外的压力，或者必须应对极其有压力的情境。

说明在上述情况下，儿童暂时经历较强的焦虑、伤心、愤怒或其他情绪是完全正常的。儿童也可能重新使用他们很久没有用过的无益的情绪性行为，或者开始更频繁地使用某些情绪性行为。负性情绪的强度或频率暂时增加，使用无益的情绪性行为可能是一种**暂时退步**。父母可以帮助儿童识别自己的情绪，提醒儿童在这种情况下可以使用的各种情绪侦探技术，并且帮助儿童选择和练习适当的技术，从而使他们能够应对这些困难的情况。

要帮助父母区分暂时退步与**复发**，复发是在一段持续的时间内情绪强度持续增强，并伴随有问题的情绪性行为，例如回避、逃离、攻击和退缩。请父母翻到《儿童自助手册》中的表 17.2（暂时退步与复发），表中的描述有助于区分暂时退步和持续性复发。向父母说明，如果他们担心孩子未来的症状或功能，想知道是否需要让孩子再次接受治疗，可以使用这个表。儿童的症状越符合"复发"一列而不是"暂时退步"一列的描述，就越表明他需要再次接受治疗。鼓励父母届时主动提供更多的与孩子有关的具体例子，表明孩子可能正在复发并且需要恢复治疗。

在父母重新回到儿童中间之前，要对父母在治疗中的辛勤工作和付出给予正强化！

父母的家庭练习

虽然没有正式的家庭练习，但父母应努力执行《儿童自助手册》中的"工作表 17.3：在治疗结束后支持你的情绪侦探"中的计划。

附录 22.1：首要问题进展表

父母首要问题评分

15

14

13

12

11

10

9

8　会谈数

7

6

5

4

3

2

1

8　7　6　5　4　3　2　1

每周首要问题评分

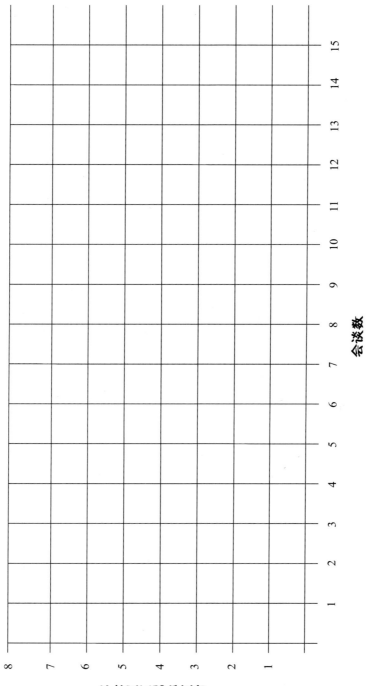

儿童首要问题评分

会谈数

父母首要问题评分

变式与改编篇

第 23 章

青少年统一方案的团体治疗与儿童统一方案的个体治疗及其他改编

（将青少年统一方案和儿童统一方案用于不同人群的注意事项）

统一方案的灵活性

儿童和青少年情绪障碍跨诊断治疗的统一方案的一个明显优势是它的灵活性和适应性。因为本疗法针对的是情绪障碍的一系列常见的潜在特征（例如，高水平的强烈情绪、对强烈情绪的痛苦反应以及体验强烈情绪时无益的行为选择等），治疗方案中详述的技术适用于具有这些核心特征的任何障碍或问题领域，包括焦虑和抑郁障碍、强迫谱系障碍、抽动障碍、应激相关障碍、躯体症状障碍，甚至可能适用于某些进食障碍。然而，这种模式的灵活性经常向治疗师提出问题，即他们是否需要改编以及如何改编这些治疗方法，使其能够适应广泛的情绪障碍表现和临床环境。

在本章中，我们将讨论在不同条件和不同类型的症状表现下，使用青少年统一方案和儿童统一方案时可能需要做出的一些最常见的修改。尽管在这套治疗手册中，青少年统一方案以个体治疗的形式呈现，儿童统一方案以团体治疗的形式呈现，但实际上这两种治疗方法都可以采用个体或团体的治疗形式。因此，基于我们自己的临床经验以及对其他临床医生和研究人员的督导和咨询经验，我们将在本章中针对青少年统一方案的团体治疗和儿童统一方案的个体治疗提供建议。虽然这些经验在如何适应不同治疗模式方面为我们提供了丰富的信息，但在提供建议时需要说明的是，截至本书的出版，相关的疗效数据仅限于关于青少年统一方案的个体治疗和儿童统一方案的团体治疗。

我们还认识到，某些类别的障碍可能与本书中讨论的情绪障碍具有相同的核心特征，但在其他某些潜在特征或有效的治疗策略方面可能略有不同。例如，可以略微调整关于强迫谱系表现的心理教育，以便说明强迫症状的自我不协调和闯入性的本质［比如，通过外化强迫症状或给它们起个傻乎乎的名字，表明这些症状存在于儿童自身的信念和意图"之外"（March & Mulle，1998）］，而暴露程序可能也需要稍加修改，以便适应暴露和反应阻止。我们在本章提供了修改建议，这些修改可能有助于制订儿童和青少年强迫谱系障碍、应激相关障碍及抽动秽语综合征 / 抽动障碍的治疗方案。

最后，尽管我们建议在首次提供治疗时使用青少年统一方案的全部 8 个核心治疗模块和儿童统一方案的全部 15 次会谈，但某些类型的病例可能需要在核心治疗要素的实施方式和时间安排方面增加灵活性。在某些情况下，你可能希望在某些治疗模块或要素上比本治疗方案的建议花费更多时间，而在另一些情况下，你可能希望完全剔除某些模块或要素。在本章中，我们针对如何修改治疗结构和内容提供了额外的指导。

青少年统一方案在团体治疗中的使用

尽管青少年统一方案是作为一种个体治疗方法编写的，但无论是否有父母充分参与治疗，用类似于儿童统一方案的团体治疗形式提供青少年统一方案的治疗也是可以的。许多青少年喜欢那些与自己有同样苦恼的青少年所给予的支持、理解和友善回应。同样，那些经常因为养育一个情绪化的青少年而感到挫败和沮丧的父母也有机会在团体中分享他们的挣扎和成功。然而，要向一群青少年来访者及其父母提供团体治疗，需要对青少年统一方案做出一些重要的修改。

如果在团体设置中使用青少年统一方案，治疗师应按照儿童统一方案中的常规时间安排呈现会谈内容，并在呈现主要内容之前额外增加一次动机强化会谈（青少年统一方案的核心模块 1），这样在使用这一结构时应按照建议安排 16 次会谈。

- 第 2 次和第 3 次会谈集中讨论青少年统一方案的核心模块 2 中的情绪教育材料。
- 第 4 次会谈重点讨论青少年统一方案的核心模块 3 中针对伤心做出相反的行为和行为实验。
- 第 5 次会谈（青少年统一方案的核心模块 4）简要讨论与强烈情绪有关的身体感觉、身体扫描和简短的内感性暴露练习。
- 第 6 次和第 7 次会谈介绍灵活思维和认知重评（青少年统一方案的核心模块 5）。第 8 次会谈重点讨论问题解决技术，这部分内容也出自青少年统一方案的核心模块 5。
- 第 9 次会谈要向青少年介绍觉察当下和非评判觉察的相关材料，而在第 10 次会谈中，他们将在广泛性情绪暴露的背景下进一步练习这些技术，这些都是青少年统一方案的核心模块 6 中的内容。
- 第 11—15 次会谈包括了青少年统一方案的核心模块 7 中更加具有挑战性的情境性情绪暴露，之后在第 16 次会谈中将开展青少年统一方案的核心模块 8 中的预防复发活动。

如果要缩短团体治疗的时间，可以减少以情境性情绪暴露为主的会谈次数，或取消最初的动机强化会谈。不过青少年统一方案的内容不太可能在不到 12 ～ 14 次的会谈中全部完成。

如果计划在团体中使用青少年统一方案，要考虑是否让**父母参与**以及他们的参与程度。将青少年统一方案用于个体治疗时，父母是否充分参与不是必须的，治疗师可以依照需求使用青少年统一方案中的父母模块（本书第 9 章），针对特定问题和情绪性养育行为展开工作。在团体设置中，如果治疗师的数量足够，可以组织一个与青少年团体同时进行的父母团体，甚至可以使用儿童统一方案中父母会谈的材料和自助手册来呈现每周的内容。尽管这些材料是与儿童统一方案中针对儿童的内容配套使用的，但它们也在很大程度上适用于青少年来访者的父母，因此可以按照类似于儿童统一方案团体的结构使用（例如，先与青少年和父母一起会面，之后分开为单独的青少年团体和父母团体进行会谈，最后在每次会谈结束前召集两个团体到一起，简要地回顾家庭练习）。或者可以在每次青少年统一方案团体会谈的开始和结束时留出较短的时间让父母加入，旨在回顾到目前为止取得的进展和家庭练习。在这种情况下，现有的青少年统一方案各模块总结表也可以在适当的时候用于辅助会谈内容的沟通，这时需要将青少年与父母在一起的时间稍微延长。当青少年与父母一起回顾会谈内容时，让青少年帮忙"指导"父母了解在该模块总结表中学到的青少年统一方案技术，这样有助于促进家庭内部的进一步合作。

如果在团体设置中使用青少年统一方案，需要修改的材料相对较少。与个体治疗相比，团体中**每次会谈的结构**更加固定，这意味着你可能需要提前考虑好每次会谈的节奏和材料范围，以便留出足够的时间完成预期讨论的内容。由于我们尚未在团体设置中正式实验过青少年统一方案，因此虽然每次会谈大约 90 分钟的时长（类似于儿童统一方案）可能已经足够，但要在每次会谈中完成所有指定内容所需的具体时间尚不清楚。此外，鉴于每周的团体会谈更为结构化，你还需要考虑**家庭练习的节奏和频率**。例如，尽管青少年统一方案的核心模块 1 中没有布置家庭练习，但你可以将情绪前中后三阶段追踪表从核心模块 2 移到核心模块 1，从而让青少年从首次会谈就开始重视每周的家庭练习，并且可以帮助他们在第 2 次会谈有关更正式的情绪教育之前就能开始追踪自己的情绪体验。其他家庭练习可能要根据需求简化或减量，以确保团体不会因每周家庭练习太多而负担过重。

最后，与儿童统一方案类似，带领青少年统一方案团体的治疗师在计划青少年如何以及与谁练习核心模块 7 中的**情境性情绪暴露**时，可能需要考虑青少年来访者的诊断多样性。在儿童统一方案中，治疗师通常会将在诊断上更具同质性的儿童分在同一小组开展类似的暴露活动，从而使儿童在经历一系列引起情绪的情境时能够相互表达支持和共情。我们通常建议，以团体形式开展青少年统一方案治疗的治疗师在规划情境性情绪暴露时，应遵循同样的分组结构，而且不仅要考虑诊断方面的相似性，还要考虑可用于组建小组的治疗师数量，以及如何对青少年进行最佳的分组，确保小组成员之间能以积极友善的方式相互提供有效的支持。

儿童统一方案在个体治疗中的使用

　　虽然在本书中，儿童统一方案是以团体形式呈现的，但是治疗师可以很容易地做出修改，从而将其用于儿童的个体治疗。将儿童统一方案最初设计为团体治疗出于多种原因。首先，团体治疗的形式有利于以有趣、引人入胜且适合儿童发展阶段的方式呈现学习材料（例如，通过手工项目和游戏来教儿童技术）。其次，参加团体治疗更容易让有某类情绪问题的儿童参与到自然的暴露中。例如，在一个团体治疗项目中，有社交焦虑的儿童必须与一群儿童互动，这样可以帮助他们直面在团体中产生的相关情绪，并学会有效地应对这些社交焦虑。同样，在他人面前说话有困难（选择性缄默症症状）的儿童自然会有很多机会应对其在与各种各样的同龄人和成人说话时的痛苦。团体治疗环境还为有分离焦虑的个体提供了自然暴露的机会，因为这样的儿童需要在仅有儿童参加的会谈中练习如何应对与父母的分离。最后，在团体形式中，父母有足够的时间在仅有父母参加的会谈中学习"情绪侦探"（"感想真轻松"）技术和养育技术，这些也是团体治疗计划的一部分。

　　尽管有明显的理由支持要在团体设置中实施儿童统一方案，但由于成员招募问题、治疗师数量、来访者喜好或其他原因，团体治疗有时可能无法实施。在这种情况下，儿童统一方案可以很容易地做出改编，供单个儿童及其家人一起使用。在实施儿童统一方案的个体治疗之前，请参阅以下指南。我们在这里概述了你在以个体治疗形式提供治疗时可能需要做出的重要修改。但请注意，以下指南并不能涵盖所有内容，可以根据需要做出其他修改。

1. **父母参与**。除非你计划每周开展两次完整的会谈（一次主要针对儿童，一次主要针对父母），否则在个体治疗的设置下，介绍针对父母的材料时需要尽可能简短。我们通常是这样安排时间的：用 30 ～ 40 分钟与儿童会谈，用 5 分钟与儿童和父母一起回顾会谈内容及家庭练习，然后用 10 ～ 15 分钟与父母单独沟通。这样的会谈结构不会为父母提供足够的时间在会谈中学习和掌握儿童统一方案中所有针对父母的内容。因此在采用个体治疗模式时，更重要的是对可能导致儿童来访者症状和情绪痛苦的父母养育因素形成清晰的概念化。一旦你从《儿童自助手册》的父母篇中选择了最重要的技术和养育策略，并在会谈中与父母进行了进一步讨论，你就可以向父母提供《儿童自助手册》父母篇中其余的材料，让他们自行阅读，鼓励他们与你一起解决可能遇到的关于材料的任何问题或担忧。

　　父母参与治疗的程度以及你在治疗中安排的儿童和父母参与会谈的相对时间也取决于儿童的年龄和注意持续时间。例如，父母单独参与会谈的时间更长和参与度更高，对于年幼的儿童来说很重要，因为年幼的儿童更难独立地使用技术（需要父母更多的支持）；而且与大一点的儿童相比，年幼的儿童在会谈中也更难长时间保持注意。

2. **团体活动**。有些活动几乎无须修改就可以让单个儿童使用（例如，相反的行为实验、侦探思维练习、问题解决练习、练习我的觉察步骤），而另一些活动则可能需要做出或大或小的修改，使之适用于个体治疗形式（比如，真假警报游戏、谜题游戏、问题解决游戏）。例如，你可以不选择基于活动的体验形式完成这些活动，而是选择更有教育性质的方式向儿童来访者解释这些概念。你也可以作为另一个"团体成员"参与这些活动并提供建议和想法。还有一种选择是邀请儿童的父母、兄弟姐妹或其他家庭成员参加一两次会谈，目的是与儿童开展团体活动。

3. **会谈时长**。用个体治疗的方式实施儿童统一方案时，会谈时长应该限制在50～60分钟，频率为每周一次，因为这是大多数临床治疗的典型设置。虽然团体会谈的时长通常为90分钟，但与单个儿童呈现材料所花费的时间通常少一些，因为与一个儿童开展活动和分享想法通常比与一群儿童做这些快得多。不过，这条规则有一个例外，就是你可能想增加父母的参与度（如上文所述），在这种情况下可以考虑延长会谈时间。

4. **使用强化**。我们强烈建议在个体治疗中当儿童勇敢面对、努力完成任务以及做出亲社会行为时使用频繁且持续的强化，就像在儿童统一方案团体治疗中一样。个体治疗的来访者也可以在第1次会谈中制作和装饰情绪探案工具包，用来储存代币和"感想真轻松"徽章。你可以用代币（例如，扑克牌）奖励来访者在个体治疗过程中做出的符合期望的行为，并允许儿童来访者用这些代币兑换奖品。由于受实际情况的限制，在个体治疗形式中，通常不使用拼图块对完成家庭练习的儿童给予强化，但可以使用其他方式或代币代替拼图块。

5. **材料修改**。在对某个儿童使用儿童统一方案进行治疗时，你可能会发现这个儿童不太需要方案中重点使用的某些技术，他可能更需要重点使用另外一些技术。这是在意料之中的，也是可以的！每个经历情绪障碍的儿童都是不同的，因此一些技术对某个儿童的症状表现比对其他儿童更适用的情况是很常见的。开展儿童统一方案个体治疗的一大好处是，你可以用更多的时间向正在接受治疗的特定儿童重点传授可能对其有效的技术，或者对他来说更有挑战性的技术，而用较少的时间强调其他技术。

针对特定障碍修改青少年统一方案和儿童统一方案的建议

青少年统一方案和儿童统一方案在大多数焦虑和抑郁障碍中的应用都较为直接，可以很容易地对这些以情绪为重点的疗法的内容稍做修改，使其可以有效地针对其他相关情绪障碍的症状进行工作，例如强迫谱系障碍（如强迫症）、抽动障碍、创伤或应激相关障碍（如创伤后应激障碍、急性应激障碍或某些适应障碍）等。参考表 23.1 中的提示，了解你在治疗期间可以如何及何时针对这些类型的障碍所涉及的具体问题修改治疗。不过请记住，未经修改的青少年统一方案和儿童统一方案可能已经足以应对一系列情绪障碍了，因此这些修改不是治疗取得成功的必要条件。

表 23.1　针对特定障碍修改青少年统一方案和儿童统一方案

青少年统一方案中的核心模块/儿童统一方案中的情绪侦探技术（"感想真轻松"）	强迫及相关障碍（强迫症及强迫相关障碍）	抽动及相关冲动控制障碍（抽动秽语综合征、抽动障碍）	创伤及应激相关障碍（创伤后应激障碍、急性应激障碍、适应障碍）
核心模块 2：了解情绪和行为 （感受技术，第 2 次会谈）	使情绪教育更针对强迫特点的方法： • 强调强迫症状的外化 • 提供关于强迫症状的神经学基础的心理教育 • 将强迫思维定义为想法，将强迫行为定义为情绪性行为 • 将强迫思维和强迫行为的循环作为一种情绪性行为的循环来讨论（例如，采取强迫行为是为了回避或摆脱强迫思维）	请注意，如果参加抽动障碍治疗的个体还有其他情绪障碍/症状，会更适合成为青少年统一方案或儿童统一方案的来访者。情绪教育材料针对的是这些症状而不是抽动。 不过，可以通过以下方式将感受技术/核心模块 2 中的情绪教育材料应用于抽动障碍： • 诱发因素是想要抽动的冲动或任何引发抽动的事情（例如，坐在教室里、参加考试、看电视或阅读） • 身体线索是执行抽动的冲动 • 情绪性行为是抽动本身	请注意，患有创伤及应激相关障碍的个体与患有焦虑或抑郁障碍的个体有许多相同类型的情绪体验和反应。不过，诱发因素可能有所不同（例如，有社交焦虑障碍的个体可能因社交事件产生情绪体验反应，而有类似创伤后应激障碍症状的个体可能因触发创伤的因素产生情绪体验反应）。 使情绪教育更针对创伤或应激特点的方法： • 仍将情绪体验分解为各个成分（想法、感受、行为和结果） • 努力正常化并共情内疚或羞耻的情绪，因为经历过创伤的儿童和青少年更有可能对这些情绪有较高水平的体验，尤其在回忆或反刍创伤或应激经历时
核心模块 3：情绪聚焦的行为实验 （感受技术，第 3 次会谈）	• 介绍一种相反的行为，即"回看"强迫思维（承认它们，但知道我们不需要去做情绪或不舒服的感觉让我们做的事情） • 使用简单的暴露/反应阻止练习进行相反的行为实验（例如，帮助儿童或青少年完成一项行为实验，看看如果在触摸门后 15 分钟再洗手，而不是立即洗手，会发生什么） • 在这些情况下，你也可以选择尽早开始暴露，以提供更多的暴露/反应阻止练习。这需要尽早使用核心模块 7（情绪技术，第 9 次会谈）的材料	• 介绍一种相反的行为，即不进行抽动（也称为"习惯逆转"）以应对抽动冲动 • 使用简单的习惯逆转练习进行相反的行为实验（例如，在产生抽动冲动后，采用竞争性反应，如不兼容运动）	• 虽然情绪体验的诱发因素可能与没有创伤史的儿童或青少年有所不同，但基本理念——采取与情绪体验让人想要做出的行为相反的行为——从本质上讲是相同的

青少年统一方案中的核心模块 / 儿童统一方案中的情绪侦探技术（"感想真轻松"）	强迫及相关障碍（强迫症及强迫相关障碍）	抽动及相关冲动控制障碍（抽动秽语综合征、抽动障碍）	创伤及应激相关障碍（创伤后应激障碍、急性应激障碍、适应障碍）
核心模块 5：让你的思维灵活起来 （想法技术，第 5 次会谈；侦探技术，第 6 次会谈）	• 这些儿童和青少年更容易掉入青少年统一方案核心模块 5 中提到的"魔法思维"的思维陷阱。对于这样的儿童，你可以考虑将这种思维陷阱纳入儿童统一方案的第 5 次会谈 • 强迫思维不利于认知重构，因为强迫思维往往是僵化的、不灵活的，且难以用证据挑战。对于此类想法，本疗法的核心模块 7（情绪技术）可能比侦探思维更有效	不适用	不适用
核心模块 7：情境性情绪暴露 （情绪技术，第 9—14 次会谈）	• 情境性情绪暴露应通过在会谈中和会谈间进行的暴露 / 反应阻止练习来至少部分地针对强迫思维 / 强迫行为进行工作 • 家庭练习在此处特别重要，因为这些行为是相当难以改变的。暴露 / 反应阻止必须在多种情境中频繁一致地练习	• 考虑在此加入更多的习惯逆转技术，比如引入其他的竞争性反应，或在新的环境中应用之前有效果的竞争性反应 • 其余的情境性暴露练习应集中于儿童 / 青少年遇到的其他情绪问题	• 由于你很可能无法（也永远不想）让儿童和青少年暴露在最初使他们受到创伤的情境中，所以可以考虑加入创伤叙事技术，将其作为一种想象暴露。创伤叙事包括先创建一个发生在个体身上的故事概况，然后在这个概况的基础上逐渐加入更多细节和情绪 • 对这些来访者来说，暴露练习可能需要更长时间，因为他们可能需要逐步地暴露于触发创伤体验的因素或创伤事件的细节中

关于青少年统一方案和儿童统一方案改编的最后一点说明

我们当然知道本章提供的建议并不能涵盖所有方面，可能需要做出额外或不同的修改，才能优化本疗法对特定背景或症状表现的适用性。当然，这并不是青少年 / 儿童统一方案所独有的特点，所有循证治疗都是如此。总的来说，我们建议采用"在忠于原治疗方案的基础上保持灵活"的方法（Kendall & Beidas，2007），根据特定的来访者及治疗设置修改治疗方案。换句话说，我们建议使用你的个案概念化和 / 或设置来对此治疗模型做出具有针对性的修改，同时仍然坚持其底层的核心原则。

参考文献

Albano, A. M., Clarke, G., Heimberg R. G., & Kendall, P. C. (1998). *Emotion management training*. Unpublished manual.

Ammerman, R. T., Bellack, A. S., Van Hasselt, V. B., Ellard, K. K., Deckersbach, T., Sylvia, L. G., & Barlow, D. H. (2012). Transdiagnostic treatment of bipolar disorder and comorbid anxiety with the unified protocol. *Behavior Modification*, *36*(4), 482–508. doi:10.1177/0145445512451272

Angold, A., Costello, E. J., & Erkanli, A. (1999). Comorbidity. *Journal of Child Psychology and Psychiatry*, *40*, 57–87. doi:10.1111/1469-7610.00424

Barlow, D. H., Ellard, K. K., Sauer-Zavala, S., Bullis, J. R., & Carl, J. R. (2014a). The origins of neuroticism. *Perspectives on Psychological Science*, *9*(5), 481–496. doi:10.1177/1745691614544528

Barlow, D. H., Farchione, T. J., Bullis, J. R., Gallagher, M. W., Murray-Latin, H., Sauer-Zavala, S., ... Cassiello-Robbins, C. (2017). The Unified Protocol for Transdiagnostic Treatment of Emotional Disorders compared with diagnosis-specific protocols for anxiety disorders: A randomized clinical trial. *JAMA Psychiatry*. doi:10.1001/jamapsychiatry.2017.2164.

Barlow, D. H., Farchione, T. J., Fairholme, C. P., Ellard, K. K., Boisseau, C. L., Allen, L. B., & Ehrenreich-May, J. (2011). *Unified Protocol for Transdiagnostic Treatment of Emotional Disorders: Therapist guide*. New York: Oxford University Press.

Barlow, D. H., & Kennedy, K. A. (2016). New approaches to diagnosis and treatment in anxiety and related emotional disorders: A focus on temperament. *Canadian Psychology/Psychologie Canadienne*, *57*(1), 8–20. doi:10.1037/cap0000039

Barlow, D. H., Sauer-Zavala, S., Carl, J. R., Bullis, J. R., & Ellard, K. K. (2014b). The nature, diagnosis, and treatment of neuroticism: Back to the future. *Clinical Psychological Science*, *2*(3), 344–365.

Bentley, K. H. (2017). Applying the unified protocol transdiagnostic treatment to nonsuicidal self-injury and co-occurring emotional disorders: A case illustration. *Journal of Clinical Psychology*. doi:10.1002/jclp.22452

Bentley, K. H., Nock, M., Sauer-Zavala, S., Gorman, B., & Barlow, D. H. (2017). A functional analysis of two transdiagnostic, emotion-focused interventions on nonsuicidal self-injury. *Journal of Consulting and Clinical Psychology*. doi: 10.1037/ccp0000205.

Boomsma, D. I., Van Beijsterveldt, C. E. M., & Hudziak, J. J. (2005). Genetic and environmental influences on anxious/depression during childhood: A study from the Netherlands Twin Register. *Genes, Brain and Behavior, 4*(8), 466–481. doi:10.1111/j.1601-183X.2005.00141.x

Boswell, J. F., Anderson, L. M., & Barlow, D. H. (2014). An idiographic analysis of change processes in the unified transdiagnostic treatment of depression. *Journal of Consulting and Clinical Psychology, 82*(6), 1060–1071. doi:10.1037/a0037403

Brady, E. U., & Kendall, P. C. (1992). Comorbidity of anxiety and depression in children and adolescents. *Psychological Bulletin, 111*(2), 244–255. doi:10.1037/0033-2909.111.2.24

Bullis, J. R., Fortune, M. R., Farchione, T. J., & Barlow, D. H. (2014). A preliminary investigation of the long-term outcome of the unified protocol for transdiagnostic treatment of emotional disorders. *Comprehensive Psychiatry, 55*(8), 1920–1927. doi:http://doi.org/10.1016/j.comppsych.2014.07.016

Bullis, J. R., Sauer-Zavala, S., Bentley, K. H., Thompson-Hollands, J., Carl, J. R., & Barlow, D. H. (2015). The Unified Protocol for Transdiagnostic Treatment of Emotional Disorders: Preliminary exploration of effectiveness for group delivery. *Behavior Modification, 39*(2), 295–321. doi:10.1177/0145445514553094

Conklin, L. R., Cassiello-Robbins, C., Brake, C. A., Sauer-Zavala, S., Farchione, T. J., Ciraulo, D. A., & Barlow, D. H. (2015). Relationships among adaptive and maladaptive emotion regulation strategies and psychopathology during the treatment of comorbid anxiety and alcohol use disorders. *Behaviour Research and Therapy, 73*, 124–130. doi:http://doi.org/10.1016/j.brat.2015.08.

Cummings, C. M., Caporino, N. E., & Kendall, P. C. (2014). Comorbidity of anxiety and depression in children and adolescents: 20 years after. *Psychological Bulletin, 140*(3), 816–845. doi:10.1037/a0034733

Drake, K. L., & Ginsburg, G. S. (2012). Family factors in the development, treatment, and prevention of childhood anxiety disorders. *Clinical Child and Family Psychology Review, 15*(2), 144–162. doi:10.1007/s10567-011-0109-0

Ehrenreich, J. T., Goldstein, C. R., Wright, L. R., & Barlow, D. H. (2009). Development of a unified protocol for the treatment of emotional disorders in youth. *Child & Family Behavior Therapy, 31*(1), 20–37.

Ehrenreich-May, J., & Bilek, E. L. (2011). Universal prevention of anxiety and depression in a recreational camp setting: An initial open trial. *Child and Youth Care Forum, 40*(6), 435–455. doi: 10.1007/s10566-011-9148-4

Ehrenreich-May, J., & Bilek, E. L. (2012). The development of a transdiagnostic cognitive behavioral group intervention for childhood anxiety disorders and co-occurring depression symptoms. *Cognitive and Behavioral Practice, 19*(1), 41–55. doi:10.1016/j.cbpra.2011.02.003

Ehrenreich-May, J., Bilek, E. L., Queen, A. H., Remmes, C. A., & Marciel, K. (2013). The unified protocols for the treatment of emotional disorders in childhood and adolescence. In J. Ehrenreich-May & B. Chu (Eds.), *Transdiagnostic mechanisms and treatment of youth psychopathology*. New York: Guilford Press.

Ehrenreich-May, J., Rosenfield, D., Queen, A. H., Kennedy, S. M., Remmes, C. S., & Barlow, D. H. (2017). An initial waitlist-controlled trial of the unified protocol for the treatment of emotional disorders in adolescents. *Journal of Anxiety Disorders*, *46*, 46–55. doi:http://doi.org/10.1016/j.janxdis.2016.10.006

Eley, T. C., Bolton, D., O'Connor, T. G., Perrin, S., Smith, P., & Plomin, R. (2003). A twin study of anxiety-related behaviours in pre-school children. *Journal of Child Psychology and Psychiatry*, *44*, 945–960.

Ellard, K. K., Deckersbach, T., Sylvia, L. G., Nierenberg, A. A., & Barlow, D. H. (2012). Transdiagnostic treatment of bipolar disorder and comorbid anxiety with the Unified Protocol: A clinical replication series. *Behavior Modification*, *36*, 482–508.

Farchione, T. J., & Barlow, D. H. (Eds.). (2017). *Applications of the Unified Protocol for Transdiagnostic Treatment of Emotional Disorders*. New York: Oxford University Press.

Farchione, T. J., Fairholme, C. P., Ellard, K. K., Boisseau, C. L., Thompson-Hollands, J., Carl, J. R., Barlow, D. H. (2012). Unified Protocol for Transdiagnostic Treatment of Emotional Disorders: A Randomized Controlled Trial.

Behavior Therapy, *43*(3), 666–678. http://doi.org/10.1016/j.beth.2012.01.001

Ginsburg, G. S., Siqueland, L., Masia-Warner, C., & Hedtke, K. A. (2004). Anxiety disorders in children: Family matters. *Cognitive and Behavioral Practice*, *11*(1), 28–43. doi:http://doi.org/10.1016/S1077-7229(04)80005-1

Keenan, K., & Hipwell, A. E. (2005) Preadolescent clues to understanding depression in girls. *Clinical Child and Family Psychology Review*, *8*(2), 89. doi:10.1007/s10567-005-4750-3

Kendall, P. C., & Beidas, R. S. (2007). Smoothing the trail for dissemination of evidence-based practices for youth: Flexibility within fidelity. *Professional Psychology: Research & Practice*, *38*(1), 13–20. doi:10.1037/0735-7028.38.1.13

Kennedy, S. M., Bilek, E. L., & Ehenreich-May, J. (2017). A randomized controlled pilot trial of the Unified Protocol for Transdiagnostic Treatment of Emotional Disorders in Children.

Leahy, R. L. (2003). *Roadblocks in cognitive-behavioral therapy: Transforming challenges into opportunities for change*. New York: Guilford Press.

Leyfer, O., Gallo, K. P., Cooper-Vince, C., & Pincus, D. B. (2013). Patterns and predictors of comorbidity of DSM-IV anxiety disorders in a clinical sample of children and adolescents. *Journal of Anxiety Disorders*, *27*(3), 306–311. doi:http://doi.org/10.1016/j.janxdis.2013.01.010

Linehan, M. M. (2015). *DBT skills training manual* (2nd ed.). New York: Guilford Press.

Lopez, M. E., Stoddard, J. A., Noorollah, A., Zerbi, G., Payne, L. A., Hitchcock, C. A., . . . Ray,

D. B. (2015). Examining the efficacy of the unified protocol for transdiagnostic treatment of emotional disorders in the treatment of individuals with borderline personality disorder. *Cognitive and Behavioral Practice*, *22*(4), 522–533. doi:10.1016/j.cbpra.2014.06.006

March, J. S., & Mulle, K. (1998). *OCD in children and adolescents: A cognitive-behavioral treatment manual*. New York: Guilford Press.

Marchette, L., & Weisz, J. R. (2017). Practitioner review: Empirical evolution of youth psychotherapy toward transdiagnostic approaches. *Journal of Child Psychology and Psychiatry*. doi:10.1111/jcpp.12747

Middeldorp, C. M., Cath, D. C., Van Dyck, R., & Boomsma, D. I. (2005). The co-morbidity of anxiety and depression in the perspective of genetic epidemiology. A review of twin and family studies. *Psychological Medicine*, *35*(5), 611–624. doi:10.1017/s003329170400412x

Miller, W. R., & Rollnick, S. (2002). *Motivational interviewing: Preparing people for change* (2nd ed.). New York: Guilford Press.

Queen, A.H., Barlow, D.H., & Ehrenreich-May, J. (2014). The trajectories of adolescent anxiety and depressive symptoms over the course of a transdiagnostic treatment. *Journal of Anxiety Disorders*, *28*(6), 511–521. doi: 10.1016/j.janxdis.2014.05.007

Sauer-Zavala, S., Boswell, J. F., Gallagher, M. W., Bentley, K. H., Ametaj, A., & Barlow, D. H. (2012). The role of negative affectivity and negative reactivity to emotions in predicting outcomes in the unified protocol for the transdiagnostic treatment of emotional disorders. *Behaviour Research and Therapy*, *50*(9), 551–557. doi:10.1016/j.brat.2012.05.005

Sobell, L. C., & Sobell, M. B. (2003). Using motivational interviewing techniques to talk with clients about their alcohol use. *Cognitive and Behavioral Practice*, *10*(3), 214–221. doi:10.1016/S1077-7229(03)80033-0

Trosper, S. E., Buzzella, B. A., Bennett, S. M., & Ehrenreich, J. T. (2009). Emotion regulation in youth with emotional disorders: Implications for a unified treatment approach. *Clinical Child and Family Psychology Review*, *12*, 234–254.

Weisz, J. R., Chorpita, B. F., Frye, A., Ng, M. Y., Lau, N., Bearman, S. K., & Hoagwood, K. E. (2011). Youth top problems: Using idiographic, consumer-guided assessment to identify treatment needs and to track change during psychotherapy. *Journal of Consulting and Clinical Psychology*, *79*(3), 369–380. doi:10.1037/a0023307

Wilamowska, Z. A., Thompson-Hollands, J., Fairholme, C. P., Ellard, K. K., Farchione, T. J., & Barlow, D. H. (2010), Conceptual background, development, and preliminary data from the unified protocol for transdiagnostic treatment of emotional disorders. *Depression and Anxiety*, *27*, 882–890. doi:10.1002/da.20735

Williams, J. M., Teasdale, J., Segal, Z., & Kabat-Zinn, J. (2007). *The mindful way through depression: Freeing yourself from chronic unhappiness*. New York: Guilford Press.

作者介绍

吉尔·埃伦赖希－梅（Jill Ehrenreich-May）博士，美国迈阿密大学儿童与青少年情绪和焦虑治疗项目负责人、心理学系儿童部门副教授。除了开发与评估青少年焦虑和抑郁障碍的循证疗法外，她还致力于临床培训以及在对儿童有影响的环境中传播和实施"有效的疗法"。她当前的研究得到了美国国家精神卫生研究所和儿童信托基金的资助。

萨拉·M. 肯尼迪（Sarah M. Kennedy）博士，美国科罗拉多儿童医院的博士后，在医院提供临床服务，她主要对青少年情绪障碍的评估和治疗的跨诊断方法进行研究。她在儿童和青少年情绪障碍的病因学和治疗方面发表了许多图书章节和文章。

杰米·A. 舍曼（Jamie A. Sherman）理学硕士，美国迈阿密大学儿童临床心理学项目的博士候选人，她对有焦虑和心境问题的青少年提供"有效的治疗"感兴趣。她的研究集中在儿童心境和焦虑障碍的循证疗法的开发和评估上。

埃米莉·L. 比莱克（Emily L. Bilek）博士，美国密歇根大学精神病学系的临床助理教授。她的研究兴趣包括认知行为疗法的治疗机制和治疗强化，以及治疗部署和推广。

布莱恩·A. 巴泽拉（Brian A. Buzzella）博士，美国弗吉尼亚州圣迭戈家庭精神健康项目主任，美国加州大学圣迭戈分校精神病学临床助理教授。

香农·M. 贝尼特（Shannon M. Bennett）博士，美国威尔康奈尔医学院临床精神病学心理学助理教授，也是儿童和青少年精神病学部心理学系主任。她是威尔康奈尔医学院儿童强迫症、焦虑和抽动障碍项目的副主任，还是纽约长老会医院青少年焦虑中心的临床主任。她目前在主持一项针对有焦虑和相关障碍的儿童、青少年和青年的研究及临床项目。

戴维·H. 巴洛（David H. Barlow）博士，美国职业心理学委员会委员，美国波士顿大学精神医学和心理学荣誉退休教授，也是焦虑及相关障碍治疗中心的创始人和主任，目前已退休。他曾多次获奖，发表过600余篇文章和图书章节，出版了80余本书。他的研究已经连续45年得到美国国家卫生研究所的资助。他是牛津大学出版社的"有效的疗法"系列治疗师指南和来访者自助手册的主编。